"十二五"职业教育国家规划教材
经全国职业教育教材审定委员会审定

国家卫生和计划生育委员会"十二五"规划教材
全国中等卫生职业教育教材

U0276295

供农村医学专业用

解剖学基础

主　编　王怀生　李一忠

副主编　王之一　颜盛鉴

编　者（以姓氏笔画为序）

王　朴（广西桂林市卫生学校）

王之一（山西省吕梁市卫生学校）

王怀生（河南省平顶山市卫生学校）

王明鹤（河南省郑州市卫生学校）

牛玉英（山西省长治卫生学校）

苏艳英（云南省大理卫生学校）

李一忠（云南省大理卫生学校）

吴炳锐（广西玉林市卫生学校）

赵　永（贵州省毕节市卫生学校）

黄耀平（河南省平顶山市卫生学校）

颜绍雄（云南省昭通市卫生学校）

颜盛鉴（广西玉林市卫生学校）

人民卫生出版社

图书在版编目(CIP)数据

解剖学基础/王怀生,李一忠主编.—北京:人民卫生
出版社,2014
ISBN 978-7-117-20024-0

Ⅰ.①解… Ⅱ.①王…②李… Ⅲ.①人体解剖学-
中等专业学校-教材 Ⅳ.①R322

中国版本图书馆 CIP 数据核字(2014)第 274860 号

人卫社官网	www.pmph.com	出版物查询,在线购书
人卫医学网	www.ipmph.com	医学考试辅导,医学数
		据库服务,医学教育资
		源,大众健康资讯

解剖学基础

主　　编:王怀生　李一忠
出版发行:人民卫生出版社 (中继线 010-59780011)
地　　址:北京市朝阳区潘家园南里 19 号
邮　　编:100021
E - mail: pmph @ pmph.com
购书热线:010-59787592　010-59787584　010-65264830
印　　刷:三河市宏达印刷有限公司 (胜利)
经　　销:新华书店
开　　本:787×1092　1/16　**印张:** 21
字　　数:524 千字
版　　次:2015 年 1 月第 1 版　2021 年 5 月第 1 版第 9 次印刷
标准书号:ISBN 978-7-117-20024-0/R · 20025
定　　价:48.00 元

打击盗版举报电话:010-59787491　E -mail:WQ @ pmph.com
(凡属印装质量问题请与本社市场营销中心联系退换)

出版说明

为全面贯彻党的十八大和十八届三中、四中全会精神,依据《国务院关于加快发展现代职业教育的决定》要求,更好地服务于现代卫生职业教育快速发展的需要,适应卫生事业改革发展对医药卫生职业人才的需求,贯彻《医药卫生中长期人才发展规划(2011—2020 年)》《现代职业教育体系建设规划(2014—2020 年)》文件精神,人民卫生出版社在教育部、国家卫生和计划生育委员会的领导和支持下,按照教育部颁布的《中等职业学校专业教学标准(试行)》医药卫生类(第一辑)(简称《标准》),由全国卫生职业教育教学指导委员会(简称卫生行指委)直接指导,经过广泛的调研论证,成立了中等卫生职业教育各专业教育教材建设评审委员会,启动了全国中等卫生职业教育第三轮规划教材修订工作。

本轮规划教材修订的原则:①明确人才培养目标。按照《标准》要求,本轮规划教材坚持立德树人,培养职业素养与专业知识、专业技能并重,德智体美全面发展的技能型卫生专门人才。②强化教材体系建设。紧扣《标准》,各专业设置公共基础课(含公共选修课)、专业技能课(含专业核心课、专业方向课、专业选修课);同时,结合专业岗位与执业资格考试需要,充实完善课程与教材体系,使之更加符合现代职业教育体系发展的需要。在此基础上,组织制订了各专业课程教学大纲并附于教材中,方便教学参考。③贯彻现代职教理念。体现"以就业为导向,以能力为本位,以发展技能为核心"的职教理念。理论知识强调"必需、够用";突出技能培养,提倡"做中学、学中做"的理实一体化思想,在教材中编入实训(实验)指导。④重视传统融合创新。人民卫生出版社医药卫生规划教材经过长时间的实践与积累,其中的优良传统在本轮修订中得到了很好的传承。在广泛调研的基础上,再版教材与新编教材在整体上实现了高度融合与衔接。在教材编写中,产教融合、校企合作理念得到了充分贯彻。⑤突出行业规划特性。本轮修订紧紧依靠卫生行指委和各专业教育教材建设评审委员会,充分发挥行业机构与专家对教材的宏观规划与评审把关作用,体现了国家卫生计生委规划教材一贯的标准性、权威性、规范性。⑥提升服务教学能力。本轮教材修订,在主教材中设置了一系列服务教学的拓展模块;此外,教材立体化建设水平进一步提高,根据专业需要开发了配套教材、网络增值服务等,大量与课程相关的内容围绕教材形成便捷的在线数字化教学资源包,为教师提供教学素材支撑,为学生提供学习资源服务,教材的教学服务能力明显增强。

人民卫生出版社作为国家规划教材出版基地,获得了教育部中等职业教育专业技能课教材选题立项 24 个专业的立项选题资格。本轮首批启动了护理、助产、农村医学、药剂、制药技术专业教材修订,其他中职相关专业教材也将根据《标准》颁布情况陆续启动修订。

农村医学专业编写说明

　　2010年，教育部公布《中等职业学校专业目录（2010年修订）》，新设农村医学专业，目的是培养适合农村基层医疗卫生机构的实践能力较强的技能型医学专门人才，从事常见病、多发病的医疗服务、公共卫生服务、健康管理及康复指导等工作。人民卫生出版社积极落实教育部、国家卫生和计划生育委员会相关要求，推进《标准》实施，在卫生行指委指导下，进行了认真细致的调研论证工作，规划并启动了教材的编写工作。

　　本轮农村医学专业规划教材与《标准》课程结构对应，设置公共基础课（含公共选修课）、专业技能课（含专业核心课、专业选修课）教材。专业核心课教材与《标准》一致共11种；考虑到学生参加执业助理医师资格考试及农村基层医疗卫生工作需要，专业选修课教材在《标准》建议的基础上增设为13种；教材中，《外科疾病防治》含皮肤病内容，《妇产科疾病防治》含优生优育内容，《公共卫生学基础》含地方病防治内容，《传染病防治》含性传播疾病内容。

　　本轮教材编写力求贯彻以学生为中心、贴近岗位需求、服务教学的创新教材编写理念，教材中设置了"学习目标""病例/案例""知识链接""考点提示""本章小结""目标测试""实训/实验指导"等模块。"学习目标""考点提示""目标测试"相互呼应衔接，着力专业知识掌握，提高执考应试能力。尤其是"病例/案例""实训/实验指导"模块，通过真实案例激发学生的学习兴趣、探究兴趣和职业兴趣，满足了"真学、真做、掌握真本领""早临床、多临床、反复临床"的新时期卫生职业教育人才培养新要求。

　　本系列教材将于2015年7月前全部出版。

第一届全国中等卫生职业教育农村医学专业教育教材建设评审委员会

护理专业

序号	教材名称	版次	主编	课程类别	配套教材
1	解剖学基础 *	3	任 晖 袁耀华	专业核心课	√
2	生理学基础 *	3	朱艳平 卢爱青	专业核心课	
3	药物学基础 *	3	姚 宏 黄 刚	专业核心课	√
4	护理学基础 *	3	李 玲 蒙雅萍	专业核心课	√
5	健康评估 *	2	张淑爱 李学松	专业核心课	√
6	内科护理 *	3	林梅英 朱启华	专业核心课	√
7	外科护理 *	3	李 勇 俞宝明	专业核心课	√
8	妇产科护理 *	3	刘文娜 闫瑞霞	专业核心课	√
9	儿科护理 *	3	高 凤 张宝琴	专业核心课	√
10	老年护理 *	3	张小燕 王春先	老年护理方向	√
11	老年保健	1	刘 伟	老年护理方向	
12	急救护理技术	3	王为民 来和平	急救护理方向	√
13	重症监护技术	2	刘旭平	急救护理方向	
14	社区护理	3	姜瑞涛 徐国辉	社区护理方向	√
15	健康教育	1	靳 平	社区护理方向	

助产专业

序号	教材名称	版次	主编	课程类别	配套教材
1	解剖学基础 *	3	代加平　安月勇	专业核心课	√
2	生理学基础 *	3	张正红　杨汎雯	专业核心课	√
3	药物学基础 *	3	张　庆　田卫东	专业核心课	√
4	基础护理 *	3	贾丽萍　宫春梓	专业核心课	√
5	健康评估 *	2	张　展　迟玉香	专业核心课	√
6	母婴护理 *	1	郭玉兰　谭奕华	专业核心课	√
7	儿童护理 *	1	董春兰　刘　俐	专业核心课	√
8	成人护理（上册）—内外科护理 *	1	李俊华　曹文元	专业核心课	√
9	成人护理（下册）—妇科护理 *	1	林　珊　郭艳春	专业核心课	√
10	产科学基础 *	3	翟向红　吴晓琴	专业核心课	√
11	助产技术 *	1	闫金凤　韦秀宜	专业核心课	√
12	母婴保健	3	颜丽青	母婴保健方向	√
13	遗传与优生	3	邓鼎森　于全勇	母婴保健方向	

护理、助产专业共用

序号	教材名称	版次	主编	课程类别	配套教材
1	病理学基础	3	张军荣　杨怀宝	专业技能课	√
2	病原生物与免疫学基础	3	吕瑞芳　张晓红	专业技能课	√
3	生物化学基础	3	艾旭光　王春梅	专业技能课	
4	心理与精神护理	3	沈丽华	专业技能课	
5	护理技术综合实训	2	黄惠清　高晓梅	专业技能课	√
6	护理礼仪	3	耿　洁　吴　彬	专业技能课	
7	人际沟通	3	张志钢　刘冬梅	专业技能课	
8	中医护理	3	封银曼　马秋平	专业技能课	
9	五官科护理	3	张秀梅　王增源	专业技能课	√
10	营养与膳食	3	王忠福	专业技能课	
11	护士人文修养	1	王　燕	专业技能课	
12	护理伦理	1	钟会亮	专业技能课	
13	卫生法律法规	3	许练光	专业技能课	
14	护理管理基础	1	朱爱军	专业技能课	

农村医学专业

序号	教材名称	版次	主编	课程类别	配套教材
1	解剖学基础 *	1	王怀生　李一忠	专业核心课	
2	生理学基础 *	1	黄莉军　郭明广	专业核心课	
3	药理学基础 *	1	符秀华　覃隶莲	专业核心课	
4	诊断学基础 *	1	夏惠丽　朱建宁	专业核心课	
5	内科疾病防治 *	1	傅一明　闫立安	专业核心课	
6	外科疾病防治 *	1	刘庆国　周雅清	专业核心课	
7	妇产科疾病防治 *	1	黎　梅　周惠珍	专业核心课	
8	儿科疾病防治 *	1	黄力毅　李　卓	专业核心课	
9	公共卫生学基础 *	1	戚　林　王永军	专业核心课	
10	急救医学基础 *	1	魏　蕊　魏　瑛	专业核心课	
11	康复医学基础 *	1	盛幼珍　张　瑾	专业核心课	
12	病原生物与免疫学基础	1	钟禹霖　胡国平	专业技能课	
13	病理学基础	1	贺平则　黄光明	专业技能课	
14	中医药学基础	1	孙治安　李　兵	专业技能课	
15	针灸推拿技术	1	伍利民	专业技能课	
16	常用护理技术	1	马树平　陈清波	专业技能课	
17	农村常用医疗实践技能实训	1	王景舟	专业技能课	
18	精神病学基础	1	汪永君	专业技能课	
19	实用卫生法规	1	菅辉勇　李利斯	专业技能课	
20	五官科疾病防治	1	王增源　高　翔	专业技能课	
21	医学心理学基础	1	白　杨　田仁礼	专业技能课	
22	生物化学基础	1	张文利	专业技能课	
23	医学伦理学基础	1	刘伟玲　斯钦巴图	专业技能课	
24	传染病防治	1	杨　霖　曹文元	专业技能课	

药剂、制药技术专业

序号	教材名称	版次	主编	课程类别	配套教材
1	基础化学 *	1	石宝珏　宋守正	专业核心课	
2	微生物基础 *	1	熊群英　张晓红	专业核心课	
3	实用医学基础 *	1	曲永松	专业核心课	
4	药事法规 *	1	王蕾	专业核心课	
5	药物分析技术 *	1	戴君武　王军	专业核心课	
6	药物制剂技术 *	1	解玉岭	专业技能课	
7	药物化学 *	1	谢癸亮	专业技能课	
8	会计基础	1	赖玉玲	专业技能课	
9	临床医学概要	1	孟月丽　曹文元	专业技能课	
10	人体解剖生理学基础	1	黄莉军　张楚	专业技能课	
11	天然药物学基础	1	郑小吉	专业技能课	
12	天然药物化学基础	1	刘诗泱　欧绍淑	专业技能课	
13	药品储存与养护技术	1	宫淑秋	专业技能课	
14	中医药基础	1	谭红　李培富	专业核心课	
15	药店零售与服务技术	1	石少婷	专业技能课	
16	医药市场营销技术	1	王顺庆	专业技能课	
17	药品调剂技术	1	区门秀	专业技能课	
18	医院药学概要	1	刘素兰	专业技能课	
19	医药商品基础	1	詹晓如	专业核心课	
20	药理学	1	张庆　陈达林	专业技能课	

注：1. * 为"十二五"职业教育国家规划教材。
　　2. 全套教材配有网络增值服务。

前　言

　　《解剖学基础》是全国中等卫生职业教育农村医学专业"十二五"规划教材。根据国务院"加快发展现代职业教育"精神,按照教育部关于农村医学专业教学标准的要求,本教材编写遵循以下原则:①遵循"三基、五性、三特定"原则,重点突出技能,突出适用性,突出专业培养目标;②体现中高职衔接与贯通思路;③体现与执业助理医师资格考试紧密接轨;④体现农村医学专业特色和教材的整体优化。坚持以服务为宗旨,以就业为导向,力求培养适合农村基层医疗机构的实践能力较强的医疗、预防、保健、康复相结合的实用型卫生人才。

　　本教材除绪论外,由细胞与基本组织、运动系统、消化系统、呼吸系统、泌尿系统、生殖系统、脉管系统、感觉器、内分泌系统、神经系统、人体胚胎学概要共11章组成,每章包括学习目标、案例、正文,正文中增加考点提示、与章节内容有关的知识链接,每章后增加目标测试。配有课件及目标测试答案,供学生复习、应试和教师指导学生学习之用。

　　本教材解剖学名词以全国自然科学名词审定委员会公布的《人体解剖学名词》为准,计量单位严格执行《中华人民共和国法定计量单位》规定。在编写过程中,参考了国内、外多种教材及相关参考书籍,已在书后注明。

　　本教材编写人员来自全国十余所院校,均是长期担任一线教学的骨干教师。在编写过程中,编写人员认真参考了本专业相关教材,查阅了国、内外大量文献资料。绪论及神经系统由河南省平顶山市卫生学校王怀生、黄耀平编写,运动、消化系统由云南省大理卫生学校李一忠、苏艳英编写,脉管系统由山西省吕梁市卫生学校王之一编写,细胞与基本组织、泌尿系统由广西玉林市卫生学校颜盛鉴、吴炳锐编写,呼吸系统由山西省长治卫生学校牛玉英编写,生殖系统由河南省郑州市卫生学校王明鹤编写,内分泌系统由广西桂林市卫生学校王朴编写,感觉器官由云南省昭通市卫生学校颜绍雄编写,人体胚胎发生概要由贵州省毕节市卫生学校赵永编写。

　　本教材在编写过程中,得到了参编学校及平顶山学院医学院在人力和物力方面的大力支持,在此一并表示衷心感谢。

　　由于编写周期短,编写水平和能力有限,疏漏、错误在所难免,恳请广大使用者多提宝贵意见。以便再版时进一步完善。

王怀生　李一忠

2014 年 10 月

目　录

绪　　论

一、人体解剖学的定义

人体解剖学是研究正常人体形态结构及发生发育规律的科学。根据其研究和描述学习方法的不同，可分为系统解剖学、局部解剖学、运动解剖学、临床解剖学、X 线解剖学、断层解剖学、组织学和胚胎学等。本教材主要描述系统解剖学、组织学和胚胎学。

系统解剖学是按照人体的器官、系统描述其形态结构的科学；**组织学**是借助于显微镜观察的方法，研究正常人体的细胞、组织、器官微细结构的科学；**胚胎学**是研究人体发生发育过程中，形态、结构变化规律的科学。

人体解剖学是一门重要的医学基础课程，为学习其他医学课程提供正常人体的形态、结构及发生发育的基础知识，为读者了解人体提供了科学标准，以便卫生技术人员更好地理解和分析人体的正常生理功能与病理变化，判断器官与组织的正常与异常，从而对疾病做出正确的判断和处理。

二、人体解剖学发展简史

西方医学对于解剖学的记载，无论是古希腊名医（西方医学之祖）希波克拉底（公元前460～公元前377年），或是古罗马医生盖仑（130～201年）的《医经》一书，很多内容是参照动物身体结构描述的，所以错误较多。自欧洲文艺复兴时期（15～16世纪）以后，宗教统治被摧毁，解剖学有了很大的发展。达·芬奇绘制的解剖学图谱，精确细致，堪称伟大的时代巨著。比利时医生安德烈·维萨里（1514～1564年）曾冒着被宗教迫害的危险，亲自从事人的尸体解剖，1543年完成了《人体构造》这部解剖学巨著，它纠正了盖仑的许多错误观点，奠定了现代人体解剖学的基础。

 知识链接

梧桐树下的誓言

公元前 5 世纪末至今，在爱琴海的科斯岛上一直挺立着一颗巨大的法国梧桐树，就在这棵树下，有一座希波克拉底领导下的学校。该校在为学生们举行的开始学习医学入门的仪式上，学生们必须念诵一段誓词，那就是《希波克拉底誓言》"我宣誓：以我的才能和判断力，我将遵守此约。敬我业师如同生身父母，共享我之所有，接济他之所需，视其子女为我同胞兄弟，彼若意欲习医，我则竭力传之。我将采用口授书传诸多方式，将医术传给我的后代，业师的后代及发誓遵守医学法规者，此外概不传他人。我将尽我之所能，信守为病家谋利益之信条，摒弃一切有害于病人行为。我绝不将毒药给任何人,同样,也不给妇人以堕胎之药。愿以此神圣纯洁之精神终生履行我之职责。无论走到何处都以解除病人之痛苦为主旨,杜绝一切即或是病人自愿的有害行为,拒绝无论来自男女、贵贱者之诱惑。凡我所见所闻之应保守秘密者,不论与我职业是否有关,绝不予一丝泄露,我严守这一誓言,愿神明赐予我医业昌盛,无上荣誉:我若有违誓言,愿受天意殛之。"

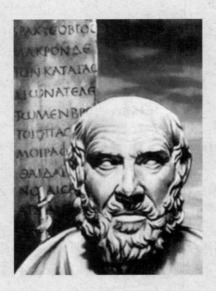

希波克拉底(公元前460～公元前377年),古希腊医学之集大成者,欧洲医学奠基人,著有医学全集59篇

在我国传统医学中,早在战国先秦时期(公元前300～公元前200年)有一部医典——《黄帝内经》,其中就有人体结构的相关记载。如"若夫八尺之士,皮肉在此,外可度量切循而得之,其尸可解剖而视之。其脏之坚脆,腑之大小,谷之多少,脉之长短,血之清浊……皆有大数"。

宋代法医学家宋慈(1186～1249年)1247年所著《洗冤集录》已绘制了精美的检骨图像,清代道光年间,医学家王清任(1768～1831年)著有《医林改错》一书,对中国古代医学和解剖学的发展做出了重要贡献。

19世纪以来,我国一大批优秀学者,在发展现代解剖学工作中做出了令人瞩目的贡献。如汤尔和编写的《解剖学提纲》和《精选解剖学》,李定与汤肇虞编写的《局部解剖学》,张岩编写的《人体系统解剖学》,郭光文、王序主编的《人体解剖挂图》和《人体解剖彩色图谱》,胡耀民主编的《人体解剖学标本彩色图谱》等工具书,在我国医学教育事业发展中具有重大的影响,为医学事业的发展做出了突出的贡献。恩格斯曾说过:"没有解剖学就没有医学"。

三、学习人体解剖学的观点及方法

(一)进化发展的观点

达尔文的《物种起源》提出了人类起源和进化的理论,他指出:亿万年来,人和其他动物都是由低级到高级、由简单到复杂逐渐进化发展而来,因此人保留了与原始动物许多相似的特征,如身体两侧对称,全身披有毛发,眼位于头部前面,指(趾)末端背侧盖有甲等。但作为高级动物,人与其他动物又有本质的区别,如上、下肢分工明确,直立行走,大脑发育成了思维器官。人类不仅能够主动地认识世界,而且能够改造世界。人在发展过程中出现的某些畸形和变异,若从种系或个体发生的角度去分析、认识,只是某些返祖现象和胚胎发育不全的表现,了解这些发展和变异可以更好地学习和理解人体的形态结构,区别生理和病理状态。

(二) 结构和功能相联系的观点

人体的形态结构是生理功能的基础,如红细胞内富含血红蛋白,具有携带、运输氧和二氧化碳的功能。生理功能的改变必然影响其形态结构,如加强体育锻炼会使肌肉发达,长期卧床可导致肌肉萎缩、骨质疏松。因此,人体的形态结构与生理功能是相互依赖、相互影响的。

(三) 局部和整体相统一的观点

人体各部之间、局部和整体之间,在神经系统的调节下形成一个有机的统一体。局部是整体的一部分,不可能离开整体而独立存在,而是相互联系、彼此影响的。学习时应利用局部知识联想整体,用整体的观点理解局部。

(四) 理论和实际相联系的观点

学习中要注意理论知识与临床疾病、生活实际相联系,做到学用结合。作为形态科学,人体解剖学的名词、术语多,且枯燥乏味、难以记忆,因此必须树立唯物主义观点,重视实验课,充分利用标本、模型、图表、活体观察等方法,多想、多问、多动手,以加深理解、增强记忆,提高分析问题、解决问题的能力。

四、人体的组成和分部

(一) 人体的组成

人体结构和功能的基本单位是**细胞**。形态结构特点相似、功能相近的细胞群,由细胞间质结合在一起所形成的结构叫**组织**。几种不同的组织组成具有一定形态、完成一定生理功能的结构叫**器官**(如心、肝、脾、肺等)。许多功能相关的器官连接在一起,完成一种连续的生理功能叫**系统**。人体可分为运动、消化、呼吸、泌尿、生殖、脉管、感官、神经和内分泌九大系统。

> **考点提示**
>
> 人体的九大系统及内脏概念

消化、呼吸、泌尿及生殖系统的大部分器官都位于胸、腹、盆腔内,并借一定的孔道与外界相通,总称**内脏**。

(二) 人体的分部

按照人体的形态和部位,可将人体分为头、颈、躯干、四肢4部分。头又分为颅部和面部。颈又分为颈部和项部。躯干的前面分为胸、腹、盆部和会阴,躯干的后面分为背和腰。四肢分为上肢和下肢,上肢分为肩、臂、前臂和手,下肢分为臀、大腿、小腿和足。

五、常用人体解剖学术语

(一) 解剖学姿势

身体直立,两眼平视,上肢下垂,掌心向前,下肢并拢,足尖向前(绪图1)。

（二）轴和面

1. **轴**　按解剖学方位，人体有三种相互垂直的轴(绪图2)。

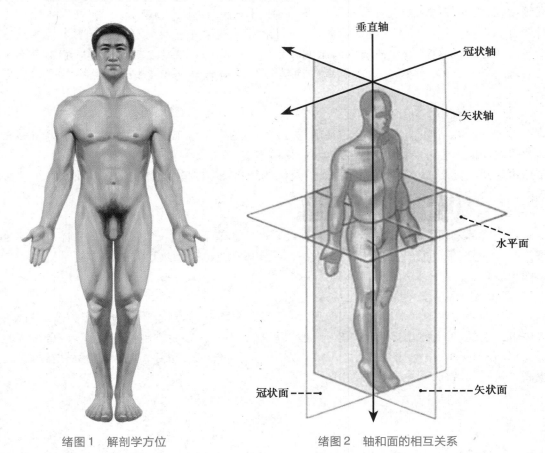

绪图1　解剖学方位　　　　　　　　绪图2　轴和面的相互关系

垂直轴　为上下方向并与地平面垂直的轴。

矢状轴　呈前后方向的水平轴，与垂直轴直角相交。

冠状轴　呈左右方向与地平面平行的轴。

2. **面**　常用的面有三种(绪图2)。

水平面　呈水平方向将人体横切为上下两部分的剖面。

矢状面　沿矢状轴方向将人体纵切为左右两部分的剖面。通过人体正中的矢状面称**正中的矢状面**，将人体分为左右相等的两半。

冠状面　又称**额状面**，沿冠状轴方向将人体纵切为前后两部分的剖面。

在描述器官时，与其长轴平行的切面称**纵切面**，与其长轴垂直的切面称**横切面**。

（三）方位术语

以解剖学姿势为准，规定了标准方位来描述人体结构的相互关系(绪图2)。

1. **上和下**　近头者为上，近足者为下。如眼位于鼻的上方，而口则位于鼻的下方。

2. **前和后**　距身体腹面近者为前，距身体背面近者为后。

3. **内侧和外侧**　以身体正中矢状面为准，距其近者为内侧，距其远者为外侧。如眼位于鼻的外侧，而在耳的内侧。

由于前臂内侧有尺骨、外侧有桡骨,小腿内侧有胫骨、外侧有腓骨;故上肢的内侧、外侧又称为**尺侧**、**桡侧**,在下肢则称为**胫侧**、**腓侧**。

4. **内和外**　对于空腔器官,在腔内或距腔近者为内,距腔远者为外。

5. **浅和深**　以体表皮肤为准,距皮肤近者为浅,距皮肤远者为深。

6. **近端和远端**　在四肢距肢体根部近者为近端,距肢体根部远者为远端。

对出生前的胎儿,其方位的描述以其头、尾、背、腹为准称头端(颅侧)、尾端(尾侧)、背侧、和腹侧。

（王怀生）

　目标测试

1. 以解剖学姿势为准,近头者为
   A. 上　　　　　　　　　　B. 下　　　　　　　　　C. 近侧
   D. 远侧　　　　　　　　　E. 近侧端

2. 四肢近躯干者称为
   A. 内侧　　　　　　　　　B. 外侧　　　　　　　　C. 近侧
   D. 远侧　　　　　　　　　E. 近侧端

3. 下列不属于内脏的是
   A. 心　　　　　　　　　　B. 肾　　　　　　　　　C. 肺
   D. 子宫　　　　　　　　　E. 肝

4. 呈水平方向将人体横切为上下两部分的剖面是
   A. 冠状面　　　　　　　　B. 额状面　　　　　　　C. 水平面
   D. 矢状面　　　　　　　　E. 纵切面

考点提示

人体的方位术语

第一章 细胞与基本组织

第一节 细 胞

患者,男,16岁。因持续消瘦、乏力2个月,咽痛、发热2天入院。入院时检查,T 39.2℃,口唇、结膜苍白,咽部发红,有较多滤泡,颈部、腋窝及腹股沟等处淋巴结肿大。血常规检查:Hb 65g/L,WBC 23.4×10^9/L。入院后通过骨髓细胞学检查等,诊断是白血病。

请问:1. 列举出你所知道的通过细胞学检查能够诊断的疾病名称。

2. 正常的细胞形态及结构是怎样的?

3. 白血病是由于骨髓造血干细胞染色体上的基因突变引起,那么染色体在细胞的哪个结构内?

一、细胞的形态

细胞是所有生物体的形态结构与功能的基本单位。细胞的大小,差别较大,而形态多种多样。其形态与功能相关,如能流动的血细胞多呈圆球形,能收缩的肌细胞多呈细长纤维状,能感受刺激、传递信息的神经细胞可有很多突起,而覆盖于组织表面的上皮细胞则可呈扁平形、立方形、柱形等(图1-1)。

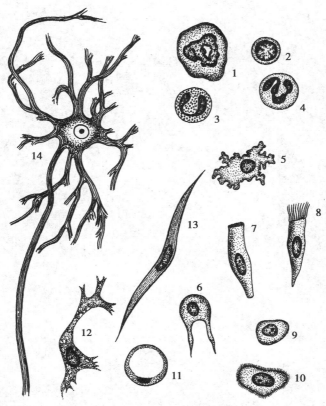

图 1-1 人体各种形态的细胞

1~4. 血细胞；5~10. 上皮细胞；11、12. 结缔组织细胞；
13. 肌细胞；14. 神经细胞

二、细胞的结构

尽管人体的细胞形态各异，但它们均具有相似的基本结构。植物及某些细菌的细胞结构与鸡蛋相似，由细胞壁、细胞膜，细胞质和细胞核构成。人类及一切动物的细胞是没有细胞壁的，只由细胞膜、细胞质和细胞核三部分构成（图 1-2）。

（一）细胞膜

细胞膜是细胞表面的一层薄膜，其主要成分是脂类、蛋白质和糖类。在光学显微镜下，细胞膜仅是一层不起眼的细线；但研究表明，细胞膜实际是由两层类脂分子与镶嵌其间的蛋白质构成，这个结构模型叫"液态镶嵌模型"（图 1-3）。细胞膜除具有维持细胞的形态、保护细胞的内容物之外，在细胞与周围微环境之间的物质交换，以及细胞识别、信息传递等过程中都起重要作用。这将在后续的《生理学基础》及《病原生物与免疫学基础》等课程中进一步学习。

（二）细胞质

细胞质位于细胞膜与细胞核之间，包括基质、细胞器和包含物三部分。

1. 基质 为半流体的胶状物质，含有水、蛋白质、脂类、糖类、氨基酸及核苷酸等。基质是细胞进行多种物质代谢活动的重要场所。

2. 细胞器 是细胞质内具有一定形态和生理功能的微细结构。主要包括线粒体、核糖体、内质网、高尔基复合体、溶酶体及中心体等，具有合成、分泌、代谢等功能。

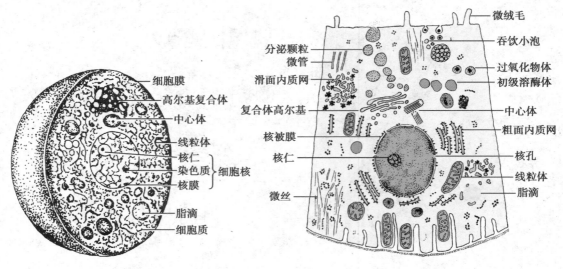

图 1-2A　光镜下的细胞结构示意图　　　　　　图 1-2B　细胞超微结构模式图

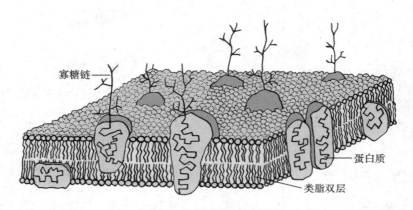

图 1-3　细胞膜结构模式图

（三）细胞核

细胞核是细胞遗传和代谢活动的控制中心。一般有一个细胞核,少数有两个或多个细胞核,但也可无细胞核。如骨骼肌细胞就可有上百个细胞核,成熟红细胞却无细胞核。

细胞核由核膜、核仁、染色质（染色体）及核基质等构成。**核膜**为细胞核表面的一层薄膜。**核仁**是合成核糖体的场所。

染色质与**染色体**是同一种物质在细胞不同时期的两种存在状态,其主要化学成分均是蛋白质和脱氧核糖核酸（DNA）。在细胞分裂间期,这种物质呈细丝状,分布不均匀,易被碱性染料着色,因此叫**染色质**;在细胞进行有丝分裂时,染色质细丝螺旋、盘曲,形成条状或棒状的结构,叫**染色体**（图 1-4）。

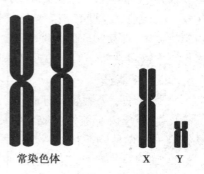

图 1-4　染色体形态模式图

每一种生物的染色体数目都是恒定的。人类体细胞的细胞核内有 46 条(23 对)染色体。其中 44 条为常染色体,没有性别差异;另 2 条为性染色体,它决定人体的性别,男性的性染色体是 XY,女性的性染色体是 XX。一般来说,男性的染色体核型可写成 46,XY;女性为 46,XX。

染色体是遗传物质的载体,每个人的遗传信息均隐藏于染色体的 DNA 中。

第二节　上　皮　组　织

 病例

患者,男,66 岁。因咽喉部不适,胸闷 40 天就诊。患者无明显诱因,自觉咽喉部不适,伴胸闷、声音嘶哑及轻咳,痰少而稠。曾在地方医院以"肺部感染"、"支气管炎"治疗,无效。患者无吸烟嗜好,无粉尘接触史。就诊后做气管镜检查,并取样进行活检,显示气管黏膜有角化现象。给予维生素 A 治疗后痊愈。

请问:1. 气管黏膜由什么上皮组织覆盖,正常情况下它有角化细胞吗?
　　　2. 谈谈你对用维生素 A 治疗该病的认识和想法。

上皮组织简称**上皮**,由密集排列的上皮细胞和极少量的细胞间质组成。根据功能的不同,上皮组织可分为被覆上皮和腺上皮等类型。

 知识链接

组织学的创始人马尔丕基

马尔丕基(1628～1694 年),出生于意大利波伦亚,生理学家,组织学家,解剖学家。用显微镜研究人体微细结构,发现了肾小球、肾小管、红细胞;发现了动脉和静脉是通过细小的血管连接起来的,这些细小的血管被称做毛细血管,从而证实了哈维的血液循环理论;他还研究并详细描述了鸡胚的体节、神经管,对胚胎学的发展产生很大影响。1660～1661 年利用显微镜完成了最重要的肺部观察实验,详细描述了蛙肺毛细血管,著有《肺脏的解剖观察》一书,因而被称为显微镜之父。

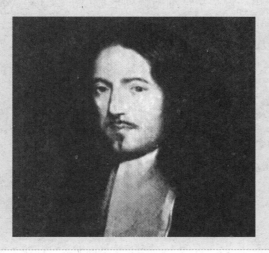

一、被覆上皮

被覆上皮覆盖于身体表面,或衬贴于各种管、腔、囊的表面,具有保护、吸收、分泌和排泄等功能。被覆上皮一般都有以下特点:①细胞数量多,排列紧密,细胞间质很少。②细胞有明显的极性,即有一面朝向器官的表面或腔面,称为**游离面**;与游离面相对的另一面朝向深部的结缔组织,称为**基底面**,附着于基膜上。③上皮内无血管,其营养依靠深部的结缔组织提供(图1-5)。

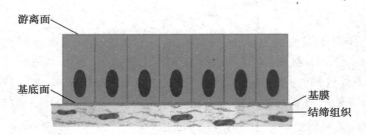

图1-5 被覆上皮的结构特点

根据被覆上皮的细胞形态及其排列特点,可将其分为单层上皮和复层上皮两大类。各类上皮及其分布情况如下:

$$
被覆上皮
\begin{cases}
单层上皮
\begin{cases}
单层扁平上皮
\begin{cases}
内皮\\
间皮
\end{cases}\\
单层立方上皮\\
单层柱状上皮\\
假复层纤毛柱状上皮
\end{cases}\\
复层上皮
\begin{cases}
复层扁平上皮\\
变移上皮
\end{cases}
\end{cases}
$$

1. 单层扁平上皮 由一层扁平形细胞排列形成(图1-6)。从表面观察,细胞呈多边形或不规则形,细胞核呈扁圆形,位于细胞中央。分布于心、血管、淋巴管腔面及胸膜、腹膜、心包膜表面。单层扁平上皮表面很光滑,有利于血液、淋巴的流动,减少器官间活动的摩擦力。

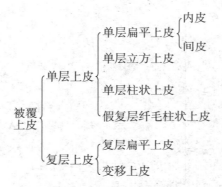

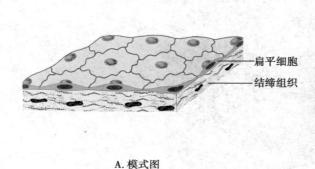

A. 模式图   B. 血管内皮

图1-6 单层扁平上皮

2. **单层立方上皮** 由一层立方形细胞排列形成（图1-7）。细胞核呈圆球形，位于细胞中央。分布于肾小管、胆小管等。单层立方上皮有分泌和吸收等功能。

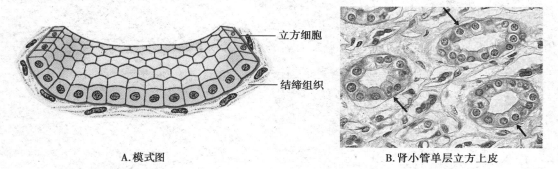

A. 模式图　　　　　　　　　　　　　　　　B. 肾小管单层立方上皮

图1-7　单层立方上皮（箭头所示）

3. **单层柱状上皮** 由一层棱柱状上皮细胞排列形成（图1-8）。细胞核呈椭圆形，靠近细胞的基底部。分布于胃、肠、胆囊、子宫等腔面。单层柱状上皮具有分泌和吸收等功能。

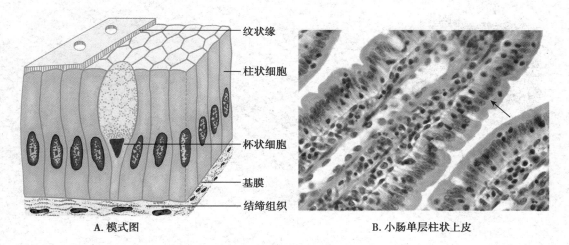

A. 模式图　　　　　　　　　　　　　　　　B. 小肠单层柱状上皮

图1-8　单层柱状上皮（箭头所示）

4. **假复层纤毛柱状上皮** 由几种形态各异的细胞紧密排列而成（图1-9）。从侧面观察，各细胞核的位置不在同一平面，看似有多层细胞，但每个细胞均附于基膜上，实际上只有一层。该上皮以柱状细胞为主，且细胞的游离面有纤毛，因此叫假复层纤毛柱状上皮。主要分布于呼吸道腔面，具有保护、分泌等功能。

5. **复层扁平上皮** 又称复层鳞状上皮，由多层细胞紧密排列形成（图1-10）。紧靠基膜的细胞为立方形或矮柱状，称基底层，具有较强的增殖能力。中间为多边形细胞，表层为扁平鳞片状细胞。分布于皮肤表面、口腔、咽、食管、肛门、阴道等。位于皮肤表面的复层扁平上皮，其表层的扁平细胞已经角化，抗摩擦能力强。复层扁平上皮具有很强的机械保护作用。

6. **变移上皮** 由数层细胞构成，细胞层数和形态可随器官容积大小变化而改变（图1-11）。如膀胱充盈时，上皮的细胞层数减少，细胞形状变得扁平；而当膀胱空虚时，上皮的细

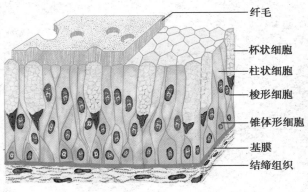

纤毛
杯状细胞
柱状细胞
梭形细胞
锥体形细胞
基膜
结缔组织

A. 模式图

B. 气管假复层纤毛柱状上皮
1.纤毛; 2.杯状细胞; 3.基膜

图 1-9 假复层纤毛柱状上皮

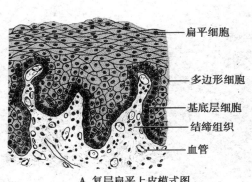

扁平细胞
多边形细胞
基底层细胞
结缔组织
血管

A. 复层扁平上皮模式图

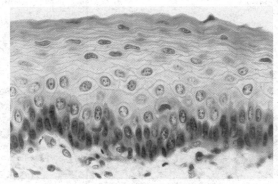

B. 食管黏膜的复层扁平上皮

图 1-10 复层扁平上皮

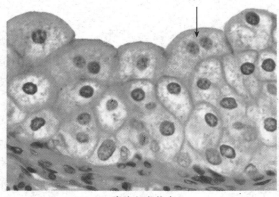

A. 膀胱空虚状态

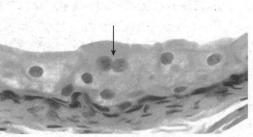

B. 膀胱充盈状态

图 1-11 变移上皮

胞层数增多，细胞形状变大。分布于肾盏、肾盂、输尿管、膀胱等腔面。具有防止尿液侵蚀作用。

二、腺上皮和腺

以分泌功能为主的上皮称为腺上皮。以腺上皮为主构成的器官称为腺，可分为外分泌腺和内分泌腺两大类。**外分泌腺**也叫有管腺，其分泌物可借导管直接或间接排出体外，如汗腺、唾液腺、胰腺等；**内分泌腺**也叫无管腺，其分泌物为激素，可随血液循环输送到其作用部位，发挥调节作用，如甲状腺、肾上腺等。内、外分泌腺的发生见下图（图1-12）。

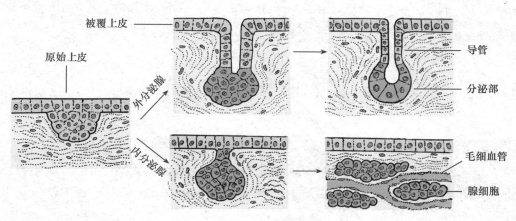

图1-12 内、外分泌腺发生模式图

三、上皮组织的特殊结构

上皮组织的游离面、侧面和基底面均有些特殊结构。游离面主要有微绒毛和纤毛；侧面主要是一些特殊的连接结构如紧密连接、中间连接、桥粒和缝隙连接等；基底面主要是基膜。本节主要介绍游离面的两种特殊结构。

1. **微绒毛** 是上皮细胞的胞膜和胞质共同伸出的微小指状突起（图1-13）。分布在小肠和肾小管腔面的微绒毛很发达，扩大其吸收面积，有利于物质的吸收。

2. **纤毛** 是上皮细胞的胞膜和胞质共同伸出的较长指状突起（图1-9）。纤毛有节律地向同一方向的摆动，能将上皮表面的分泌物或黏附物清扫排出，有利于保障呼吸道的清洁和畅通。

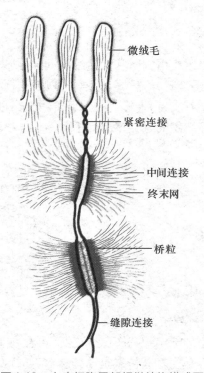

图1-13 上皮细胞局部超微结构模式图

13

知识链接

HE 染色法

在制作组织切片时,通常要将组织进行染色,以便于在显微镜下观察分辨。最常采用的染色法是 HE 染色法。"H"指苏木精,是一种碱性染料,它能将组织内的某些物质染成紫蓝色,故我们将能被这些碱性染料染成紫蓝色的物质称作嗜碱性物质,如细胞核内的染色质等。"E"指伊红,是一种酸性染料,它能将组织内的某些物质染成红色,故我们将能被这些酸性染料染成红色的物质称作嗜酸性物质,如细胞膜、细胞质等。此外,我们还可以采用一些特殊的染色法,如银染法、铬染法等,以便将一些用 HE 染色法不易着色的物质显现出来。

第三节 结 缔 组 织

 病例

患者,女,24 岁。因左面部肿痛伴高热 3 天入院。入院检查:T 39.5℃;左面部红肿,边界不清,中央部发硬;血液检查:WBC 12.44×10^9/L,分类计数中性粒细胞占 81%。诊断为左面部急性蜂窝组织炎。

请问:1. 蜂窝组织是指哪种组织,其在人体内多分布于哪些部位?

2. 白细胞总数的正常值是多少,为什么急性细菌性炎症时白细胞总数会明显升高?

结缔组织由细胞和大量细胞间质构成。细胞数量少,种类多,散在于细胞间质中;细胞间质多,形态各异,呈固态、液态或胶状等,主要由基质和纤维组成。结缔组织分布广泛,其功能主要有支持、连接、保护、营养、修复和防御等。

结缔组织的分类情况如下:

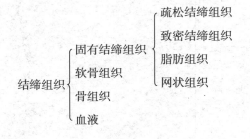

一、固有结缔组织

(一)疏松结缔组织

疏松结缔组织分布十分广泛,可存在于各器官、组织之间,主要有支持、连接、营养、修复和防御等功能。其特点是结构疏松,如蜂窝状,故又称**蜂窝组织**(图 1-14)。临床上常见的蜂窝组织炎,主要是指皮下疏松结缔组织发生的急性弥漫性化脓性炎症。

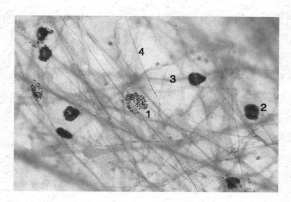

图 1-14　疏松结缔组织光镜图

1. 巨噬细胞;2. 肥大细胞;3. 胶原纤维;4. 弹性纤维

1. **细胞**　疏松结缔组织的细胞数量较少,但种类多,分散分布(图 1-15)。

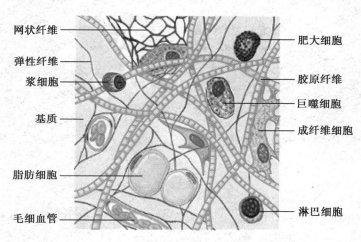

图 1-15　疏松结缔组织模式图

（1）**成纤维细胞**:是疏松结缔组织中的主要细胞成分。细胞扁平,多突起,细胞核较大,呈扁椭圆形。具有合成纤维和基质的功能,参与创伤的修复。

（2）**巨噬细胞**:又称组织细胞,细胞形态多样,多有短突起,细胞核较小,染色较深。具有趋化性、变形运动和强吞噬能力,可吞噬细菌、衰老的细胞等,参与免疫应答。

（3）**浆细胞**:细胞呈圆形或卵圆形,分布于呼吸道、消化道黏膜,具有合成和分泌免疫球蛋白(即抗体)的功能,参与体液免疫。

（4）**肥大细胞**:细胞体积较大,呈圆形或卵圆形,可释放肝素、组织胺和白三烯等,参与过敏反应。

（5）**脂肪细胞**:细胞体积较大,呈圆形或多边形,参与脂类代谢。

2. **细胞间质**　存在于细胞之间,由纤维和基质组成。

（1）**纤维**:包括胶原纤维、弹性纤维和网状纤维三种(图 1-14、15)。

1）**胶原纤维**:是疏松结缔组织中的主要纤维成分,粗细不等,呈波浪形且有分支,交织成网。胶原纤维的韧性大,抗拉力强。

2）**弹性纤维**：纤维较细，富有弹性，在普通染色的切片中不易着色。

3）**网状纤维**：在普通染色中不易着色，但可被银离子染成棕黑色，故又称**嗜银纤维**。网状纤维主要分布于网状组织，相互交织成网。

（2）**基质**：为无定形的胶状物质。其化学成分主要是蛋白多糖和水。蛋白多糖形成微网状结构，能限制细菌等病原体的扩散。基质中还有从毛细血管渗出的液体，称**组织液**。组织液是血液与组织、细胞间进行物质交换的媒介。

（二）致密结缔组织

致密结缔组织以粗大的胶原纤维为主，细胞和基质很少（图1-16）。胶原纤维排列紧密，使组织韧性强大。致密结缔组织主要分布于皮肤的真皮层、骨膜、关节囊、肌腱、韧带等处。

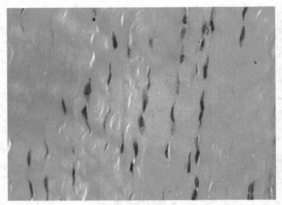 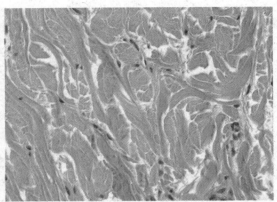

A. 规则致密结缔组织(肌腱)　　　　B. 不规则致密结缔组织(真皮)

图1-16　致密结缔组织光镜图

（三）脂肪组织

脂肪组织由大量脂肪细胞聚集而成，常被少量疏松结缔组织分隔成大小不等的脂肪小叶（图1-17）。主要位于皮下组织、网膜、系膜等处，除参与脂肪的贮存与代谢外，还具有缓冲外力冲击、填充、固定及保温等作用。

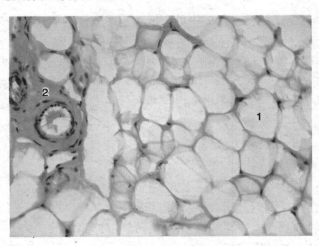

图1-17　脂肪组织
1. 脂肪细胞；2. 结缔组织

（四）网状组织

网状组织由网状细胞和网状纤维构成（图1-18）。主要存在于骨髓、淋巴组织等处，为血细胞的发生和淋巴细胞的发育提供适宜的微环境。

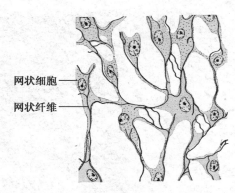

网状细胞——

网状纤维——

图1-18 网状组织

二、软骨组织和软骨

软骨由软骨组织及其周围的软骨膜构成。软骨膜由致密结缔组织构成，对软骨组织具有营养、保护和促进生长发育等作用。

（一）软骨组织的一般结构

软骨组织由**软骨细胞**和**细胞间质**组成。软骨的细胞间质由基质和纤维组成。它们形成了许多大小不等的**软骨陷窝**，每个陷窝内容纳单个或多个的软骨细胞。在软骨膜处软骨陷窝内的软骨细胞扁而小，常单个分布，称幼稚细胞；在软骨中部，陷窝内的软骨细胞大而圆，成群聚集，称成熟细胞（图1-19）。软骨组织内无血管，其营养依靠软骨膜提供。

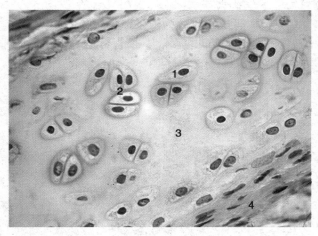

图1-19 软骨的一般结构
1. 软骨细胞；2. 同源细胞群；3. 基质；4. 软骨膜

（二）软骨的分类

软骨分为三种类型：①**透明软骨**，主要分布于关节面、鼻、喉、气管、支气管、肋软骨等处；②**弹性软骨**，主要分布于耳廓、会厌等处；③**纤维软骨**，主要分布于椎间盘、耻骨联合、关节盘等处。

三、骨组织和骨

骨由骨组织、骨膜和骨髓等构成。

（一）骨组织的一般结构

骨组织由骨细胞和细胞间质组成。细胞间质内沉积有大量无机盐，钙化成骨基质。

1. **骨基质** 除少量纤维外，骨基质内含有大量无机盐，它们共同构成坚硬的骨板。骨板内或骨板间有许多细小腔隙，称骨陷窝（图1-20）。由骨陷窝伸出的小管称骨小管。相邻骨陷窝可借骨小管相互通连。骨陷窝及骨小管内有组织液流动，营养骨细胞。

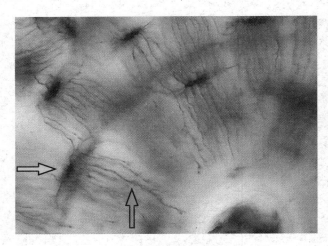

图 1-20　骨磨片（箭头示骨陷窝和骨小管）

2. 骨细胞　骨细胞体位于骨陷窝内，呈扁椭圆形。骨细胞向外发出多个细长突起，伸入骨小管。相邻的骨细胞可借其突起连接。

（二）骨密质和骨松质的结构特点

根据骨板排列形式的不同，骨组织可分为**骨密质**和**骨松质**两种。

1. 骨密质　结构致密，分布于骨的表面。在长骨骨干，骨密质排列较厚，由**环骨板**、**骨单位**和**间骨板**三种骨板构成（图 1-21）。

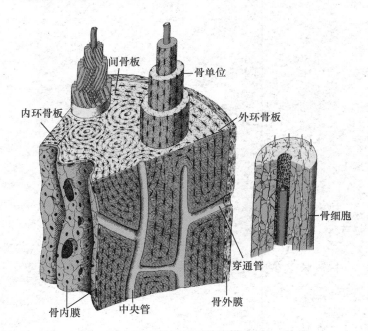

图 1-21　长骨骨干结构模式图

骨单位又称**哈弗斯（Haversian）系统**，位于环骨板之间，是构成长骨骨干的主要结构单位。每个骨单位的中央有一条纵行的中央管，以中央管为中心，数层骨板呈同心圆排列。中央管内有血管，借穿通管与骨膜的血管相连，这点与软骨组织不同。

2. 骨松质　结构疏松，位于骨的内部。在长骨，骨松质主要位于骨的两端。骨松质主要由许多细片状或针状的骨小梁相互连接形成,结构疏松似海绵状,其网眼内含有红骨髓。骨小梁由数层平行排列的骨板和骨细胞构成。

四、血液

血液是液态的结缔组织,流动于心血管系统内,占体重的7%~8%。血液由血浆和血细胞组成。

(一)血浆

血浆相当于结缔组织的细胞间质,为淡黄色液体,约占全血容积的55%。血浆的化学成分中,水占90%,其余为血浆蛋白、无机盐、维生素、激素及代谢产物等。血液凝固后析出的淡黄色透明液体,称**血清**。

> **考点提示**
>
> 血清的概念。

(二)血细胞

血细胞悬浮于血浆中,约占全血容积的45%,包括红细胞、白细胞和血小板(图1-22)。血细胞的分类及其正常值如下:

$$
\text{血细胞}
\begin{cases}
\text{红细胞} & \text{男}:(4.0\sim5.5)\times10^{12}/\text{L},\text{女}:(3.5\sim5.0)\times10^{12}/\text{L} \\
\text{白细胞}(4.0\sim10.0)\times10^{9}/\text{L}
\begin{cases}
\text{有粒白细胞}
\begin{cases}
\text{中性粒细胞}50\%\sim70\% \\
\text{嗜酸性粒细胞}0.5\%\sim3\% \\
\text{嗜碱性粒细胞}0\%\sim1\%
\end{cases} \\
\text{无粒白细胞}
\begin{cases}
\text{单核细胞}3\%\sim8\% \\
\text{淋巴细胞}25\%\sim30\%
\end{cases}
\end{cases} \\
\text{血小板}(100\sim300)\times10^{9}/\text{L}
\end{cases}
$$

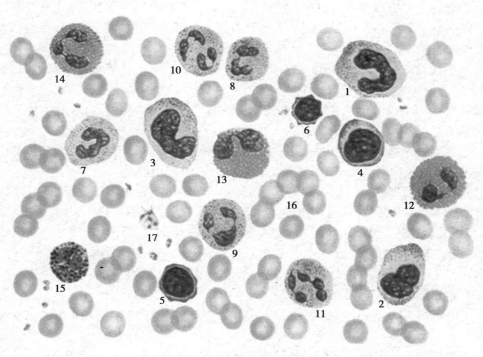

图1-22　各种血细胞形态图

1~3.单核细胞;4~6.淋巴细胞;7~11.中性粒细胞;12~14.嗜酸性粒细胞;15.嗜碱性粒细胞;16.红细胞;17血小板

1. **红细胞** 成熟红细胞呈双凹圆盘状（图1-23）。其直径 $7 \sim 8\mu m$，中央较薄，周围较厚，无细胞核及细胞器，细胞质内充满**血红蛋白**（Hb），具有结合和运输 O_2 及 CO_2 的功能。成人血红蛋白的正常值，男性为 $120 \sim 150g/L$，女性为 $110 \sim 140g/L$。

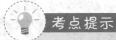

考点提示

各种血细胞的正常值及其主要功能。

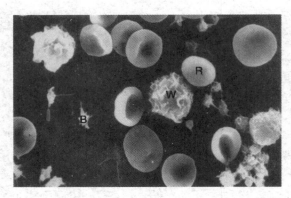

图1-23 人红细胞扫描电镜图
R. 红细胞；W. 白细胞；B. 血小板

外周循环血液中还有少量**网织红细胞**，占红细胞总数的 $0.5\% \sim 1.5\%$。它是未完全成熟的红细胞，一般经 $1 \sim 3$ 天便充分发育成熟，成为红细胞。

2. **白细胞** 白细胞为球形细胞。根据细胞质内是否含有特殊颗粒，可分为有粒白细胞和无粒白细胞。前者包括中性粒细胞、嗜酸性粒细胞和嗜碱性粒细胞三种，后者包括单核细胞和淋巴细胞两种。

（1）**中性粒细胞**：是数量最多的白细胞。直径 $10 \sim 12\mu m$，细胞核呈杆状或分为 $2 \sim 5$ 叶，细胞质内布满淡紫红色颗粒。中性粒细胞有活跃的变形运动及吞噬细菌能力。中性粒细胞吞噬细菌后，自身也会死亡，成为脓细胞。在急性化脓性炎症时，血液的中性粒细胞数量会明显增多。

（2）**嗜酸性粒细胞**：直径 $10 \sim 15\mu m$，细胞核呈杆状或分为 2 叶，细胞质内布满鲜红色颗粒。在机体患过敏性疾病或寄生虫病时，血液的嗜酸性粒细胞会增多。

（3）**嗜碱性粒细胞**：直径 $10 \sim 12\mu m$，细胞核可有分叶、S 形或不规则形等形态，细胞质内含有大小不一的紫蓝色颗粒。嗜碱性粒细胞的功能与肥大细胞一样，参与过敏反应。

（4）**单核细胞**：是体积最大的白细胞。直径 $14 \sim 20\mu m$，呈圆形或卵圆形；细胞核呈肾形、马蹄铁形或不规则形，细胞质较多，染成灰蓝色。单核细胞的功能与巨噬细胞一样，具有变形运动和强吞噬能力。单核细胞穿过血管壁进入组织后，成为巨噬细胞。

（5）**淋巴细胞**：细胞呈圆球形或卵圆形，直径 $6 \sim 16\mu m$，可分为大、中、小三种。淋巴细胞分为 T 淋巴细胞、B 淋巴细胞等种类。其中 T 淋巴细胞参与细胞免疫，B 淋巴细胞参与体液免疫。

3. **血小板** 是从骨髓中巨核细胞脱落下来的胞质碎片，因此并无细胞核。直径仅 $2 \sim 4\mu m$，多呈双面凸的圆盘状。在血涂片中，血小板常呈不规则形，聚集成群。血小板的功能主要是参与**止血**和凝血过程。

知识链接

造血工厂

成人的造血工厂在红骨髓。在红骨髓里，网状组织构成了工厂的厂房，各种血细胞就是在网状组织构成的支架里生成。造血干细胞是生成各种血细胞的共同祖先。它能分化为各系列的造血祖细胞，如红细胞系、粒细胞系、单核细胞系、淋巴细胞系、巨核细胞系的造血祖细胞等。各系列的造血祖细胞再逐渐分化为成熟的血细胞。如果骨髓内的造血细胞发生病变，如白细胞系列增殖失控、分化障碍等，将会产生大量不成熟、无法正常工作的病理性白细胞，而正常的红细胞、白细胞、血小板等的数量却减少。因此在白血患者的血液里，白细胞虽然多，其抵抗力却下降，还伴有贫血、凝血障碍等现象。

第四节　肌　组　织

肌组织主要由肌细胞构成。肌细胞呈细长纤维状，故又称为**肌纤维**。其细胞膜称**肌膜**，细胞质称**肌浆**。肌组织可分为**骨骼肌**、**心肌**和**平滑肌**三种。其中骨骼肌附着于骨骼表面，收缩快速有力，受意识控制，属于**随意肌**；心肌位于心壁，收缩有自动节律性；平滑肌位于内脏、血管壁等，收缩缓慢有节律。心肌和平滑肌均不受意识控制，故属于**不随意肌**。

一、骨骼肌

骨骼肌纤维呈细长圆柱状，直径 $10 \sim 100\mu m$，长 $1 \sim 40mm$，有明显的明暗相间的横纹，故又称**横纹肌**（图1-24）。细胞核呈扁椭圆形，位于细胞周边，每条肌纤维可有几十个甚至几百个细胞核。肌浆内有许多与细胞长轴平行，排列整齐的**肌原纤维**。

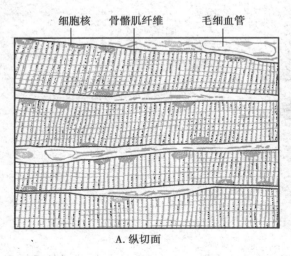

A. 纵切面　　B. 横切面

图1-24　骨骼肌

知识链接

　　肌原纤维呈细丝状。每条肌原纤维都有明暗相间的带,各条肌原纤维的明、暗带对位整齐,这是骨骼肌出现明暗相间横纹的原因。明带又称 I 带,暗带又称 A 带。在 A 带中部又有一个较透亮的窄带,称 H 带;H 带中央的一条深色线称 M 线。在 I 带中央的一条深色线称 Z 线。相邻两条 Z 线之间的一段肌原纤维构成一个肌节,每个肌节包括 1/2I 带+A 带+1/2I 带(图 1-25)。肌节是肌原纤维结构和功能的基本单位。

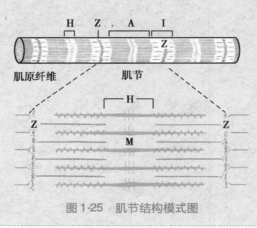

图 1-25　肌节结构模式图

二、心肌

　　心肌纤维呈短圆柱状,可以有分支并相互连接成网。每个心肌细胞有 1~2 个核,呈卵圆形,位于细胞中央。在邻接的心肌纤维间有特殊的连接结构,称**闰盘**。闰盘处染色较深。心肌纤维也有横纹,但不如骨骼肌明显(图 1-26)。

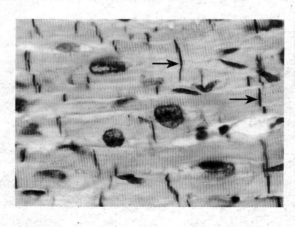

图 1-26　心肌纤维
→示闰盘

三、平滑肌

　　平滑肌纤维呈长梭形,长短不一,每条平滑肌纤维有 1 个细胞核,呈杆状或长椭圆形,位于细胞中央。平滑肌纤维常成层或成束排列。不同肌层的平滑肌纤维排列方向可不同,肌层间有少量结缔组织及血管、淋巴管和神经等(图 1-27)。

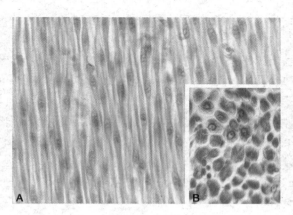

图 1-27 平滑肌纤维光镜图

A. 纵切面；B. 横切面

第五节 神经组织

病例

患者,女,62 岁。因双侧手指、前臂、足和小腿运动无力、僵硬,伴吞咽及发音困难 3 个月入院。经检查,诊断为运动神经元病。

请问:1. 神经元可分为哪些类型?

2. 运动神经元是哪种组织中的结构,有何功能?

神经组织是神经系统主要的基本组织,由**神经细胞**和**神经胶质细胞**组成。神经细胞又称**神经元**,是神经系统的结构和功能单位,具有感受刺激、整合信息和传导冲动等功能。神经胶质细胞对神经细胞起保护、支持、营养和绝缘等作用。

一、神经元

（一）神经元的形态结构

神经元为多突起细胞,其形态、大小不一,但都可分为细胞体和突起两部分。

1. 细胞体 是神经元的营养和代谢中心,可呈星形、梭形或锥体形等多种形态。细胞核大而圆,位于细胞体中央,染色较浅,核仁较明显。细胞质内主要有尼氏体和神经原纤维两种特殊结构(图 1-28)。

（1）尼氏体：又称嗜染质,是细胞质内均匀分布的颗粒状或斑块状物质,能合成蛋白质和神经递质等。

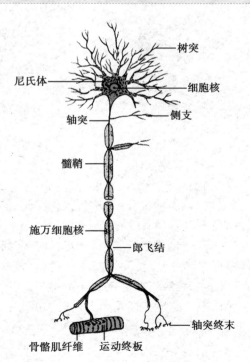

图 1-28 运动神经元模式图

（图中标注：树突、细胞核、侧支、郎飞结、轴突终末、尼氏体、轴突、髓鞘、施万细胞核、骨骼肌纤维、运动终板）

（2）**神经原纤维**：为交织成网的细丝，易被银离子染成棕黑色。神经原纤维除具有支持作用外，还与营养物质、神经递质的运输等有关。

2. 突起 有树突和轴突两种。

（1）**树突**：每个神经元有一至多个树突。树突形态如树枝，其功能是感受刺激，并将冲动传入细胞体。

（2）**轴突**：每个神经元只有 1 个轴突。轴突较细长，表面光滑，分支很少，一般仅在末端才有较多分支。轴突的功能是将神经冲动从胞体传出至效应器或其他神经元。

（二）神经元的分类

1. 根据神经元的突起数目分类 可分为三种类型（图 1-29）：

（1）**多极神经元**：有一个轴突和多个树突。

（2）**双极神经元**：有一个轴突和一个树突。

（3）**假单极神经元**：细胞体发出一个突起，但在不远处该突起即呈 T 形分为两支：一支为中枢突，另一支为周围突。

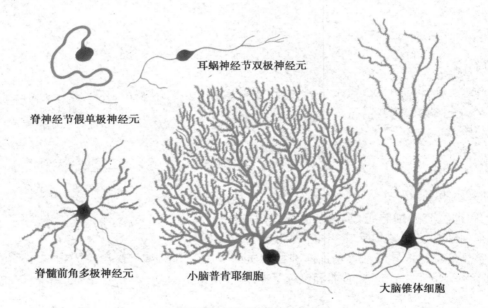

脊神经节假单极神经元

耳蜗神经节双极神经元

脊髓前角多极神经元

小脑普肯耶细胞

大脑锥体细胞

图 1-29　不同类型的神经元

2. 根据神经元的功能分类 亦可分为三种类型：

（1）**感觉神经元**：又称**传入神经元**，能感受刺激，并将冲动传向中枢。此类神经元多为假单极神经元，如脊神经节细胞。

（2）**运动神经元**：又称**传出神经元**，可将中枢产生的神经冲动传出至效应器。此类神经元多为多极神经元，如脊髓前角细胞。

（3）**联络神经元**：又称**中间神经元**，位于感觉神经元与运动神经元之间，起信息加工与传递作用。此类神经元亦为多极神经元，如脊髓后角细胞。

（三）突触

突触是指神经元与神经元之间，或神经元与效应

考点提示

突触的概念及结构

细胞之间特殊的细胞连接结构,具有传递信息的作用。神经冲动只有通过突触,才能由一个神经元传至另一个神经元或效应细胞。

根据神经元间连接的部位不同,可将突触分为轴-树突触、轴-体突触、轴-轴突触等类型;若根据信号传递方式的不同,则可将突触分为电突触和化学性突触两大类。电突触以电流作为信息载体,化学性突触以化学物质(即神经递质)作为信息载体。

化学性突触由**突触前膜**、**突触间隙**和**突触后膜**三部分构成(图 1-30):

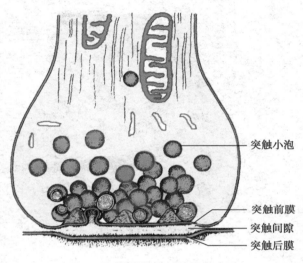

图 1-30　化学性突触结构模式图

 知识链接

神经干细胞

以往人们都认为,成人中枢神经系统的神经元是不能再生繁殖的。当原有的神经元因年龄增长或疾病而减少时,便不可避免地造成部分神经功能的丧失,如老年性痴呆等。但近年的研究表明,人类中枢神经系统中还是有部分神经干细胞,它具有分化为神经元、星形胶质细胞和少突胶质细胞的能力。这就为人类治疗老年性痴呆等中枢神经系统疾病展现了广阔的前景。如果我们能将这些神经干细胞激发起来,让它分裂繁殖到一定数量后移植到人脑中,便可修复部分损坏的脑组织,恢复部分甚至全部功能。

二、神经胶质细胞

神经胶质细胞也是有多突起的细胞,但其突起无树突和轴突之分。神经胶质细胞不具备感受刺激、传导冲动等功能,它对神经元有支持、营养、防御、绝缘等作用。根据其分布的不同,可分为中枢神经系统的神经胶质细胞和周围神经系统的神经胶质细胞。

中枢神经系统的神经胶质细胞主要包括**星形胶质细胞**、**少突胶质细胞**、**小胶质细胞**和**室管膜细胞**等(图 1-31)。周围神经系统的神经胶质细胞主要包括**神经膜细胞**和**卫星细胞**等。神经膜细胞构成周围神经纤维的髓鞘,卫星细胞存在于周围神经节,包裹于神经节细胞的周围。

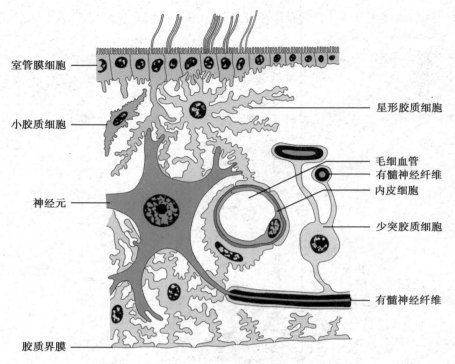

室管膜细胞

小胶质细胞

神经元

胶质界膜

星形胶质细胞

毛细血管
有髓神经纤维
内皮细胞
少突胶质细胞

有髓神经纤维

图 1-31　中枢神经系统的神经胶质细胞

三、神经纤维

神经纤维是由神经元的长突起以及包裹在它周围的神经胶质细胞,共同构成的细长纤维状结构。根据神经纤维有无髓鞘,可分为有髓神经纤维和无髓神经纤维两种类型。

1. **有髓神经纤维**　由施万细胞包卷轴突而成,其中央是一条神经元的长突起,周围有髓鞘及神经膜包裹(图 1-32)。髓鞘及神经膜均成节段性。相邻节段之间的部位称为**郎飞结**

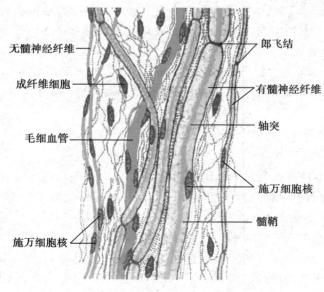

无髓神经纤维

成纤维细胞

毛细血管

施万细胞核

郎飞结

有髓神经纤维

轴突

施万细胞核

髓鞘

图 1-32　有髓神经纤维

（图1-28），该处无髓鞘及神经膜包裹。相邻两个郎飞结之间的一段神经纤维称为**结间体**。

髓鞘具有绝缘性，有髓神经纤维的兴奋只会在郎飞结处发生，故兴奋在有髓神经纤维呈跳跃式传递。因此，有髓神经纤维的传递速度快。

2. 无髓神经纤维 较细，神经元突起的周围也有神经膜包裹，但无髓鞘，也不具有节段性，无郎飞结。兴奋冲动在无髓神经纤维的传递是连续性的，传递速度较慢。

四、神经末梢

神经末梢是周围神经纤维的末端，在其他组织中形成的特殊结构。根据功能，神经末梢可分为感觉神经末梢和运动神经末梢两大类。

（一）感觉神经末梢

感觉神经末梢又称感受器。是指感觉神经元周围突的末端，与其他组织共同构成的特殊结构，能感觉刺激，并将刺激转化为神经冲动。其又可分为游离神经末梢和有被囊的神经末梢两类（图1-33）。

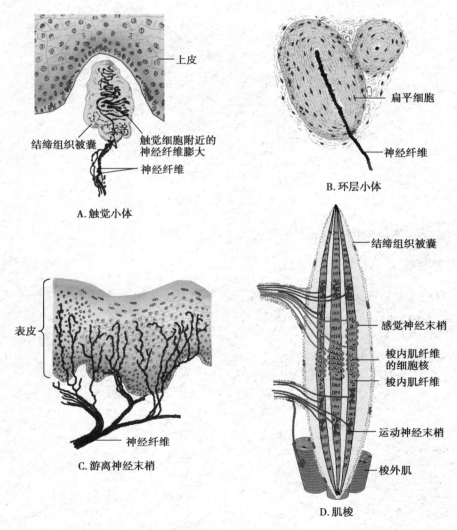

图 1-33　各种感觉神经末梢

1. **游离神经末梢** 感觉神经纤维的末端脱去髓鞘后,反复分支,游离分布于上皮组织、结缔组织中,能感受痛觉及冷、热等刺激。

2. **有被囊的神经末梢** 常见有三种类型。

（1）**触觉小体**:分布于皮肤的真皮乳头层,以手指掌侧的分布最为密集。能感受触觉。

（2）**环层小体**:分布于皮下组织、韧带、关节囊、腹膜等处。能感受压力及振动刺激。

（3）**肌梭**:是分布于骨骼肌内的梭形结构。能感受骨骼肌的张力变化,在调节骨骼肌的活动中起重要作用。

（二）运动神经末梢

运动神经末梢又称**效应器**,是运动神经元轴突的末端,与肌组织或腺体的细胞膜共同构成的突触结构。包括躯体运动神经末梢和内脏运动神经末梢两类。

1. **躯体运动神经末梢** 又称**运动终板**(图1-34)。是指躯体运动神经元的轴突末端,与骨骼肌的细胞膜共同形成的化学性突触结构。

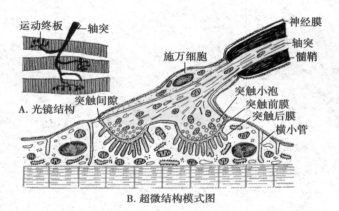

图1-34 运动终板模式图

2. **内脏运动神经末梢** 分布于心肌、腺体、内脏及血管的平滑肌等处。

 本章小结

　　本章主要介绍细胞和基本组织。细胞是一切生物体的形态结构与功能的基本单位。形态相似、功能相似的细胞借细胞间质结合成组织。人体有四大基本组织,即上皮组织、结缔组织、肌组织和神经组织。上皮组织主要分布于皮肤及管腔、囊的表面;结缔组织分布广泛,形态多样,其中骨、软骨及血液等均是较特殊的结缔组织;肌组织包括骨骼肌、心肌和平滑肌;神经组织由神经元和神经胶质细胞组成。

（颜盛鉴）

目标测试

A1 型题

1. 男性体细胞的染色体核型,正确的是

　　A. 46,XX　　　　　　　　B. 46,XY　　　　　　　　C. 23,XX

D. 23,XY   E. 23,X 或 Y

2. 覆盖于心、血管、淋巴管内表面的上皮属于哪种上皮
   A. 单层柱状上皮   B. 单层立方上皮   C. 单层扁平上皮
   D. 复层扁平上皮   E. 变移上皮

3. 假复层纤毛柱状上皮分布于哪里
   A. 食管   B. 气管   C. 肛管
   D. 胆小管   E. 肾小管

4. 能合成免疫球蛋白(抗体),参与体液免疫的细胞是
   A. 浆细胞   B. 脂肪细胞   C. 肥大细胞
   D. 成纤维细胞   E. 巨噬细胞

5. 成熟细胞无细胞核及细胞器,细胞质内充满血红蛋白,能运输 O_2 和 CO_2,这种血细胞是
   A. 血小板   B. 中性粒细胞   C. 淋巴细胞
   D. 红细胞   E. 嗜酸性粒细胞

6. 占白细胞总数 50% ~70% 的白细胞是
   A. 中性粒细胞   B. 淋巴细胞   C. 单核细胞
   D. 嗜酸性粒细胞   E. 嗜碱性粒细胞

7. 尼氏体是哪个细胞内的特殊结构
   A. 巨噬细胞   B. 肥大细胞   C. 神经细胞
   D. 浆细胞   E. 单核细胞

8. 下列哪个属于运动神经末梢
   A. 触觉小体   B. 环层小体   C. 肌梭
   D. 运动终板   E. 以上均不是

第二章 运 动 系 统

学习目标

1. 掌握:全身骨的组成,躯干骨及其连结,四肢骨及其连结,躯干肌和四肢肌。
2. 熟悉:骨的分类与构造,关节的基本结构。
3. 了解:肌的分类、构造、配布与起止、肌的辅助结构与作用。

运动系统由骨、骨连结和骨骼肌三部分组成,约占体重的60%。全身各骨借骨连结连成骨骼(图2-1),构成人体的支架,赋予人体基本体态,有维持姿势、保护内脏的作用。骨骼肌在神经系统的支配下收缩和舒张,以关节为枢纽牵拉骨,协调地完成各种躯体运动。

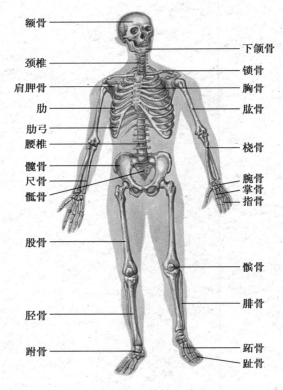

额骨
颈椎
肩胛骨
肋
肋弓
腰椎
髋骨
尺骨
骶骨
股骨
胫骨
跗骨

下颌骨
锁骨
胸骨
肱骨
桡骨
腕骨
掌骨
指骨
髌骨
腓骨
跖骨
趾骨

图2-1　人体的骨骼

知识链接

艺术和解剖学

达·芬奇:"我已经解剖了十多具人的尸体,分解了各种组织器官,我把那些血管周围那些极小的新鲜的肉块分离开,除了毛细血管微不足道的渗血外,几乎没有引起任何出血"

他曾在桑托,斯皮托医院的太平间中,靠烛光照明解剖了无数具尸体,绘制 1000 多幅解剖图谱。他绘制的人体颅骨,人体比例图"维特鲁威风格的男子",是艺术与解剖学的完美结合。它发明的一种解剖技术至今仍在应用。他的杰作《蒙娜丽莎》和《最后的晚餐》体现了他精湛的艺术造诣。

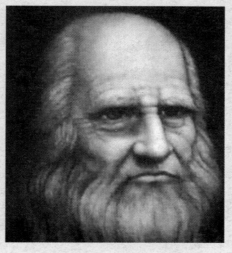

达·芬奇(1452—1519)

第一节　骨与骨连结

 病例

患者,女,70 岁,被车撞倒后右手掌先着地,急诊入院。主诉右臂上部肿胀且伴剧烈疼痛,不能活动。查体:右手掌轻度擦伤,右臂上部红肿和触压痛明显,右上肢成角畸形。X 线片:右肱骨外科颈骨折。

请问:1. 肱骨骨折易发生于何部位?

　　　2. 肱骨骨折时易合并哪些结构受损?

一、概述

骨是人体的器官之一,主要由骨组织构成,其外覆骨膜,内容骨髓。骨不断地进行新陈代谢和生长发育,具有较强的再生、修复和重塑能力。经常锻炼能促进骨良好发育,长期失用则会致失用性骨质疏松。

（一）骨的分类

成人骨有 206 块,按部位分为颅骨、躯干骨和四肢骨三部分(表 2-1、图 2-1),后两者合称为中轴骨。按形态分为长骨、短骨、扁骨和不规则骨 4 类(图 2-2)。

1. **长骨** 一般分布于四肢,呈长管状,分一体两端,体即骨干,内有骨髓腔。

2. **短骨** 似立方体状,分布于运动较灵活的部位,如手腕和足后部。

表 2-1 全身骨的组成

全身骨	颅骨	面颅	鼻骨、泪骨、下鼻甲、上颌骨、犁骨、下颌骨、颚骨、舌骨
		脑颅	额骨、枕骨、顶骨、颞骨、蝶骨、筛骨
	躯干骨	椎骨	
		胸骨	
		肋	
	四肢骨	上肢骨	肩胛骨、锁骨、肱骨、桡骨、尺骨、腕骨、掌故、指骨
		下肢骨	髋骨、股骨、胫骨、腓骨、跗骨、跖骨、趾骨

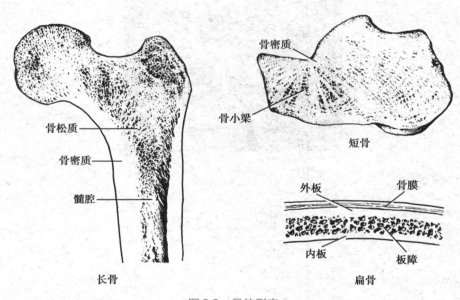

图 2-2 骨的形态

3. **扁骨** 呈板状,主要参与围成体腔的壁,如顶骨、胸骨和肋等。

（二）骨的构造

骨由骨膜、骨质和骨髓三部分构成(图 2-3)。

1. **骨膜** 被覆于关节面以外的骨表面及骨髓腔和骨松质的腔隙内,由纤维结缔组织构成,薄而坚韧,富含丰富的血管、神经和淋巴管,为骨提供营养,参与骨的再生与创伤修复等。手术中应尽量保留骨膜,以免发生骨愈合延迟。

2. **骨质** 由骨组织构成,按结构分为骨密质和骨松质。骨密质分布于骨的表面,抗压力强;骨松质分布于骨的内部,呈海绵状,由相互交织的骨小梁构成。

考点提示

骨髓穿刺的部位

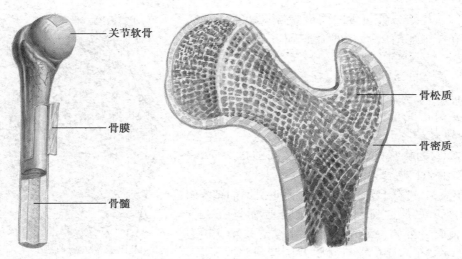

图 2-3　骨的构造

3. **骨髓**　充填于骨髓腔和骨松质的间隙内,分为红骨髓和黄骨髓。红骨髓有造血功能,5 岁以后,骨髓腔内的红骨髓逐渐被脂肪组织取代,成为黄骨髓,失去造血活力。在椎骨、髂骨、肋骨胸骨及长骨两端骨松质内,终生都是红骨髓。因此,临床上常把胸骨柄、髂前上棘等处选作骨髓穿刺的部位,进行骨髓象检查。

知识链接

骨髓能生成各种血细胞的干细胞,再由干细胞分化生成各种血细胞,如红细胞、白细胞和血小板等,此即骨髓的造血功能。医学上以此为依据,通过静脉途径将正常骨髓输入患者体内,以取代病变骨髓,达到治疗一些血液及免疫功能缺陷等方面的疾病,如急慢性白血病、严重型再生不良性贫血、地中海贫血、淋巴瘤、多发性骨髓瘤等疾病的治疗。除此以外,骨髓还有增强人免疫的作用。现在骨髓移植已更进一步用于尝试治疗转移性乳腺癌和卵巢癌。

(三) 骨连结

骨与骨之间相互连结,称骨连结。按连结方式的不同,分为直接连结和间接连结两种。

1. **直接连结**　骨与骨之间借致密结缔组织、软骨或骨直接相连,骨之间没有腔隙,连结较为牢固,活动性较小甚至不活动(图 2-4)。如颅骨间的缝、椎间盘、耻骨联合等。

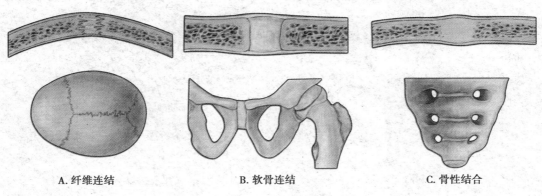

A. 纤维连结　　　　　　B. 软骨连结　　　　　　C. 骨性结合

图 2-4　直接连结

33

2. 间接连结 骨与骨之间借膜性结缔组织囊相连称关节。相连结的骨之间有腔隙,一般活动性较大,是人体骨连结的主要方式。

(1) 关节的基本结构:包括关节面、关节囊和关节腔(图2-5)。构成关节各骨的相对面为关节面,表面覆有一薄层光滑而有弹性的关节软骨,可减少摩擦,缓冲外力。

关节面:为构成关节的骨与骨之间的接触面,一般它们的形态相吻合,相互适应。

关节囊:为附着于关节面周缘及附近骨面的结缔组织囊。由内、外两层构成,外层为纤维膜,厚而坚韧;内层为滑膜,薄而柔软,可分泌滑液,起润滑、营养关节等作用。

关节腔:由关节软骨与滑膜共同围成,为一密闭的腔隙,内含少量滑液。

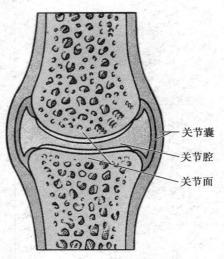

图2-5 关节基本结构模式图

(2) 关节的辅助结构:除基本结构外,有的关节还有一些如韧带、关节盘、关节唇等辅助结构,对关节起保护和支持作用。

(3) 关节的运动形式:主要有屈和伸、内收与外展、旋转和环转四种。

二、躯干骨及其连结

(一) 躯干骨

躯干骨共51块,包括26块椎骨、1块胸骨和12对肋。

1. **椎骨** 包括颈椎7块、胸椎12块、腰椎5块、骶椎5块和尾椎3~4块。成年后5块骶椎融合成1块骶骨,3~4块尾椎融合成1块尾骨。

(1) 椎骨的一般形态:椎骨由**椎体**和**椎弓**两部分组成。椎体位于前部,呈短圆柱状。椎弓呈弓形,连于椎体的后方并与椎体共同围成**椎孔**。所有椎骨的椎孔连成**椎管**,内容纳脊髓。椎弓的上、下缘分别有一对**椎上切迹**和**椎下切迹**。相邻两椎骨的椎上、下切迹围成**椎间孔**,内有脊神经和血管通过。椎弓上有7个突起:伸向正后方的1个**棘突**,水平向两侧伸出的1对**横突**和上、**下关节突**各1对(图2-6)。

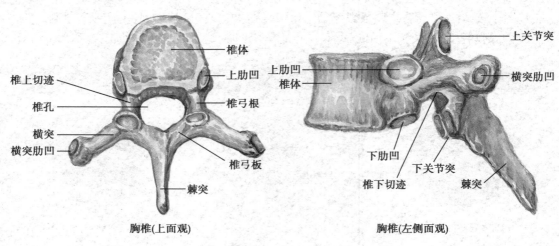

胸椎(上面观)

椎体
上肋凹
椎弓根
椎弓板
棘突
椎上切迹
椎孔
横突
横突肋凹

上关节突
横突肋凹
上肋凹
椎体
下肋凹
下关节突
椎下切迹
棘突

胸椎(左侧面观)

图2-6 胸椎

（2）各部椎骨的特征

1）**颈椎**：椎体小，椎孔相对较大，呈三角形，棘突末端分叉，横突根部有**横突孔**（图2-7）。**寰椎**即第1颈椎，呈环形，无椎体和棘突（图2-8）；**枢椎**即第2颈椎，有一向上的**齿突**，与寰椎构成寰枢关节（图2-9）；**隆椎**即第7颈椎，棘突较长且末端不分叉，隆起于体表，是计数椎骨的重要标志（图2-10）。

2）**胸椎**：棘突细长，斜向后下，椎体两侧和横突末端有**肋凹**（图2-6）。

3）**腰椎**：椎体大，棘突呈板状，水平伸向后方（图2-11）。

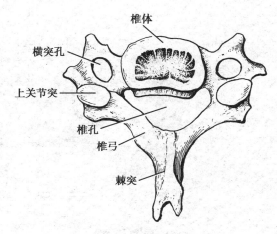

图2-7　颈椎（上面）

4）**骶骨**：呈倒三角形，底朝上接第5腰椎，尖朝下连尾骨，前面上缘中部有向前突出的**骶骨岬**。骶骨上部的两侧各有一**耳状面**，与髋骨耳状面相对应。前面微凹，有4对**骶前孔**，

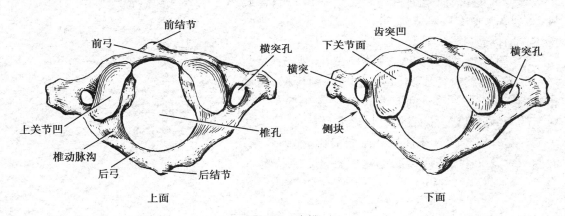

图2-8　寰椎

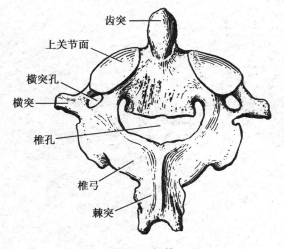

图2-9　枢椎

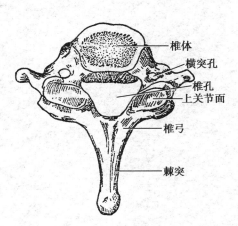

图2-10　隆椎

35

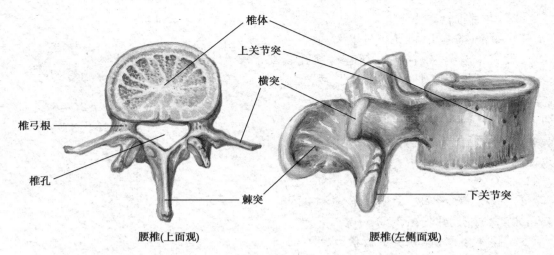

椎体
上关节突
横突
椎弓根
椎孔
棘突
下关节突

腰椎(上面观)　　　　　　腰椎(左侧面观)

图 2-11　腰椎

后面粗糙略向后凸,有 4 对**骶后孔**。骶椎椎孔融合,形成纵行的**骶管**,向上通椎管。骶管下口称**骶管裂孔**,该裂孔两侧有一对**骶角**,可在体表扪及,为骶管麻醉定位的标志(图 2-12,13)。

　5)**尾骨**:上端接骶骨尖,下端游离(图 2-12,13)。

　2.**胸骨**:胸骨位于胸前壁正中,分**胸骨柄**、**胸骨体**和**剑突**三部分。胸骨柄上宽下窄,上缘中部有一的弧形的**颈静脉切迹**。胸骨体呈长方形,与肋构成胸肋关节。胸骨柄与胸骨体连接处微向前突,称**胸骨角**,两侧平对第 2 肋,是计数肋的重要标志。剑突薄而扁,下端游离(图 2-14)。

考点提示

　骶管麻醉时定位骶管的依据

考点提示

　胸骨角

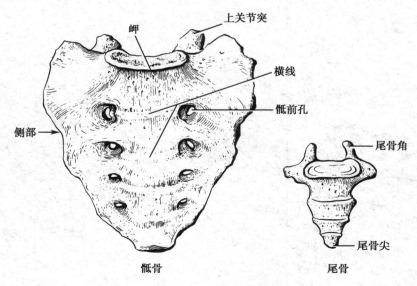

岬
上关节突
横线
骶前孔
侧部
尾骨角
尾骨尖

骶骨　　　　　　尾骨

图 2-12　骶骨和尾骨（前面）

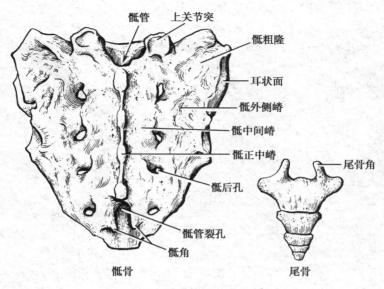

图2-13 骶骨和尾骨（后面）

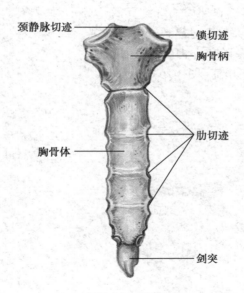

图2-14 胸骨

3. **肋** 呈细长弓形，共12对，肋由前部的肋软骨和后部的肋骨两部分构成。肋中部内面近下缘处的肋沟内有肋间神经和血管走行（图2-15）。第1～7对肋前端直接与胸骨相连，称**真肋**；第8～10对肋前端借肋软骨连于上位肋，形成**肋弓**，称**假肋**；第11～12对肋的前端则游离，称**浮肋**（图2-21）。

（二）躯干骨的连结

胸椎、肋及胸骨之间借一定的骨连结方式相互连结，构成脊柱和胸廓，其中骶、尾骨还参与骨盆的构成。

37

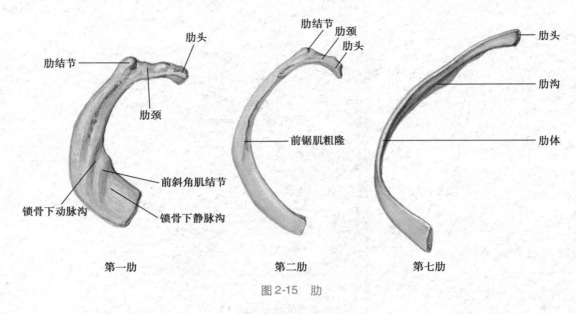

肋结节 肋头

肋结节 肋颈 肋头

肋头

肋沟

肋颈

前锯肌粗隆

肋体

前斜角肌结节

锁骨下动脉沟

锁骨下静脉沟

第一肋   第二肋   第七肋

图 2-15 肋

1. 脊柱 由 26 块椎骨借椎间盘、韧带和关节等骨连结方式相连结而成。

（1）椎间盘：共有 23 个,为连接相邻两个椎体的纤维软骨盘。由中心的髓核和外周的纤维环两部分构成,后外部较薄弱,当用力过度时易致纤维环破裂,髓核向后外侧膨出,压迫脊髓和脊神经根,引起放射性痛,临床上称为椎间盘突出症(图 2-16)。

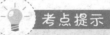

考点提示

椎间盘的临床意义

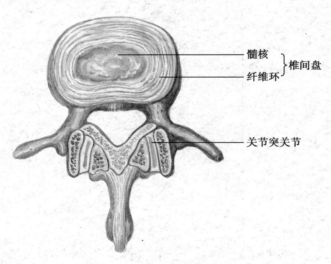

髓核

纤维环

椎间盘

关节突关节

图 2-16 椎间盘和关节突

（2）韧带：连结椎骨的韧带有长、短两类。

长韧带有三条,包括**前纵韧带**、**后纵韧带**和**棘上韧带**。前纵韧带位于椎体和椎间盘的前面,限制脊柱过度后伸,防止椎间盘向前脱出;后纵韧带位于椎体和椎间盘的后面,防止脊柱过度前屈;棘上韧带连于

考点提示

腰椎穿刺术经过的结构层次

所有椎骨棘突的尖部,在颈椎棘突的部扩展为**项韧带**,有防止脊柱过度前屈的作用(图2-17,18)。

短韧带有两条,**黄韧带**连于结相邻椎弓之间,参与围成椎管的后壁,限制脊柱过度前屈(图2-19);**棘间韧带**连于相邻棘突之间,其向前、后方分别与黄韧带、棘上韧带相连(图2-17)。

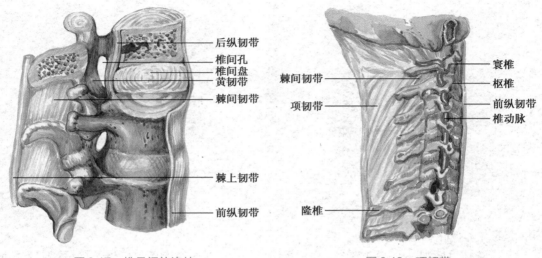

图2-17 椎骨间的连结

图2-18 项韧带

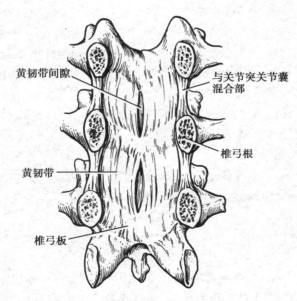

图2-19 黄韧带

(3) 关节:主要有**关节突关节**、**寰枕关节**和**寰枢关节**。

2. 脊柱的整体观 脊柱的长度因年龄、性别、发育情况和姿势等的不同而略有差异,成年男性脊柱长约70cm,女性脊柱则略短(图2-20)。

(1) 脊柱前面观:椎体自上而下逐渐增宽,至骶骨底部最宽大,以下逐渐缩小。此与脊

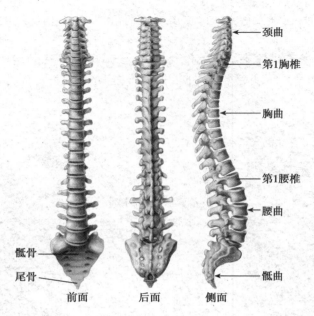

图 2-20 脊柱的整体观

柱承受的重力变化相适应。

（2）脊柱后面观：所有棘突在后正中线上排成一直线。各部棘突特点不同，颈椎棘突短且末端分叉；胸椎棘突细长，呈叠瓦状斜向后下；腰椎棘突呈平板状，水平伸向后方，且棘突间隙较宽。故临床行腰椎穿刺术时，常选在第 3～4 或第 4～5 腰椎间隙进针。

（3）脊柱侧面观：可见 4 个生理性弯曲，其中**颈曲**和**腰曲**凸向前，**胸曲**和**骶曲**凸向后。这些生理性弯曲增大了脊柱的弹性，有利于身体维持平衡和缓冲震荡。

3. 胸廓 由 12 块胸椎、12 对肋及胸骨连结而成。

（1）胸廓的整体观：成人胸廓呈圆锥形，前后略扁，上窄下宽，有上、下两口。上口较小，朝向前下，由第 1 胸椎、第 1 对肋和颈静脉切迹围成；下口较大，边缘不整齐，由第 12 胸椎、第 11 及第 12 对肋下缘及其前端、两侧肋弓和剑突围成。两侧肋弓之间的夹角称**胸骨下角**。相邻两肋的间隙称**肋间隙**（图 2-21）。

（2）胸廓的运动：胸廓除容纳、支持、保护胸腔脏器外，还参与呼吸运动，吸气时，胸廓向外扩张，胸腔容积扩大，气体被吸入；呼气时则相反。

 知识链接

漏斗胸和鸡胸

　　漏斗胸和鸡胸都是胸廓畸形的表现。鸡胸多为小儿佝偻病所致，胸部肋骨与胸骨相连处内陷、胸骨前凸为其典型的表现，一般患儿在 1 岁左右形成，2～3 岁以后的鸡胸则多为小儿佝偻病的后遗症。鸡胸患儿往往还有诸如方颅、"X"形腿、"O"形腿等表现。漏斗胸病因尚不确切。鸡胸、漏斗胸除影响个体美观外，严重的还会因肋骨内陷压迫心、肺，而使循环和呼吸功能不同程度上受影响，导致患儿易出现疲劳和反复呼吸道感染、活动耐力下降、喜静不好动、体形瘦弱等。

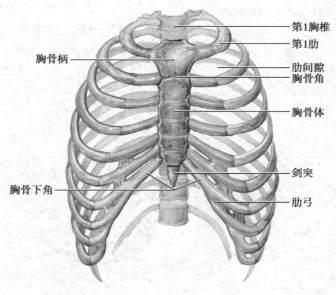

图 2-21 胸廓

三、颅骨及其连结

（一）颅骨

颅骨共 23 块（3 对听小骨未计入），按部位分为脑颅和面颅两部分（图 2-22）。各块颅骨借一定的骨连结方式构成颅，对脑、视器等起支持、保护作用。

1. 脑颅 共 8 块，参与围成颅腔。其中成对的有**颞骨**和**顶骨**，不成对的有**额骨**、**枕骨**、**筛骨**和**蝶骨**（图 2-22）。

2. 面颅 共 15 块，构成面部的骨性基础。其中成对的有**上颌骨**、**鼻骨**、**泪骨**、**颧骨**、**腭骨**

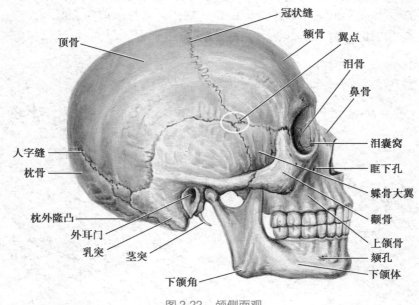

图 2-22 颅侧面观

41

和**下鼻甲**,不成对的有**舌骨**、**下颌骨**和**犁骨**。

　　下颌骨呈铁蹄形,分一体两支,下颌体朝前下方,其上缘构成**牙槽弓**,前外侧面有一对**颏孔**;两侧下颌支朝向后上方,其上端发出前方的**冠突**和后方的**髁突**,髁突的上端膨大为下颌头,内面中部有一**下颌孔**,与下颌支内的下颌管相通。下颌支后缘与下颌体相交形成**下颌角**,其轮廓在体表可扪及(图2-23)。

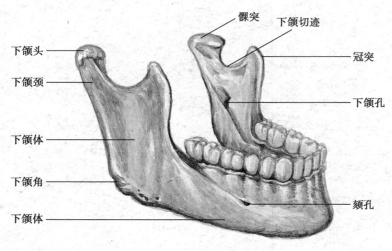

图 2-23　下颌骨

(二)颅的整体观

　　1. 颅顶面观　颅的各骨借骨性结合形成缝,额骨与顶骨之间为**冠状缝**,两顶骨间为**矢状缝**,两顶骨与枕骨之间为**人字缝**(图2-22)。

　　新生儿颅顶各骨之间被结缔组织膜封闭,尤其在多骨交汇处的结缔组织较大,形成颅囟。矢状缝与冠状缝结合处的前囟为最大,呈菱形,一般于生后1~2岁闭合。矢状缝与人字缝结合处的后囟呈三角形,生后不久即闭合。临床可通过前囟闭合时间大致了解婴儿发育情况和判断颅内压水平(图2-24)。

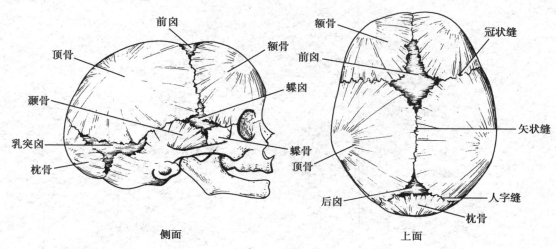

侧面

上面

图 2-24　新生儿颅

2. 颅底内面观 颅底内面高低不平,呈阶梯状,由前向后分为颅前窝、颅中窝和颅后窝三部分。颅前窝内有**筛孔**;颅中窝内有**视神经管**、**眶上裂**、**圆孔**、**卵圆孔**和**棘孔**、**破裂孔**等,颅中窝中部的上面为**垂体窝**;颅后窝内有**内耳门**、**舌下神经管内口**、**枕骨大孔**、**颈静脉孔**及**横窦沟**和**乙状窦沟**等(图 2-25)。

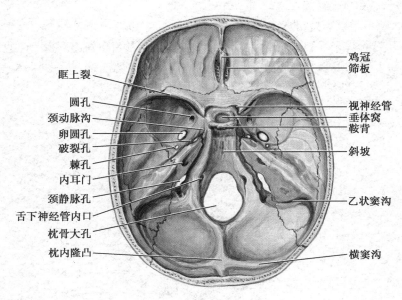

图 2-25 颅底内面观

3. 颅底外面观 颅底外面高低不平,前部为**骨腭**,后部中央有**枕骨大孔**,孔两侧有**枕髁**,枕髁前外侧有**舌下神经管外口**,颞骨与枕骨交界处有**颈静脉孔**,其前方有**颈动脉管外口**。颧弓根部后方为**下颌窝**,窝前缘有隆起的**关节结节**(图 2-26)。

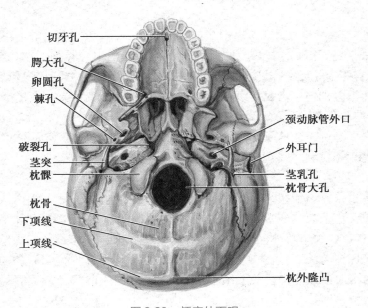

图 2-26 颅底外面观

4. **颅侧面观** 中部有**外耳门**,其后下方为**乳突**,前方为**颧弓**。颧弓内上方的浅窝为**颞窝**。颞窝内额骨、顶骨、颞骨和蝶骨交汇形成"H"形的缝,称**翼点**,为骨质最薄弱区,颅骨骨折时易伤及经其内面走行的脑膜中动脉,造成颅内出血(2-22)。

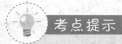

考点提示

颅骨骨折致硬膜外血肿的原因

5. **颅前面观** 主要有眶和骨性鼻腔(图 2-27)。

(1) **眶**:呈棱椎体形,底向前外,尖朝后内,有上、下、内侧和外侧四壁。上壁前外部有**泪腺窝**;内侧壁前下部的**泪囊窝**向下经**鼻泪管**通鼻腔;上壁与外侧壁交界处后部有**眶上裂**,与**颅中窝**相通。下壁与外侧壁交界处有**眶下裂**,通**颞下窝**(图 2-27)。

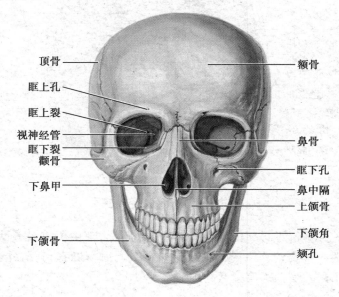

图 2-27 颅前面观

(2) **骨性鼻腔**:位于面部中央,为一不规则的空腔。借由筛骨垂直板和犁骨构成的骨性鼻中隔分为左、右两半腔(图 2-28)。其前方的开口为**梨状孔**,后方开口为**鼻后孔**,通鼻咽部。外侧壁上自上而下分别伸出**上鼻甲**、**中鼻甲**和**下鼻甲**三个骨板,各鼻甲下方有相应的鼻道,即**上鼻道**、**中鼻道**和**下鼻道**(图 2-28,29)。

骨性鼻旁窦 是位于同名颅骨内的不规则含气小空腔,位于鼻腔周围并与鼻腔相通,主要有**上颌窦**、**额窦**、**蝶窦**和**筛窦** 4 对(图 2-28,29)。

(三)颅骨的连结

颅骨之间多借致密结缔组织、骨或软骨相连,结合较为牢固。

颞下颌关节又称**下颌关节**,是颅连结中唯一的滑膜关节,由下颌骨的下颌头与颞骨的下颌窝、关节结节构成。关节囊薄而松弛,囊外侧有韧带加强。关节腔内有关节盘。

颞下颌关节属多动关节,需两侧同时运动,可上提、下降、向前、向后和向侧方运动下颌骨。张口过大时可时下颌头滑至关节结节前方,无法退回关节窝,造成颞下颌关节脱位(图 2-30)。

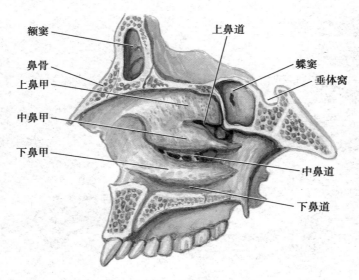

图 2-28 鼻腔外侧壁

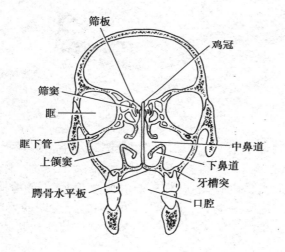

图 2-29 颅的冠状面

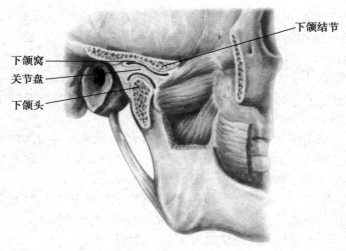

图 2-30 颞下颌关节

四、四肢骨及其连结

(一)上肢骨及其连结

1. 上肢骨　包括上肢带骨和自由上肢骨。上肢带骨包括锁骨和肩胛骨,自由上肢骨包括肱骨、桡骨、尺骨和手骨。

(1)锁骨:位于胸廓前上部的两侧,呈"∽"形,其内侧2/3部凸向前,外侧1/3部凸向后,锁骨骨折易发生于两者交界处。锁骨的内侧端称胸骨端,较粗大;外侧端称肩峰端,较扁平(图2-31)。

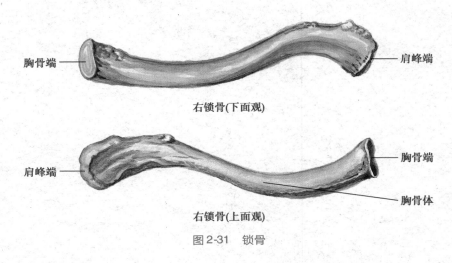

胸骨端　　　　　肩峰端

右锁骨(下面观)

肩峰端　　　　　胸骨端

胸骨体

右锁骨(上面观)

图2-31　锁骨

(2)**肩胛骨**:位于胸廓后外侧,介于第2~7肋之间。呈倒三角形,分为两面、三缘和三角。前面微凹,称**肩胛下窝**;后面上部有一横行的**肩胛冈**,冈上、下方的分别有**冈上窝**和**冈下窝**,肩胛冈的外侧端为肩部的最高点,称**肩峰**。肩胛骨的内侧缘菲薄,外侧缘肥厚,上缘较短,上缘近外侧角处向前外伸出一突起,称**喙突**。外侧角肥大,有一向外凹的**关节盂**;下角平对第7肋或第7肋间隙。下角和外侧角均可在体表扪及,是背部计数肋和肋间隙的重要标志(图2-32)。

(3)**肱骨**:位于臂部,属典型的长骨,分一体两端。上端朝内上方的半球形膨大为**肱骨头**。上端与体交界处缩细的部分为**外科颈**,较易发生骨折。肱骨体中部外侧面有一**三角肌粗隆**,后面中部有一自内上斜向外下方的**桡神经沟**,桡神经由此通过。下端较扁,两侧上有**肱骨小头**和**肱骨滑车**,下端的两侧各有一突起,分别为**外上髁**和**内上髁**(图2-33)。

(4)**桡骨**:位于前臂外侧,分一体两端。上端呈短柱状的膨大为**桡骨头**,下端外侧向下伸出一**桡骨茎突**(图2-34)。

(5)**尺骨**:位于前臂内侧,分一体两端。上端粗大,前面有一半月形的**滑车切迹**,其向后上方伸出鹰嘴。下端较膨大,称**尺骨头**,头内后方伸出**尺骨茎突**(图2-34)。

(6)**手骨**:包括腕骨、掌骨和指骨三部分(图2-35)。

1)**腕骨**:共8块,分两列排列,近侧列由桡侧向尺侧分别为**手舟骨**、**月骨**、**三角骨**和**豌豆骨**;远侧列由桡侧向尺侧分别为**大多角骨**、**小多角骨**、**头状骨**和**钩骨**。

2)**掌骨**:共5块,由桡侧向尺侧依次为第1~5掌骨。

3)**指骨**:共14块,除拇指有2节指骨外,其余各指均为3节。

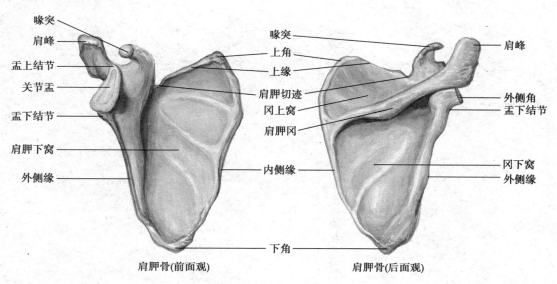

喙突
肩峰
盂上结节
关节盂
盂下结节
肩胛下窝
外侧缘

喙突
上角
上缘
肩胛切迹
冈上窝
肩胛冈
内侧缘

喙突
肩峰
外侧角
盂下结节
冈下窝
外侧缘

下角

肩胛骨(前面观)　　　　　　　　肩胛骨(后面观)

图 2-32 · 肩胛骨

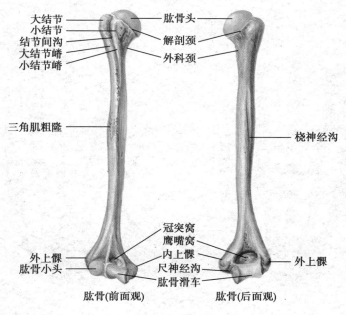

大结节
小结节
结节间沟
大结节嵴
小结节嵴

肱骨头
解剖颈
外科颈

三角肌粗隆

桡神经沟

冠突窝
鹰嘴窝
内上髁
尺神经沟
肱骨滑车

外上髁
肱骨小头

外上髁

肱骨(前面观)　　　　　　肱骨(后面观)

图 2-33 肱骨

47

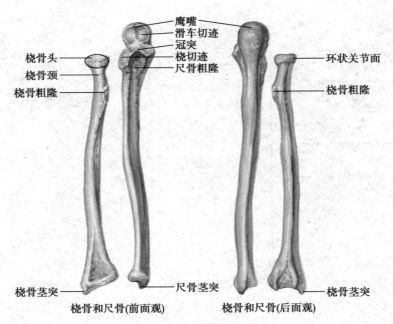

鹰嘴
滑车切迹
冠突
桡切迹
尺骨粗隆

桡骨头
桡骨颈
桡骨粗隆

环状关节面
桡骨粗隆

桡骨茎突
尺骨茎突
桡骨茎突

桡骨和尺骨(前面观)　　桡骨和尺骨(后面观)

图 2-34　桡骨和尺骨

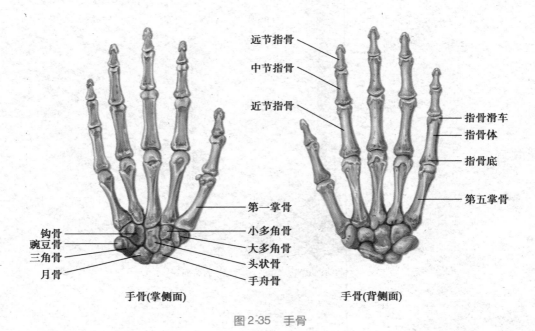

远节指骨
中节指骨
近节指骨

指骨滑车
指骨体
指骨底

第一掌骨

第五掌骨

钩骨
豌豆骨
三角骨
月骨

小多角骨
大多角骨
头状骨
手舟骨

手骨(掌侧面)　　　　手骨(背侧面)

图 2-35　手骨

2. 上肢骨的连结

（1）**肩关节**：由肱骨头与肩胛骨的关节盂构成（图2-36）。肱骨头大，关节盂浅小。关节囊薄而松弛，囊内有肱二肌长头腱通过。在关节囊的前、后壁和上壁有肌腱和韧带加强，下壁较为薄弱，故肩关节脱位常见从前下方脱出。肩关节是全身最为灵活的关节之一。旋内、旋外和环转运动。

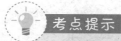

考点提示

肩关节脱位的方向

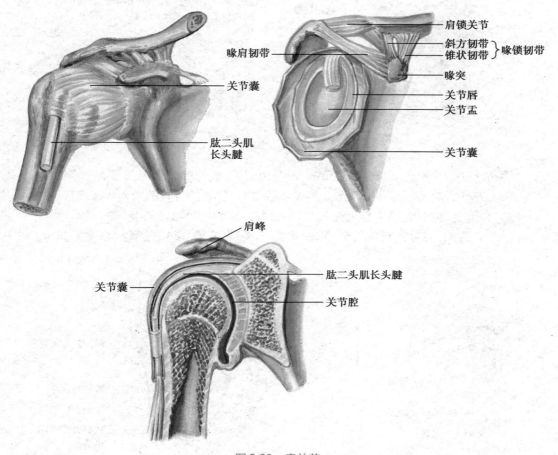

图 2-36　肩关节

（2）**肘关节**：由肱骨下端与桡、尺骨上端构成，包括**肱尺关节**、**肱桡关节**和**桡尺近侧关节**3 个关节。三个关节包于同一个关节囊内，关节囊的前、后壁薄而松弛，两侧壁厚而紧张，后壁最为薄弱。因此，桡、尺骨脱位常见于向后方脱出（图2-37）。

知识链接

　　桡骨环状韧带有防止桡骨头脱出的作用。但在幼儿，桡骨头发育尚未完全，桡骨环状韧带较宽松，当肘关节伸直位猛力牵拉前臂时腕、手有可能发生桡骨头半脱位，此时X线摄片也常不能被发现。患儿年龄又多在5岁以内，往往容易被忽视。细心者可发现患儿肘部疼痛，活动受限，前臂处于半屈位及旋前位。该种情况发生时，进行手法复位即可，复位后也不必固定，需避免再次受暴力牵拉，否则易复发。

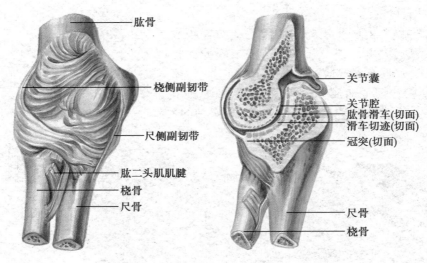

图 2-37 肘关节

　　肘关节可作屈、伸运动。伸肘关节时,肱骨内、外上髁与尺骨鹰嘴三点在一条直线上;屈肘关节时,三点则连成一等腰三角形。肘关节脱位时,三点的位置关系发生改变。

　　(3)前臂骨连结:包括**桡尺近侧关节**、**前臂骨间膜**和**桡尺远侧关节**(图 2-38)。

　　(4)手骨的连结:包括**桡腕关节**、**腕骨间关节**、**腕掌关节**、**掌指关节**和**指骨间关节**(图 2-39)。

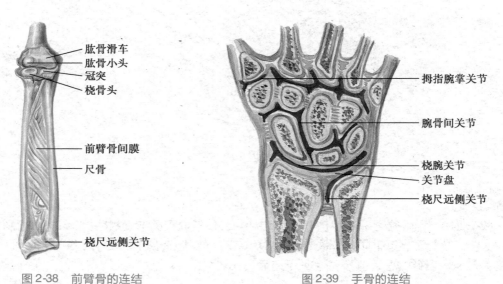

图 2-38 前臂骨的连结 　　　　图 2-39 手骨的连结

　　桡腕关节,又称**腕关节**,由桡骨下端、尺骨头下方的关节盘和手舟骨、月骨、三角骨构成。关节囊松弛,其前、后和两侧有韧带加强。可作屈、伸、内收、外展和环转运动。

　　(二)下肢骨及其连接

　　1. 下肢骨　　包括下肢带骨和自由下肢骨。下肢带骨是髋骨,自由下肢骨包括股骨、髌骨、胫骨、腓骨和足骨。

　　(1)**髋骨**:由髂骨、坐骨和耻骨融合而成。在三骨融合处外侧面有一髋臼,其下部的大孔称**闭孔**。髂骨上缘肥厚称**髂嵴**,其前、后端分别伸出的突起称为**髂前上棘**和**髂后上棘**。髂骨内面上部有大而浅的髂窝,其下界称**弓状线**,该线至耻骨上缘延为**耻骨梳**,其前端的隆起为**耻骨结节**;髂骨内侧面有**耳状面**。髂骨下部的粗糙隆起称**坐骨结节**,其后上方有一**坐骨棘**,其上、下方分别有**坐骨大切迹**和**坐骨小切迹**(图2-40)。

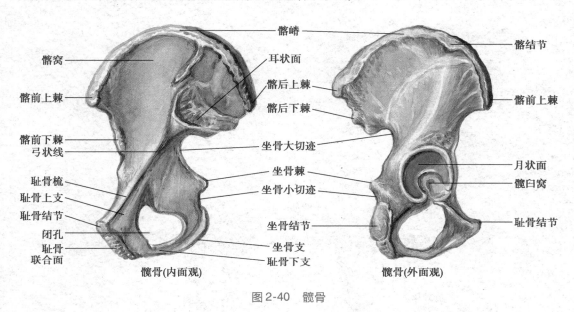

图 2-40 髋骨

（2）**股骨**:位于大腿,其长度约为身高的 1/4,是人体最长的骨。分一体两端。上端朝向内上方的球形膨大为**股骨头**,头下外的缩细部分为**股骨颈**。颈与体交界处的上外和内下分别有**大转子**和**小转子**。下端后面两侧有**内侧髁**和**外侧髁**两个膨大,两髁之间的深窝称**髁间窝**。两髁侧面最突出的部分为**内上髁**和**外上髁**(图2-41)。

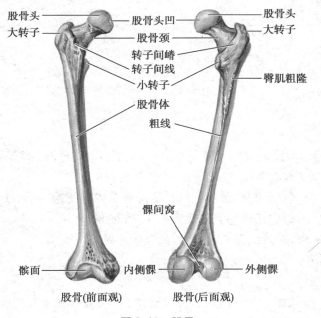

图 2-41 股骨

（3）**髌骨**：位于股骨下端前面的股四头肌肌腱内。是人体最大的籽骨，上宽下尖，前面粗糙，后面为髌面（图2-42）。

（4）**胫骨**：位于小腿的内侧。分一体两端，上端膨大，向两侧突出形成**内侧髁**和**外侧髁**，两髁之间为向上的**髁间隆起**。下端内下部有粗大突起**内踝**（图2-43）。

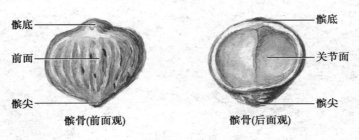

图2-42 髌骨

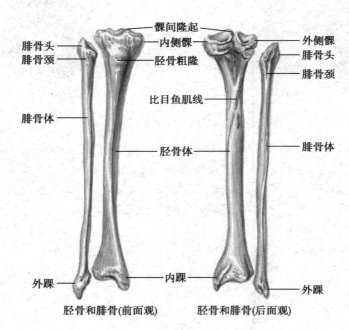

图2-43 胫骨和腓骨

（5）**腓骨**：位于小腿的外侧，上端为**腓骨头**，下端膨大称**外踝**（图2-43）。

（6）**足骨**：包括7块**跗骨**、5块**跖骨**和14块**趾骨**（图2-44）。

1）**跗骨**：共7块，包括距骨、跟骨、骰骨、足舟骨及内侧楔骨、中间楔骨和外侧楔骨。

2）**跖骨**：共5块，由内侧向外侧依次为**第1~5跖骨**。

3）**趾骨**：共14块，除拇趾有2节趾骨外，其余4趾均为3节。

2. 下肢骨的连结

（1）髋骨的连结

1）**骶髂关节**：由骶骨和髂骨构成。关节囊紧张，周围有韧带加强，连结较牢固，活动性较小（图2-45）。

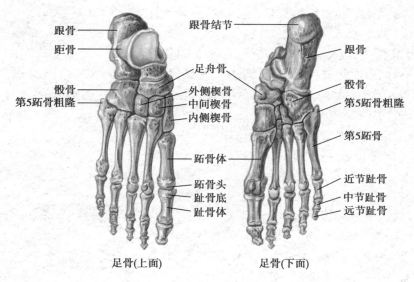

跟骨
距骨
骰骨
第5跖骨粗隆

跟骨结节
跟骨
骰骨
第5跖骨粗隆
第5跖骨

足舟骨
外侧楔骨
中间楔骨
内侧楔骨
跖骨体
跖骨头
趾骨底
趾骨体

近节趾骨
中节趾骨
远节趾骨

足骨(上面)　　　　　　足骨(下面)

图 2-44　足骨

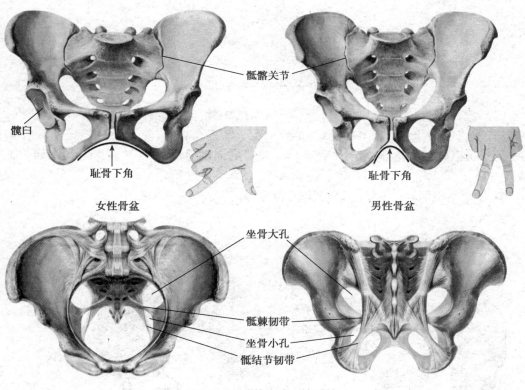

骶髂关节

髋臼

耻骨下角

女性骨盆

耻骨下角

男性骨盆

坐骨大孔

骶棘韧带

坐骨小孔

骶结节韧带

图 2-45　骨盆的连结及性别差异

2）韧带：主要有两条，**骶结节韧带**，连于骶、尾骨侧缘与坐骨结节内侧缘之间；**骶棘韧带**，连于骶、尾骨侧缘至坐骨棘之间（图2-45）。

3）**耻骨联合**：由耻骨间盘和两侧耻骨联合面相互连结构成，耻骨间盘由纤维软骨构成（图2-46）。耻骨联合的活动性较小，但在分娩过程中，耻骨联合可轻度分离，利于胎儿娩出（图2-46）。

4）**骨盆**：由左、右髋骨与骶、尾骨连结构成。

骨盆以界线为界，分为上方的**大骨盆**和下方的**小骨盆**。小骨盆有上、下两口，上口由界线围成，下口由尾骨尖、骶结节韧带、坐骨结节、坐骨支、耻骨支和耻骨联合下缘围成。两侧坐骨支与耻骨下支连成耻骨弓，它们之间的夹角称**耻骨下角**。骨盆腔是小骨盆上、下口之间的部分。在女性，骨盆还是胎儿娩出的产道，形态与妊娠、分娩相关，故男、女性骨盆在形态上有明显差别（图2-45，表2-2）。

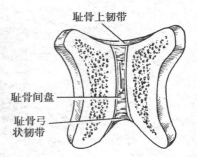

图 2-46　耻骨联合

考点提示

大、小骨盆的划分，男、女性骨盆的差异

表2-2　男、女性骨盆形态比较

骨盆形态	女性	男性
骨盆外形	短而宽	狭窄
骨盆上口	圆形	心形
骨盆下口	宽大	狭窄
骨盆腔	圆桶状	漏斗形
耻骨下角	90°～100°	70°～75°

（2）**髋关节**：由髋臼和股骨头构成。髋臼深，股骨头全部容纳于其内。关节囊厚而坚韧，股骨颈前面全部包于关节囊内，后面仅内侧2/3包在囊内，外侧1/3露于关节囊外，故股骨颈骨折有囊内骨折和囊外骨折之分。关节囊周围有韧带和关节囊内均有韧带加强（图2-47）。

髋关节可作屈、伸、内收、外展、旋内、旋外和环转运动。

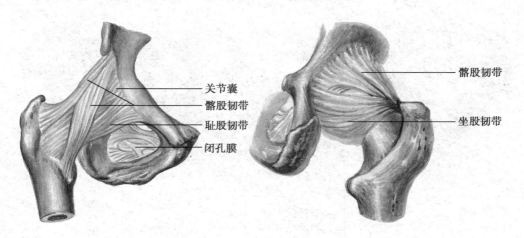

关节囊
髂股韧带
耻股韧带
闭孔膜

髂股韧带
坐股韧带

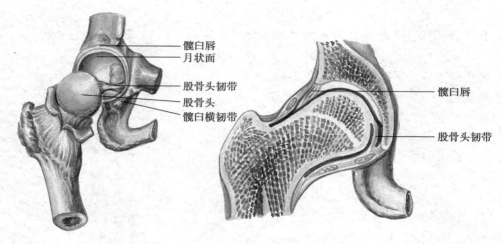

图 2-47 髋关节

（3）**膝关节**：是人体最大最复杂的关节，由股骨下端，胫骨上端和髌骨构成。关节囊薄而松弛，有**前交叉韧带**、**后交叉韧带**、**髌韧带**加强关节的稳固性；在股骨与胫骨的关节面之间垫有**半月板**，使关节面更加适应，在增强关节的稳固性的同时还起缓冲作用（图 2-48）。

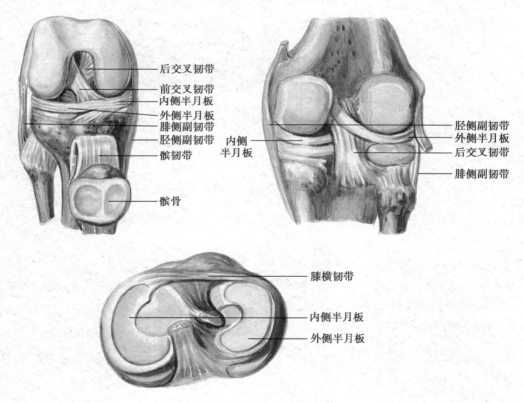

图 2-48 膝关节和半月板

膝关节可作屈、伸运动，关节半屈时，还可作轻度的旋内、旋外运动。

（4）小腿骨连结：除胫腓关节外，还有小腿骨间膜及韧带，活动度较小。

（5）足骨的连结：包括**距小腿关节**、跗骨间关节、**跗跖关节**、**跖趾关节**和趾骨间关节（图2-49）。

距小腿关节，又称**踝关节**，由胫、腓骨下端与距骨构成。关节囊前、后壁薄而松弛，两侧壁则有韧带加强，但外侧韧带较薄弱，足过度内翻时易致外侧韧带损伤。

距小腿关节能作背屈（伸）和跖屈（屈）运动。

（6）**足弓**：足弓由足骨借其连结形成，凸向上（图2-50）。足弓富有弹性，可保护足底血管、神经免受压迫，利于行走和跳跃，并能缓冲震荡。当足的连结结构发育不良或损伤时，可致足弓塌陷，使足底血管和神经受压，称扁平足。

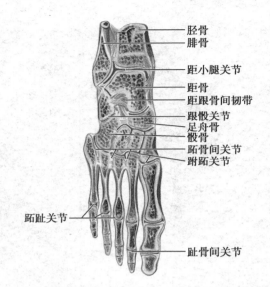

图 2-49　足骨的连结

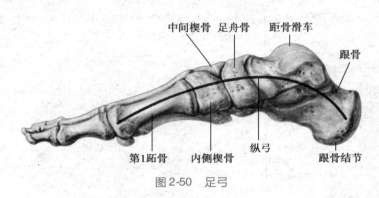

图 2-50　足弓

第二节　骨　骼　肌

 病例

患者，男，15岁。站立时自感右腹股沟区有一鸡蛋大小的无痛性包块，于咳嗽时增大，平卧时消失。经检查诊断为右侧腹股沟斜疝。

请问：1. 什么是腹股沟韧带？

2. 腹股沟管内有何结构通过？

一、概述

骨骼肌为运动系统的动力器官，总数约600余块，占体重的40%左右。

（一）肌的分类

按肌的外形，分为长肌、短肌、扁肌和轮匝肌四类（图2-51）。

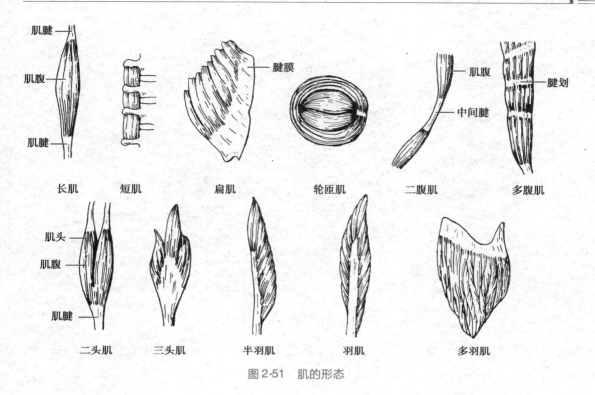

长肌　　短肌　　　扁肌　　　轮匝肌　　二腹肌　　多腹肌

二头肌　　三头肌　　半羽肌　　羽肌　　　多羽肌

图 2-51　肌的形态

（二）肌的构造

由肌腹和肌腱构成。肌腹色红柔软，有收缩功能；肌腱色白坚韧，由胶原纤维束构成，连于肌腹的两端，无收缩功能，起传递力的作用。阔肌的肌腱又称腱膜。

（三）肌的起止点

骨骼肌通常以肌腱两端附着于 2 块以上的骨，骨在肌收缩时彼此间位置相对靠近，产生运动。肌在相对固定骨上的附着点称起点，相对移动骨上的附着点称止点或动点。一般将靠近正中矢状面或肢体近端的附着点视为起点，反之为止点（图 2-52）。

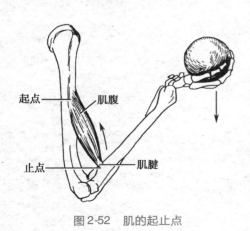

图 2-52　肌的起止点

（四）肌的配布与作用

肌在关节周围的配布与关节运动形式有关。一般一个关节两侧至少配布有两群作用完全相对的肌，称它们为拮抗肌。

（五）肌的辅助结构

主要有筋膜、滑膜囊和腱鞘等。

1. 筋膜　分浅筋膜和深筋膜（图 2-53）。浅筋膜位于真皮层下，由疏松结缔组织构成，内含脂肪血管和神经等。深筋膜位于浅筋膜深面，又称固有筋膜，由致密结缔组织构成，深入肌之间的部分形成肌间隔。

2. 滑膜囊　多位于肌腱与骨面之间，为密闭的结缔组织囊，内含少量滑液，减少摩擦。

3. 腱鞘　是长肌肌腱表面的双层套管状结构，外层为纤维层，内层为滑膜层。滑膜

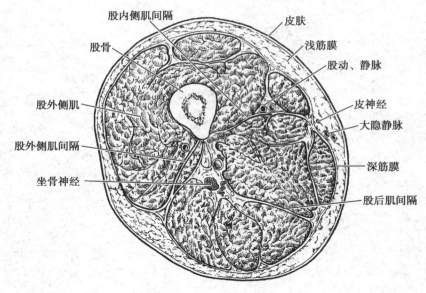

图 2-53　大腿中部横切面模式图

层附于肌腱的外面。腱鞘的主要作用为固定肌腱位置,减少肌腱与骨之间的摩擦(图 2-54)。

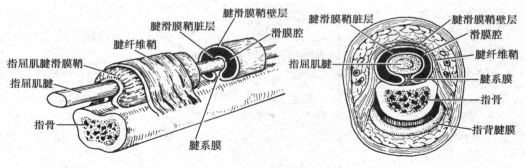

图 2-54　腱鞘示意图

二、头肌

头肌分面肌和咀嚼肌两部分。

(一)面肌

面肌也称表情肌,起于颅骨,止于面部皮肤(图 2-55)。主要分布在睑裂、口裂和鼻孔的周围,通过开闭孔裂,牵拉面部皮肤,产生各种表情。

枕额肌由中间的帽状腱膜和两个肌腹构成,此肌收缩时额腹提眉,枕腹向后牵引"头皮"。

(二)咀嚼肌

分布于颞下颌关节的周围,主要有咬肌和颞肌(图 2-56)。

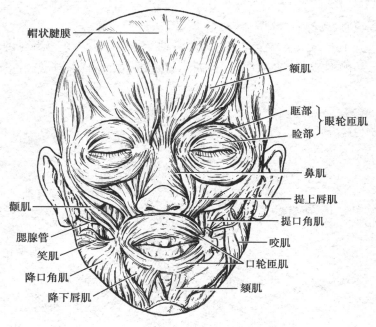

帽状腱膜

额肌

眶部 } 眼轮匝肌
睑部

鼻肌

提上唇肌

提口角肌

咬肌

口轮匝肌

颏肌

颞肌

腮腺管

笑肌

降口角肌

降下唇肌

图 2-55 头肌（前面）

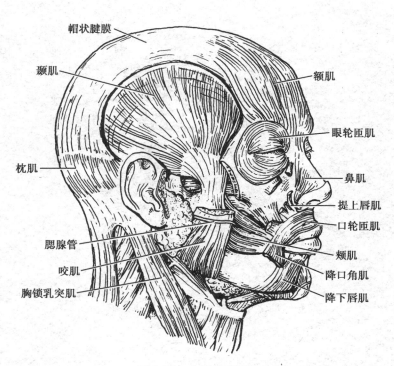

帽状腱膜

颞肌

额肌

眼轮匝肌

鼻肌

枕肌

提上唇肌

口轮匝肌

颊肌

腮腺管

咬肌

降口角肌

胸锁乳突肌

降下唇肌

图 2-56 头肌（后面）

三、颈肌

颈肌分为颈浅肌、颈深肌等(图2-57,58)。

胸锁乳突肌起于胸骨柄的前面和锁骨的胸骨端,斜向后上方,止于颞骨的乳突。大部分被颈阔肌覆盖。一侧胸锁乳突肌收缩时,头向同侧倾斜、面转向对侧;两侧同时收缩,则可使头后仰。

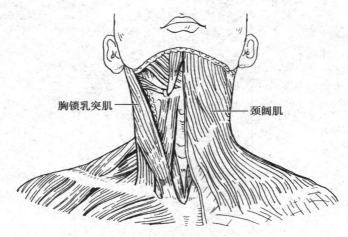

胸锁乳突肌　　　　　　　颈阔肌

图2-57　颈部浅层肌(前面)

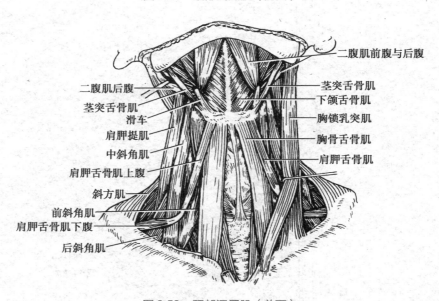

二腹肌前腹与后腹

二腹肌后腹　　　　　　茎突舌骨肌
茎突舌骨肌　　　　　　下颌舌骨肌
滑车　　　　　　　　　胸锁乳突肌
肩胛提肌　　　　　　　胸骨舌骨肌
中斜角肌　　　　　　　肩胛舌骨肌
肩胛舌骨肌上腹
斜方肌
前斜角肌
肩胛舌骨肌下腹
后斜角肌

图2-58　颈部深层肌(前面)

四、躯干肌

躯干肌包括背肌、胸肌、膈、腹肌和会阴肌。

(一)背肌

位于背部,分浅、深两群(图2-59)。

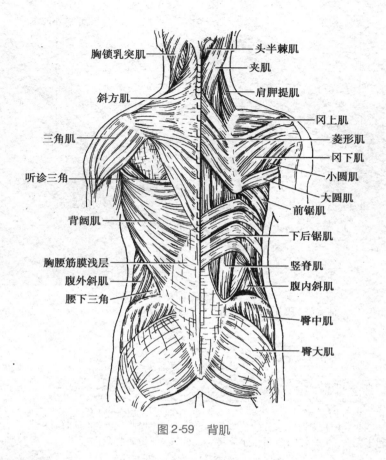

图 2-59　背肌

标注（左侧）：胸锁乳突肌、斜方肌、三角肌、听诊三角、背阔肌、胸腰筋膜浅层、腹外斜肌、腰下三角

标注（右侧）：头半棘肌、夹肌、肩胛提肌、冈上肌、菱形肌、冈下肌、小圆肌、大圆肌、前锯肌、下后锯肌、竖脊肌、腹内斜肌、臀中肌、臀大肌

1. 浅群　是连于躯干和上肢的肌,主要有斜方肌和背阔肌。

（1）**斜方肌**:位于项部和背上部,单侧肌呈三角形。收缩时使肩胛骨向脊柱靠拢;肩胛骨固定,两侧同时收缩时,头可后仰。该肌瘫痪时出现"塌肩"。

（2）**背阔肌**:为全身最大的肌,位于背下部。作用主要为使臂内收、旋内和后伸,上肢上举固定时可引体向上。

2. 深群　深层主要有**竖脊肌**,又称**骶棘肌**,位于脊柱两侧,背肌浅层的深面,竖脊肌维持人体直立方面起重要作用,两侧同时收缩,可使脊柱后伸和头后仰。

（二）胸肌

参与围成胸壁,主要有**胸大肌**、**胸小肌**、**前锯肌**、**肋间内肌**和**肋间外肌**等（图 2-60,表 2-3）。

（三）膈

膈位于胸、腹腔之间,呈穹隆状（图 2-61）,由中央的中心腱和周围的肌性部构成。膈上有 3 个裂孔:**主动脉裂孔**,内有降主动脉和胸导管通过;**食管裂孔**,有食管和迷走神经通过;**腔静脉孔**,有下腔静脉通过。

膈是最重要的呼吸肌,参与呼吸运动。

（四）腹肌

腹肌包括腹直肌、腹前外侧壁的三块扁肌和腰方肌等（图 2-62,63,64）。

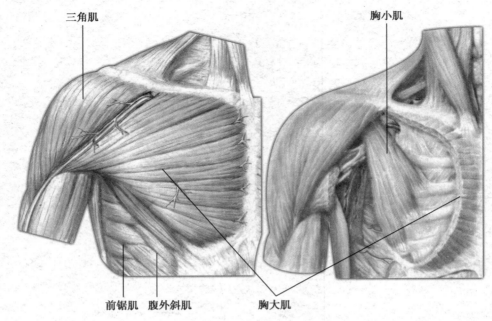

图 2-60　胸肌

表2-3　胸肌

名称	起止点位置	作　用
胸大肌	起于锁骨内侧半、胸骨和第 1~6 肋间外肌肋软骨,止于肱骨大结节的下方	使肩关节内收、旋内和屈。上肢固定则可上提躯干,提肋助吸气
胸小肌	起于第 3~5 肋骨的前面止于肩胛骨的喙突	拉肩胛骨向前下方。肩胛骨固定时,可提肋助吸气
前锯肌	起于第 1~8 肋软骨外面止于肩胛骨内侧和下角	拉肩胛骨向前并使其紧贴胸廓。当肩胛骨固定时,可上提肋助吸气
肋间内肌	起于上位肋的下缘止于下位肋的上缘	降肋助呼气
肋间外肌	起于下位肋的上缘止于上位肋的下缘	提肋助吸气

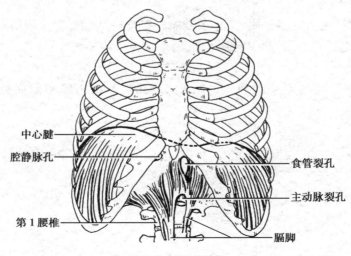

图 2-61　膈的位置

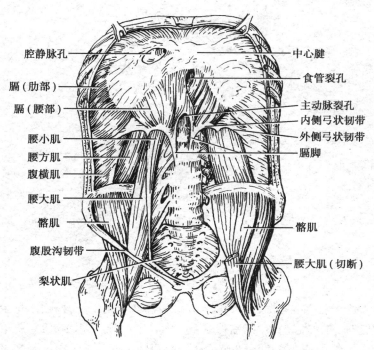

腔静脉孔

膈（肋部）

膈（腰部）

腰小肌

腰方肌

腹横肌

腰大肌

髂肌

腹股沟韧带

梨状肌

中心腱

食管裂孔

主动脉裂孔

内侧弓状韧带

外侧弓状韧带

膈脚

髂肌

腰大肌（切断）

图 2-62 膈和腹肌后群

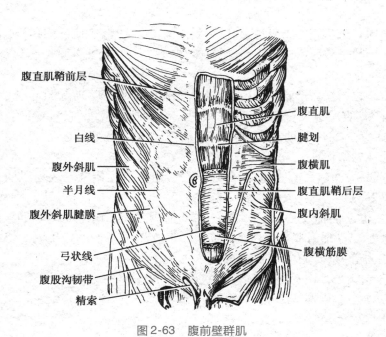

腹直肌鞘前层

白线

腹外斜肌

半月线

腹外斜肌腱膜

弓状线

腹股沟韧带

精索

腹直肌

腱划

腹横肌

腹直肌鞘后层

腹内斜肌

腹横筋膜

图 2-63 腹前壁群肌

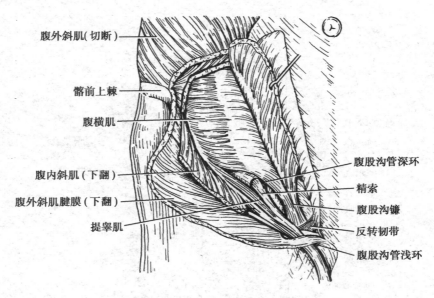

图 2-64 腹前壁下部及其形成的结构

腹外斜肌(切断)
髂前上棘
腹横肌
腹内斜肌(下翻)
腹外斜肌腱膜(下翻)
提睾肌
腹股沟管深环
精索
腹股沟镰
反转韧带
腹股沟管浅环

1. **腹直肌**　位于前正中线两侧,外被腹直肌鞘包裹。起于耻骨联合,止于剑突和第 5~7 肋软骨。其肌腹被腹直肌腱膜形成的横行腱划分为几个部分。腱划与腹直肌鞘前层结合紧密。

2. **腹外斜肌**　位于腹前外侧壁的最浅层,肌束由外上斜向内下,至腹直肌外侧缘移行为腹外斜肌腱膜。腹外斜肌腱膜的下缘卷曲增厚,连于髂前上棘与耻骨结节之间的部分,称为**腹股沟韧带**。在耻骨结节外上方,腹外斜肌腱膜形成三角形的裂孔,称为**腹股沟管浅(皮下)环**。

3. **腹内斜肌**　位于腹外斜肌深面,肌束斜向前上方,至腹直肌外侧移行为腱膜。

4. **腹横肌**　位于腹内斜肌的深面,肌束横行向前内,在腹直肌的外侧缘移行为腱膜,参与构成腹直肌鞘的后层。

5. **腰方肌**　位于腹后壁脊柱的两侧。使脊柱侧屈,对第 12 肋起固定和下降的作用。

腹前外侧壁肌群具有保护腹腔脏器的作用。与膈协同收缩时,可增加腹压,协助排便、排尿、呕吐和分娩;还可降肋助呼气,使脊柱完成前屈、侧屈和旋转运动。

6. 腹肌形成的结构

(1)腹直肌鞘:为包裹腹直肌的纤维性腱鞘,由腹前外侧壁三块扁肌的腱膜构成。分前、后两层(图 2-65)。

(2)白线:位于腹前壁正中线上,左、右腹直肌鞘之间,由两侧腹外斜肌腱膜的纤维交织而成。上至剑突,下达耻骨联合。白线坚韧而缺乏血管,常选作腹部手术的切口部位。

(3)腹股沟管:位于腹股沟韧带内侧半的稍上方,是腹前外侧壁下部肌和腱膜之间的斜行间隔,长 4~5cm。腹股沟管有内、外两口,内口称腹股沟管深(腹)环,位于腹股沟韧带中点上方;外口即腹股沟管浅(皮下)环(图 2-64)。腹股沟管在男性有精索通过,在女性有子宫圆韧带通过。腹股沟管是腹壁结构的薄弱区,在特殊情况下,腹腔内容物可由此突出,形成腹股沟疝。

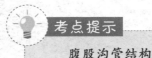

考点提示

腹股沟管结构

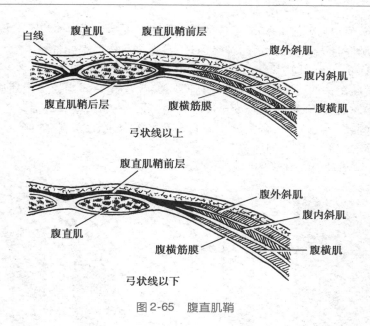

图 2-65 腹直肌鞘

（五）会阴肌

会阴肌指所有封闭小骨盆下口的肌,主要有**肛提肌**、**会阴深横肌**和**尿道括约肌**等。

五、四肢肌

四肢肌分上肢肌和下肢肌。

（一）上肢肌

上肢肌包括肩肌、臂肌、前臂肌和手肌。

1. 肩肌　配布于肩关节周围(图 2-66,67),主要有三角肌、冈上肌、冈下肌、肩胛下肌、大圆肌和小圆肌等。

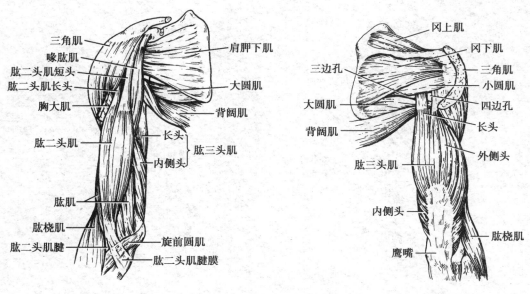

图 2-66　肩肌和臂肌前群　　　　　图 2-67　肩肌和臂肌后群

三角肌从前、后、外包绕肩关节,形成肩部的膨隆。收缩时使肩关节外展。三角肌的外上 1/3 部,肌质肥厚且无重要的血管、神经通过,常选作肌肉注射的部位。

2. 臂肌　配布在肱骨周围,分前群的屈肌和后群的伸肌(图 2-66,67)。

前群主要是**肱二头肌**,两个头均起自肩胛骨,二者在臂中部合为一个肌腹,止于桡骨粗隆。主要作用是屈肘关节,前臂屈且处于旋前位时,肱二头肌可使臂旋后。

后群主要是**肱三头肌**,其三个头分别起自肩胛骨和肱骨的内侧、外侧,三头以一肌腱共同止于尺骨鹰嘴。主要作用是伸肘关节。

3. 前臂肌　分前群和后群(图 2-68,69)。

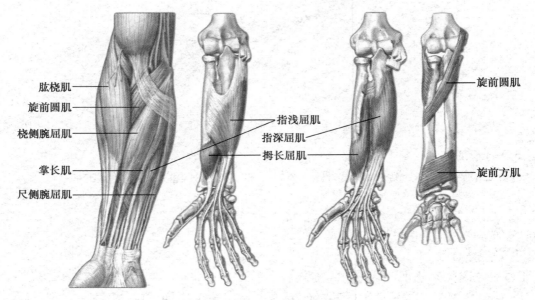

图 2-68　前臂肌前群

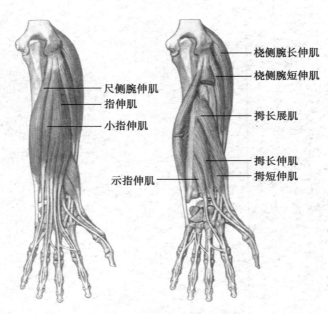

图 2-69　前臂肌后群

前群位于前臂的前面和内侧,共9块,分浅、深两层。浅层的6块,自桡侧向尺侧依次为**肱桡肌**、**旋前圆肌**、**桡侧腕屈肌**、**掌长肌**、**尺侧腕屈肌**、**指浅屈肌**。主要作用是屈肌和使前臂旋前。深层有**拇长屈肌**、**指深屈肌**和**旋前方肌**3块。

后群位于前臂后面,浅层和深层各有5块,**桡侧腕长伸肌**、**桡侧腕短伸肌**、**指伸肌**、**小指伸肌**、**尺侧腕伸肌**位于浅层。深层的为**旋后肌**、**拇长展肌**、**拇短伸肌**、**拇长伸肌**、**示指伸肌**。后群的主要作用是伸肘关节和使前臂旋后。

4. **手肌** 分三群(图2-70),外侧群在手掌桡侧形成**鱼际**,使拇指屈、内收、外展和对掌运动等;内侧群形成手掌尺侧的**小鱼际**,使小指屈、外展和对掌运动等;中间群形成掌心凹。

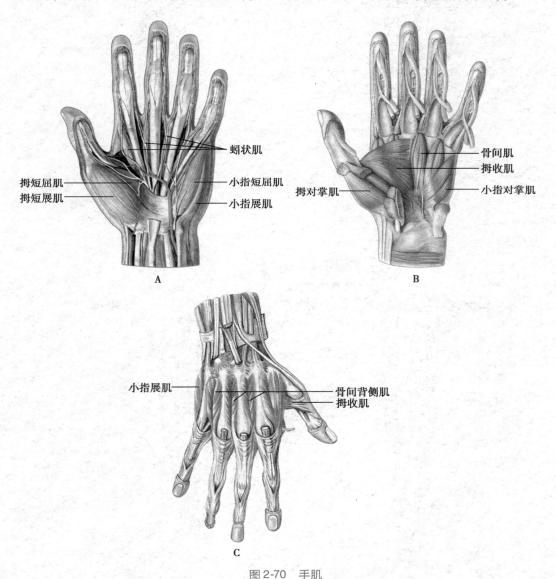

图2-70 手肌

（二）下肢肌

分为髋肌、股肌、小腿肌和足肌。

1. **髋肌** 分前群和后群(图2-71,72,73)。

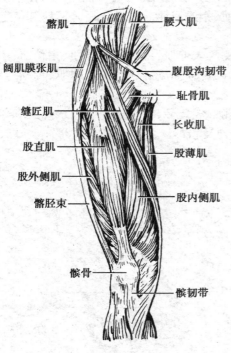

图 2-71 髋肌和股肌前群

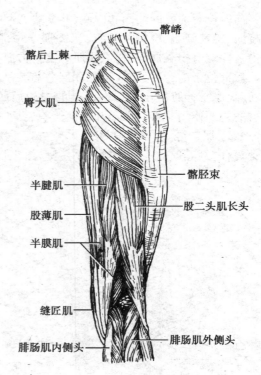

图 2-72 髋肌和股肌后群

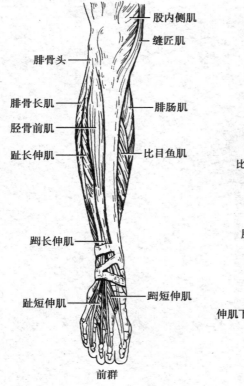

图 2-73 小腿肌前群和外侧群

（1）前群：主要有**髂腰肌**,由**腰大肌**和**髂肌**组成。腰大肌起自腰椎体侧面,横突和髂窝,止于股骨小转子。可使髋关节前屈和旋外,下肢固定则可使躯干前屈。

（2）后群：主要有**臀大肌**、**臀中肌**、**臀小肌**和**梨状肌**。

臀大肌位于臀部浅层,形成臀部膨隆的外形,肌束起于髂骨和骶骨,止于股骨。收缩时可使髋关节后伸和旋外。臀大肌位置表浅,肌质肥厚,其外上 1/4 区常选作肌肉注射的部位。

2. 股肌　分前群、后群和内侧群。

（1）前群：有缝匠肌和股四头肌（图 2-71）。

1）**缝匠肌**:是人体最长的肌,呈长带状,肌束起于髂前上棘,斜向内下,止于胫骨上端的内侧面。主要作用为屈髋关节和膝关节。

2）**股四头肌**:四个肌腹合为一个肌腱后过髌骨前面和两侧,向下续为髌韧带,止于胫骨粗隆。股四头肌的主要作用是伸膝关节。

（2）内侧群：浅层有**耻骨肌**、**长收肌**和**股薄肌** 3 块,深面有大收肌。主要作用是使髋关节内收。

（3）后群：有**股二头肌**、**半腱肌**和**半膜肌**（图 2-73）。主要作用是屈膝关节、伸髋关节。

3. 小腿肌　分为前群、后群和外侧群（图 2-73,74）。

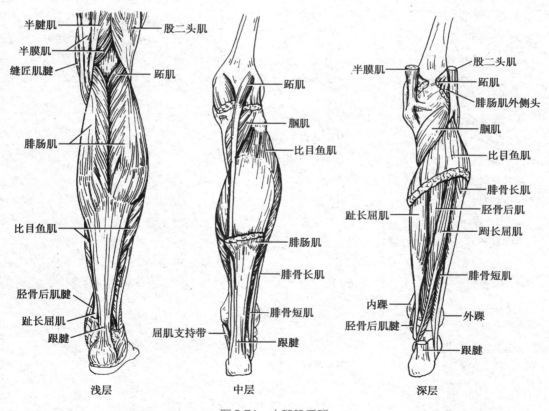

图 2-74　小腿肌后群

（1）前群：由内侧向外侧依次为**胫骨前肌**、**蹈长伸肌**和**趾长伸肌**。作用为伸距小腿关节（图 2-68）。

（2）外侧群：有**腓骨长肌**和**腓骨短肌**，都使足外翻和跖屈。

（3）后群：分浅层和深层。浅层肌主要为**小腿三头肌**，由**腓肠肌**和**比目鱼肌**组成，二者向下共同续于**跟腱**。主要作用是使距小腿关节跖屈和屈膝关节。深层有**趾长屈肌**、**胫骨后肌**和**踇长屈肌** 3 块，均可使距小腿关节跖屈。

4. 足肌　位于足底，分内侧群、外侧群和中间群，主要作用是运动足趾。

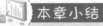 **本章小结**

　　本章主要介绍了骨的形态结构及重要骨性标志；重点描述了关节的基本结构及人体主要关节的构成；对临床上有重要意义骨骼肌做了重点讨论。

（李一忠）

 目标测试

A1 型题

1. 骨髓穿刺检查穿刺部位常选在
    A. 髋骨　　　　　　　　　B. 胸骨　　　　　　　　　C. 胫骨
    D. 椎骨　　　　　　　　　E. 腓骨

2. 椎间孔
    A. 由椎体和椎弓围成　　　　　　　　　B. 由全部椎骨的椎孔共同围成
    C. 由相邻椎骨的椎上、下切迹围成　　　D. 由椎弓根和椎弓板围成
    E. 共有 31 个椎间孔

3. 骶管神经阻滞麻醉的部位和必须摸辨的标志是
    A. 骶前孔、骶岬　　　　　　B. 骶后孔、骶角　　　　　　C. 骶岬、骶管
    D. 骶角　　　　　　　　　　E. 骶管裂孔、骶角

4. 下列哪块骨不参与翼点的构成
    A. 顶骨　　　　　　　　　B. 颞骨　　　　　　　　　C. 额骨
    D. 蝶骨　　　　　　　　　E. 筛骨

5. 关于颞下颌关节，错误的是
    A. 关节腔内有关节盘　　　　　　　　　B. 是颅骨中唯一的关节
    C. 运动时下颌骨可作前进、后退移动　　D. 颞骨的关节结节和下颌窝参与关节构成
    E. 关节囊比较紧张

6. 肩胛骨下角平对
    A. 第 6 肋　　　　　　　　B. 第 7 肋　　　　　　　　C. 第 8 肋
    D. 第 9 肋　　　　　　　　E. 第 10 肋

7. 肩关节
    A. 由肱骨头与关节盘构成　　　　　　　B. 关节囊的下壁薄弱
    C. 关节囊紧而厚　　　　　　　　　　　D. 关节囊内有肱三头肌腱通过
    E. 只能作屈伸运动

8. 关于膝关节，正确的是

A. 是人体最大最复杂的关节

B. 由股骨下端、胫骨上端、腓骨上端和髌骨共同构成

C. 关节囊内有关节盘

D. 关节囊内只有后交叉韧带

E. 可作内收、外展运动

9. 临床上常用来作肌肉注射的肌有

A. 肱二头肌   B. 胸大肌   C. 肋间内肌

D. 臀大肌   E. 小腿三头肌

第三章 消 化 系 统

第一节 概 述

一、消化系统的组成及功能

消化系统由消化管和消化腺两部分组成(图3-1)。

消化管由一系列连续的管道构成,包括口腔、咽、食管、胃、小肠(十二指肠、空肠、回肠)和大肠(盲肠和阑尾、结肠、直肠、肛管)。临床上通常把从口腔到

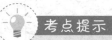
考点提示

上、下消化道的概念

十二指肠的消化管,称为**上消化道**;把空肠以下的消化管,称为**下消化道**。

消化腺主要包括肝、胰和口腔腺,以及分布于消化管壁内的小腺体。

消化系统的主要功能是消化食物,吸收营养物质和排出食物残渣。

二、胸部标志线和腹部分区

为了描述各内脏器官的正常位置,从体表确定器官的体表投影,通常将胸、腹部进行分区,并人为地在体表规定一些标志线(图3-2,3)。

(一)胸部标志线

1. 前正中线　通过身体前面正中所作的垂线。
2. 胸骨线　通过胸骨外侧缘最宽处所作的垂线。

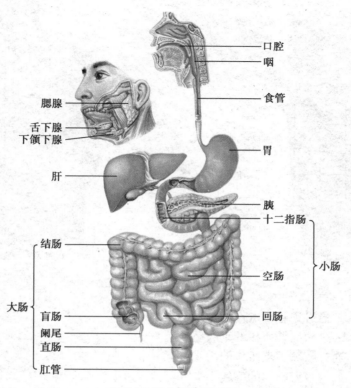

口腔
咽
腮腺
食管
舌下腺
下颌下腺
胃
肝
胰
十二指肠
结肠
空肠
小肠
大肠
盲肠
回肠
阑尾
直肠
肛管

图 3-1　消化系统模式图

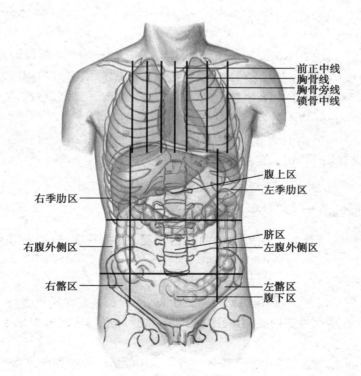

前正中线
胸骨线
胸骨旁线
锁骨中线
腹上区
左季肋区
右季肋区
脐区
右腹外侧区
左腹外侧区
右髂区
左髂区
腹下区

图 3-2　胸部标志线和腹部分区

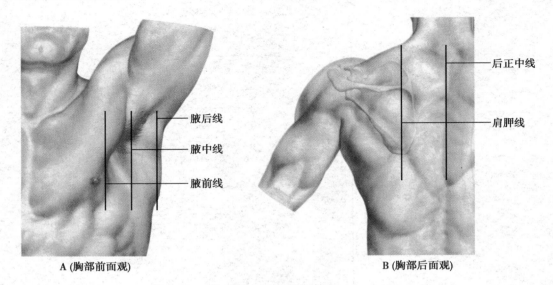

A (胸部前面观)　　　　　　　　　　B (胸部后面观)

图3-3　胸部标志线

3. **锁骨中线**　通过锁骨中点作的垂线。

4. **腋前线**　通过腋前襞所作的垂线。

5. **腋中线**　通过腋窝中点所作的垂线。

6. **腋后线**　通过腋后襞作的垂线。

7. **肩胛下角线**　通过肩胛下角所作的垂线。

8. **后正中线**　通过身体后面正中所作的垂线。

（二）腹部分区

1. **九区分法**　是用2条横线和2条纵线将腹部分为9个区,2条横线即分别通过两侧肋弓最低点的连线和通过两侧髂结节的连线;2条纵线即分别通过两侧腹股沟韧带中点所作的垂线。9个区分别为左季肋区、腹上区、右季肋区、左腹外侧区、脐区、右腹外侧区、左腹股沟区(左髂区)、耻区(腹下区)和右腹股沟区(右髂区)。

2. **四区划分法**　临床上通常以此法将腹部进行分区,方法为通过脐作一条水平线,该线与前正中线将腹部分为左上腹、右上腹、左下腹和右下腹4个区,该分区法较为粗略。

三、消化管壁的一般结构

除口腔与咽外,消化管壁一般由内向外由黏膜、黏膜下层、肌层和外膜四层构成(图3-4)。

（一）黏膜

黏膜为消化管壁的最内层,由内向外分为上皮、固有层和黏膜肌三层。

1. **上皮**　衬在消化管的内腔面。在口腔、咽、食管和肛门为复层扁平上皮;其余段为单层柱状上皮。

2. **固有层**　由结缔组织构成,内含有小消化腺体、血管、神经和淋巴管等。

3. **黏膜肌层**　由1~2层平滑肌构成。平滑肌收缩和舒张可以改变黏膜形态,促进腺体分泌物的排出和血液、淋巴的运行。

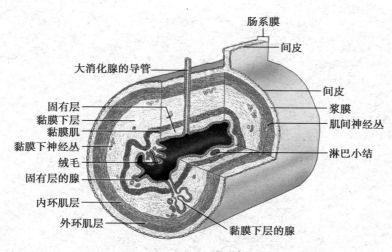

图3-4　消化管壁结构模式图

标注（从上至右）：肠系膜、间皮、间皮、浆膜、肌间神经丛、淋巴小结、黏膜下层的腺

标注（左侧从上至下）：大消化腺的导管、固有层、黏膜下层、黏膜肌、黏膜下神经丛、绒毛、固有层的腺、内环肌层、外环肌层

（二）黏膜下层

由疏松结缔组织构成，内含较大的血管、淋巴管和黏膜下神经丛。黏膜和黏膜下层共同突向消化管腔内，形成皱襞，扩大了黏膜的表面积。

（三）肌层

肌层较厚。在口腔、咽、食管上段和肛门处的肌层为骨骼肌，其余段则为平滑肌。在贲门、幽门处肌层增厚，形成括约肌。

（四）外膜

外膜是消化管壁的最外层。咽、食管、直肠下段的外膜称为纤维膜；其余消化管的外膜称为浆膜。

 知识链接

人体解剖学的奠基人——安德烈·维萨里

安德烈·维萨里（1514～1564年），伟大的生物学家，解剖学创始人。1514年出生于布鲁塞尔，求学于法国巴黎大学，他热衷于医学，掌握丰富的解剖学知识，为了揭开人体构造的奥秘，维萨里常在严寒的冬夜或在盛夏的夜晚，偷偷到郊外无主的坟地和绞刑架下，盗取尸骨或罪犯的遗尸，回来后在微弱的烛光下偷偷地彻夜观察研究，直到弄明白为止。他掌握了精湛的解剖技术和珍贵可靠的第一手资料，曾一针见血指出盖伦解剖学中的错误。他冲破旧传统观念，顶住守旧派的压力，年仅28岁的他在1543年完成伟大巨著《人体构造》一书。维萨里这种勇于实践、寻求真理的精神和他这本巨著的发表，引起了当时医学界和解剖界的震惊，尽管如此，教会的魔爪仍不肯放过他，判了他死刑。1564年，年仅50岁的维萨里不幸遇害，就这样，解剖学的创始人——安德烈·维萨里悲惨地结束了科学家的伟大一生。

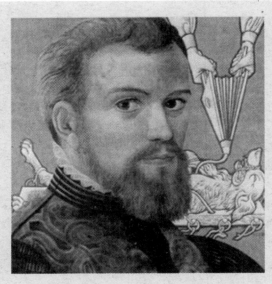

安德烈·维萨里（1514—1564）

第二节 消 化 管

 病例

患者,男,38 岁,规律性上腹疼痛 3 年,经胃镜检查诊断为消化性溃疡。

请问:1. 胃镜检查中要通过消化道的哪些狭窄部位?

2. 胃和十二指肠溃疡的好发部位分别在何处?

3. 胃溃疡的形成与胃酸有关,胃酸由什么结构产生?

一、口腔

口腔是消化管的起始部,其前壁为唇,两侧壁为颊,上壁为腭,下壁为口腔底。口腔向前借口裂与外界相通,向后经咽峡通咽腔。口腔被上、下牙弓分为口腔前庭和固有口腔两部分。上、下牙咬合时,口腔前庭经第 3 磨牙后方的间隙与固有口腔相通。临床上对牙关紧闭的患者,可经此间隙插管注入营养物质或作急救治疗等。

（一）口唇

唇分为上唇和下唇。上、下唇之间的裂隙为口裂,口裂两端为口角。上唇外面正中线上的纵行浅沟为人中,其中、上 1/3 交界处为人中穴,临床上可通过按压或针刺此处对昏迷患者施救。从两侧鼻翼至同侧口角各有一鼻唇沟,此为唇与颊的分界线。

（二）颊

颊为口腔的两侧壁,其平对上颌第 2 磨牙处的颊黏膜上有一小的隆起,是腮腺导管的开口。

（三）腭

腭为口腔的顶,其前 2/3 部为硬腭,后 1/3 部为软腭,软腭后缘游离,中央向下伸出一突起,称为腭垂。自腭垂两侧向下有两对弓形黏膜皱襞,前方附于舌根,称腭舌弓;后方附于咽的两侧壁,称腭咽弓。两弓之间的凹窝称扁桃体窝,内容纳腭扁桃体。

腭垂、两侧的腭舌弓和舌根共同围成咽峡,它是口腔和咽的分界(图3-5)。

(四)牙

牙是人体最坚硬的器官,嵌入上、下颌骨牙槽内。主要功能是咬切、磨碎食物和辅助发音等。

1. 牙的形态　牙分为牙冠、牙颈和牙根3部分。牙冠露于口腔;牙根嵌入牙槽内;牙颈为牙冠和牙根之间的部分,被牙龈所包覆(图3-6)。

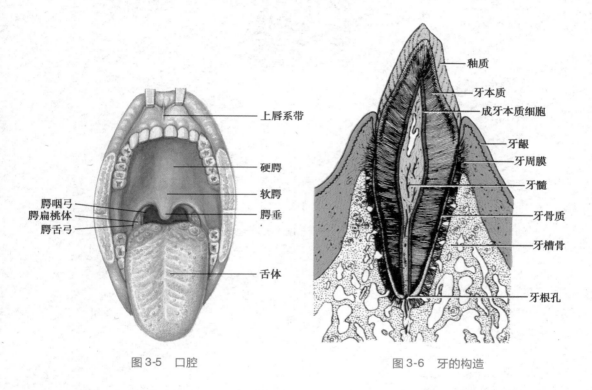

图3-5　口腔　　　　　　　　　　　　图3-6　牙的构造

2. 牙的构造　牙主要由牙质、釉质、牙骨质和牙髓构成。牙质为牙的主体,在牙冠,牙质的表面覆有牙釉质,呈乳白色,质地坚硬;在牙颈和牙根,牙质的表面包有牙骨质。牙中央的空腔为牙腔,内充满牙髓,牙髓由结缔组织、神经、血管和淋巴管组成。牙根上贯穿其全程的小管为牙根管,牙腔借此管通牙槽(图3-6)。

3. 牙的分类和排列　人一生中有两套牙,即乳牙和恒牙。乳牙于出生后6个月开始萌出,3岁左右全部出齐,共20颗,包括乳中切牙、乳侧切牙、乳尖牙、第1乳磨牙和第2乳磨牙。6岁起,乳牙逐渐脱落被恒牙取代。恒牙32颗,包括中切牙、侧切牙、尖牙、第1前磨牙、第2前磨牙和第1、2、3磨牙,14岁左右基本出齐,只有第3磨牙在17岁左右萌出或更晚,故又称迟牙,也有终生不出的。

临床上常以"十"记号将牙划分成4区,表示左、右侧及上、下颌的牙位。一般用罗马数字Ⅰ～Ⅴ表示乳牙,如Ⅴ表示左上颌第2乳磨牙,阿拉伯数字1～8表示恒牙,如2表示左上颌侧切牙(图3-7,8,9,10)。

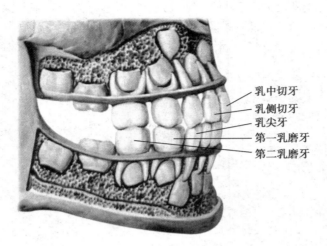

图 3-7 乳牙

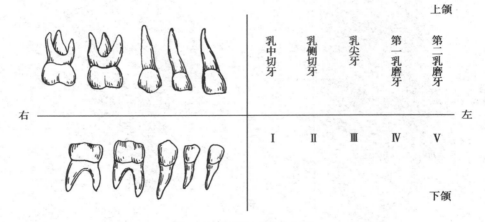

图 3-8 乳牙的名称和排列

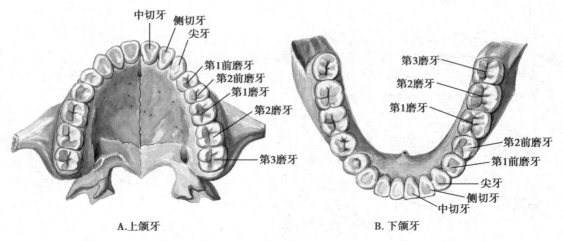

图 3-9 恒牙

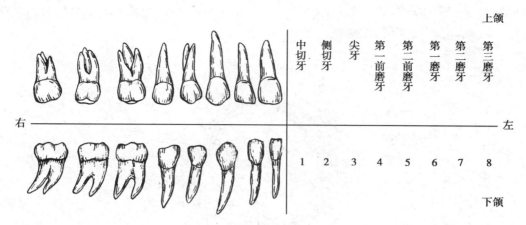

图 3-10 恒牙的名称和排列

4. 牙周组织 包括牙周膜、牙槽骨和牙龈。牙周膜为牙槽骨和牙根之间的致密结缔组织膜，起固定牙根的作用；牙槽骨即构成牙槽的骨质；牙龈是覆盖在牙槽弓和牙颈表面的口腔黏膜，富含血管，色淡红，坚韧而有弹性，有些牙周疾病，可引起牙龈出血。牙周组织对牙起保护、支持和固定作用（图 3-6）。

（五）舌

舌位于口腔底，由舌肌和舌黏膜构成，有协助咀嚼、搅拌和吞咽食物，以及感受味觉和辅助发音等功能。

1. 舌的形态 舌的上面称舌背，分为前 2/3 的舌体和后 1/3 的舌根。舌体前为舌尖。舌下面正中线有一将舌连于口腔底的黏膜皱襞，称为舌系带。舌系带根部两侧的小隆起称

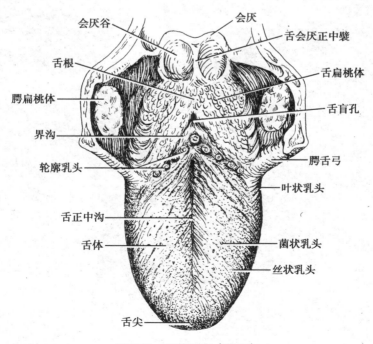

图 3-11 舌的形态（背面）

79

舌下阜,它是舌下腺和下颌下腺的共同开口。在舌下阜的后外方,各有 1 条纵行黏膜皱襞,称为舌下襞,其深面有舌下腺等结构(图 3-11,12)。

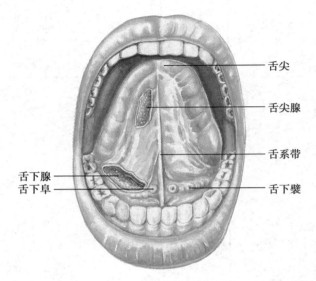

图 3-12 口腔底和舌的下面

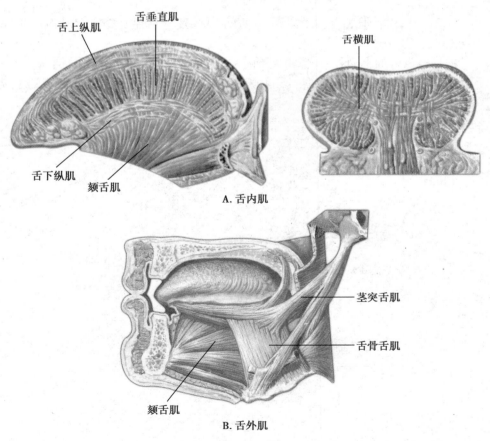

图 3-13 舌的正中矢状面

2. 舌的构造 舌由舌黏膜和舌肌两部分构成。

（1）舌黏膜：覆于舌表面，呈淡红色，形成许多舌乳头，具有感受触觉和味觉的功能（图 3-11）。

（2）舌肌：为骨骼肌，构成舌的主体，收缩时改变舌的形态和位置，最重要的为颏舌肌，一侧颏舌肌收缩，使舌向对侧伸；两侧同时收缩，舌向前平伸（图 3-13）。

（六）口腔腺

口腔腺又称唾液腺，是指开口于口腔的所有腺体，包括腮腺、下颌下腺和舌下腺等（图 3-14）。

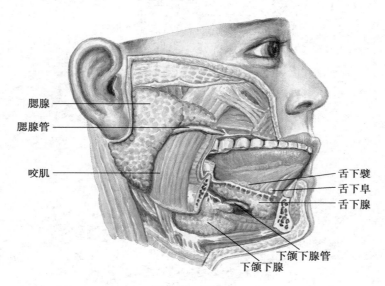

图 3-14 口腔腺

1. 腮腺 腮腺是最大的口腔腺，呈不规则的三角形，位于耳廓前下方。腮腺导管开口于平对上颌第 2 磨牙的颊黏膜处。

2. 下颌下腺 下颌下腺呈卵圆形，位于下颌骨体的内面，导管开口于舌下阜。

3. 舌下腺 舌下腺略长而扁，位于口腔底部舌下襞的深面，导管开口于舌下襞和舌下阜。

二、咽

（一）位置和形态

咽为前后稍扁的漏斗形肌性管道，位于第 1 至第 6 颈椎的前方，上端起于颅底，下端在第 6 颈椎下缘高度与食管相续，全长约 12cm。咽的前壁不完整，自上而下分别与鼻腔、口腔和喉腔相通，故咽是呼吸道和消化道的共同通道（图 3-15,16）。

（二）分部

按咽与其前方鼻、口和喉之间的毗邻关系，由上而下将咽分为鼻咽、口咽和喉咽三部（图 3-15）。

1. 鼻咽 鼻咽位于鼻腔的后方，上起颅底，下至软腭后缘平面与口咽部相续，向前经鼻后孔通鼻腔，

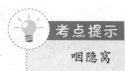

考点提示

咽隐窝

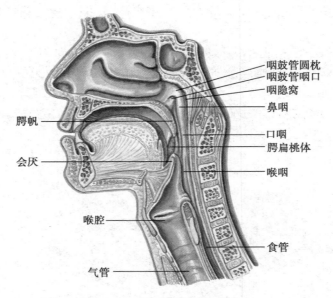

图 3-15　头颈部的正中矢状切面

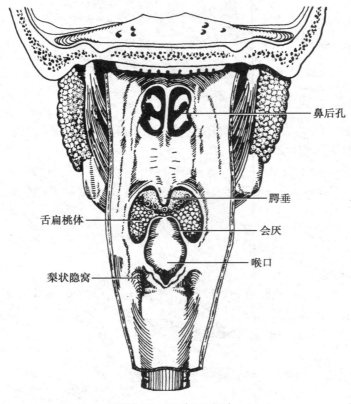

图 3-16　咽（后面观）

在鼻咽两侧壁上,正对下鼻甲后方有咽鼓管咽口。在咽鼓管咽口后上方,有一纵行深窝,称咽隐窝,是鼻咽癌的好发部位。

2. 口咽 口咽位于软腭后缘平面与会厌上缘平面之间,向前经咽峡通向口腔。在口咽侧壁上,腭舌弓与腭咽弓之间的扁桃体窝内有腭扁桃体。

3. 喉咽 喉咽位于会厌上缘平面至第6颈椎下缘平面之间,向前经喉口通喉腔,向下续于食管。在喉口的两侧各有一梨状隐窝,是异物易滞留的部位。

三、食管

(一)位置和分部

食管为前后略扁的肌性管道,上端在第6颈椎体下缘平面与咽相连,向下沿脊柱前方下行,经胸廓上口入胸腔,穿膈的食管裂孔入腹腔,在第11胸椎体的左侧与胃的贲门相续。食管按行程分为颈部、胸部和腹部三部(图3-17)。

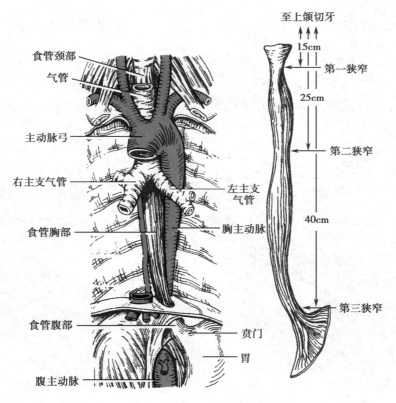

图 3-17 食管的位置和三个狭窄

1. **颈部** 长约5cm,位于颈椎之前,气管之后,两侧有颈部的大血管。
2. **胸部** 最长,18~20cm,前方自上而下依次有气管、左主支气管和心包。
3. **腹部** 最短,仅1~2cm,自食管裂孔至贲门。

(二)食管的狭窄

食管全程粗细不均,全长约25cm,,有三处狭窄:第一处在食管起始处,距中切牙约15cm;第二处在食

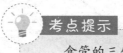
考点提示
食管的三处狭窄

管与左主支气管交叉处，距中切牙约 25cm；第三处在食管穿膈食管裂孔处，距中切牙 40cm。这些狭窄是食管异物易滞留的部位，也是易受损伤和食管肿瘤的好发部位。临床上行食管插管时，要注意这三处狭窄，以免损伤食管（图 3-17）。

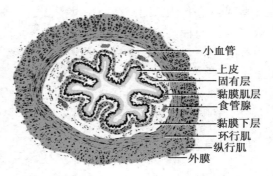

图 3-18　食管横切面模式图

（三）食管壁的微细结构

黏膜层的上皮为复层扁平上皮，黏膜肌层主要由一层纵行平滑肌构成。黏膜下层为疏松结缔组织，内含有大量的食管腺。食管肌层的上 1/3 段为骨骼肌，中 1/3 段内既有骨骼肌，又有平滑肌，下 1/3 段为平滑肌（图 3-18）。

四、胃

胃是消化管中最膨大的部分，上接食管，下续十二指肠。胃具有容纳食物、分泌胃液和初步消化食物的功能。

（一）形态和分部

胃呈囊袋状，有前后两壁，上下两缘和入出两口。胃的上缘短凹，朝向右上方，称胃小弯，其最低处有一角切迹；下缘长凸，朝向左下方，称为胃大弯。胃的入口为贲门，与食管相接；出口为幽门，与十二指肠相连（图 3-19）。

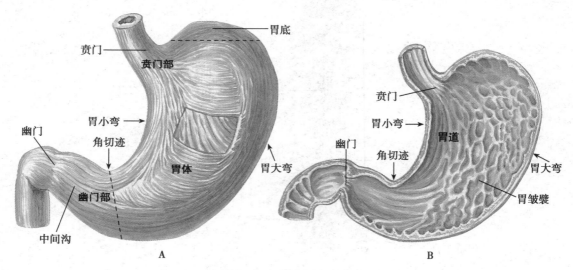

图 3-19　胃的形态与分部

胃可分为 4 部分：贲门部为贲门附近的部分，与其他部分无明显界限；胃底突出于贲门平面以上，呈穹隆状；胃体为胃底与角切迹之间的部分；幽门部位于角切迹与幽门之间，临床也称此部为胃窦，可分为右侧的幽门管和左侧的幽门窦。胃溃疡常好发于胃窦近胃小弯处。

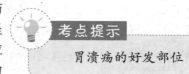

考点提示

胃溃疡的好发部位

（二）位置

胃的位置因其充盈程度、体型、体位等因素而有差异。胃在中等充盈程度时,大部分位于左季肋区,小部分位于腹上区(图3-20,21)。

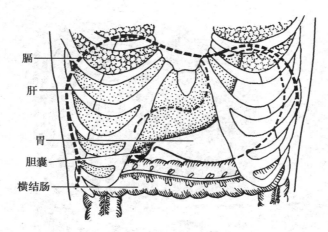

图3-20 胃的位置和毗邻（前面）

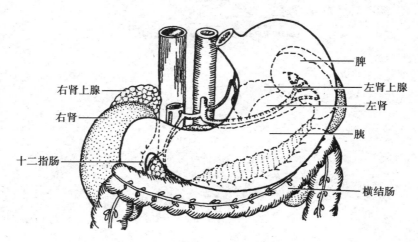

图3-21 胃的位置和毗邻（后面）

（三）胃壁的结构特点

1. **黏膜** 较厚,在活体呈橘红色。黏膜表面有许多针尖样的小凹为胃小凹,是胃腺的开口部位(图3-22)。

（1）上皮:为单层柱状上皮,能分泌黏液。黏液附在胃黏膜表面形成一层保护层,防止胃黏膜受盐酸的腐蚀。

（2）固有层:由结缔组织构成,内有许多胃腺。胃腺根据所在部位不同,分为贲门腺、幽门腺和胃底腺。贲门腺和幽门腺分别位于贲门部和幽门部,分泌黏液和溶菌酶等;胃底腺位于胃底和胃体,是分泌胃

> 💡 **考点提示**
>
> 主细胞和壁细胞的功能

液的主要腺体(图3-23,24),构成胃底腺的细胞主要有两种:①主细胞,又称胃酶细胞,主要分泌胃蛋白酶原,胃蛋白酶原经盐酸激活,成为有活性的胃蛋白酶,参与蛋白质的分解;②壁

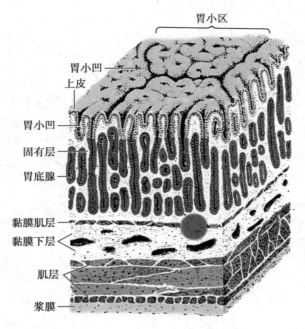

胃小区

胃小凹
上皮

胃小凹

固有层

胃底腺

黏膜肌层

黏膜下层

肌层

浆膜

图 3-22　胃壁微细结构模式图

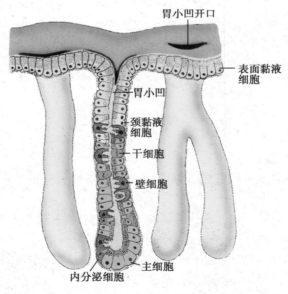

胃小凹开口

表面黏液
细胞

胃小凹

颈黏液
细胞

干细胞

壁细胞

主细胞

内分泌细胞

图 3-23　胃上皮和胃底腺模式图

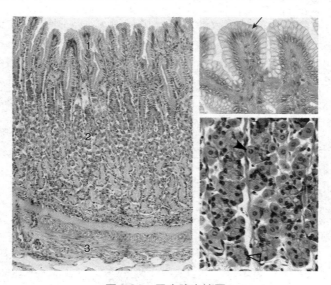

图 3-24　胃底腺光镜图

1. 胃小凹；2. 胃底腺；3. 黏膜肌；↑. 表面黏液细胞；▲. 壁
细胞；△. 主细胞

细胞，又称盐酸细胞，主要分泌盐酸。

2. 肌层　较厚，由内斜形、中环形和外纵形的 3 层平滑肌构成。环行肌在幽门处形成幽门括约肌，可控制胃内容物进入小肠的速度。

五、小肠

小肠在成人全长 5～7m，是消化管中最长的一段，盘曲在腹腔中、下部，起于幽门，下续盲肠。分为十二指肠、空肠和回肠三部分。主要功能是消化食物和吸收营养物质。

（一）十二指肠

十二指肠为小肠起始段，大部分紧贴于腹后壁。全长约 25cm，呈"C"字形，从右侧包绕胰头。上端起自幽门，下端至十二指肠空肠曲与空肠相连。按行程分为上部、降部、水平部和升部四部（图 3-25）。

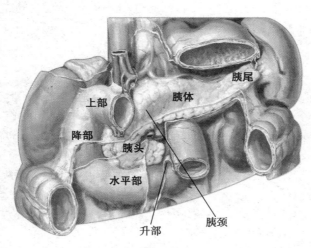

图 3-25　十二指肠和胰

1. **上部** 上部近幽门段的肠壁较薄且其黏膜光滑无皱襞,称十二指肠球部,是十二指肠溃疡的好发部位。

2. **降部** 位于第 1~3 腰椎的右侧,在降部后内侧壁上有一纵行黏膜皱襞,称十二指肠纵襞,其下端有一隆起,称十二指肠大乳头,是胆总管和胰管的共同开口部位。

3. **水平部** 位于第 3 腰椎前方及左侧。

4. **升部** 在第 2 腰椎体左前下方与空肠相续,弯曲处称十二指肠空肠曲,借十二指肠悬肌固定于腹后壁。十二指肠悬肌和包绕它的腹膜皱襞共同构成十二指肠悬韧带,临床上称为 Treitz 韧带(图 3-26),是手术中确认空肠起始的重要标志。

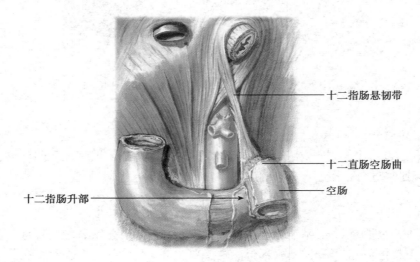

图 3-26 十二指肠悬韧带

（二）空肠和回肠

空肠起自十二指肠空肠曲,回肠末端与盲肠相续。空回肠盘曲于腹腔内,末段形成肠袢,两者之间无明显界限,空肠占空、回肠总长的近端 2/5,位于腹腔的左上部。回肠位于腹腔的右下部,占空、回肠总长的远端 3/5(图 3-27)。

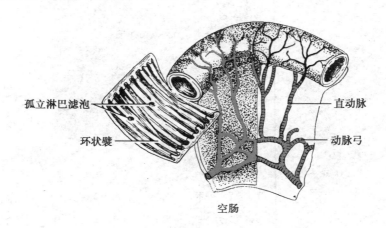

空肠

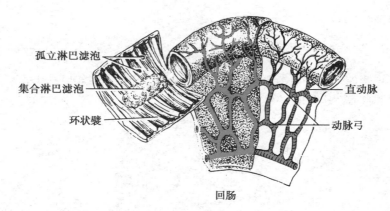

孤立淋巴滤泡

集合淋巴滤泡

环状襞

直动脉

动脉弓

回肠

图 3-27 空肠与回肠的比较

（三）小肠壁的微细结构特点

小肠黏膜突向管腔内形成许多**环形皱襞**和**肠绒毛**。固有层内有大量的肠腺（图 3-28，29）。肠绒毛由上皮和固有层向肠腔内突起而成。绒毛中轴由固有层构成,内有 1~2 条纵行的毛细淋巴管,称中央乳糜管。环状皱襞和肠绒毛扩大了小肠黏膜的表面积,使小肠黏膜的表面积达 $200m^2$ 左右,增强了小肠对营养物质的吸收能力。

肠腺由黏膜上皮向固有层内凹陷而成,腺管开口于相邻肠绒毛根部之间。主要分泌多

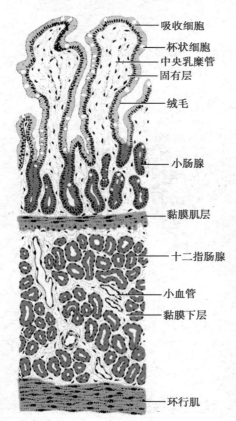

吸收细胞

杯状细胞

中央乳糜管

固有层

绒毛

小肠腺

黏膜肌层

十二指肠腺

小血管

黏膜下层

环行肌

图 3-28 小肠皱襞和肠绒毛结构模式图

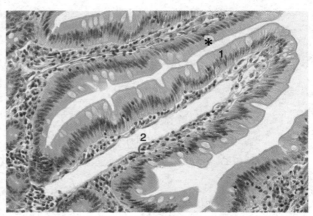

图 3-29 小肠绒毛纵切面光镜图

种消化酶和溶菌酶。

六、大肠

大肠为消化管的末段,起始部与回肠末端相接,终于肛门,全长约 1.5m,分为盲肠、阑尾、结肠、直肠和肛管(图 3-30)。

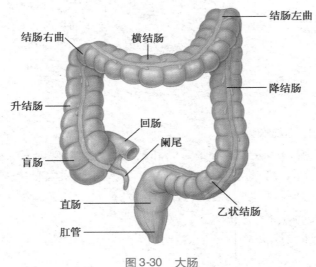

图 3-30 大肠

盲肠和结肠具有三种特征性结构:**结肠带**由肠壁纵行肌聚集而成,共有三条;**结肠袋**是肠壁向外膨出的部分;**肠脂垂**是由脂肪组织形成大小不等的突起,聚集于结肠带的附近(图 3-31)。

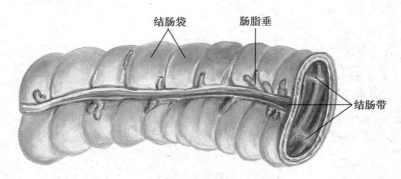

图 3-31 盲肠和结肠的结构特征

(一)盲肠

盲肠是大肠的起始部,长 6～8cm,位于右髂窝内,左侧与回肠相接,向上与升结肠相续,下端为盲端,其后内侧壁上有阑尾的开口(图 3-32)。回肠末端伸入盲肠,形成一唇形的回盲瓣。回盲瓣可控制回肠内容物进入大肠的速度,也可防止大肠内容物逆流回小肠。

(二)阑尾

阑尾为一蚓状盲管,长 6～8cm,位于右髂窝内,其根部连于盲肠的后内侧壁,末端游离(图 3-32),根部位置较为固定,其体表投影约在脐与右髂前上棘连

考点提示

麦氏点

线的中、外 1/3 交点处,称为**麦氏(McBurney)点**(图 3-33),盲肠的 3 条结肠带恰汇集于此,临床行阑尾手术时可沿结肠带向下寻找阑尾。急性阑尾炎时,麦氏点处有明显压痛。

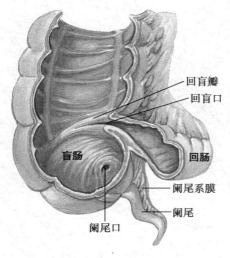

回盲瓣
回盲口
盲肠
回肠
阑尾系膜
阑尾
阑尾口

图 3-32 盲肠和阑尾

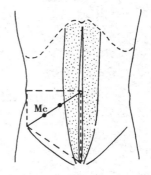

Mc

图 3-33 麦氏(McBurney)点

(三)结肠

结肠起于盲肠,终于直肠,呈方框状环绕于腹腔的外围。根据行程分为升结肠、横结肠、降结肠和乙状结肠 4 部分(图 3-34)。

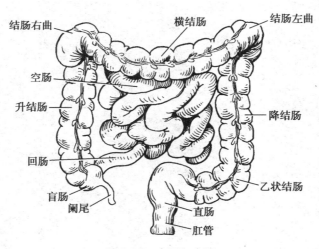

结肠右曲　横结肠　结肠左曲
空肠
升结肠　降结肠
回肠
乙状结肠
盲肠　直肠
阑尾　肛管

图 3-34 大肠和小肠

(四)直肠

直肠位于盆腔后部,上端于第 3 骶椎平面与乙状结肠相接后,沿骶骨和尾骨的前面下行穿盆膈,与肛管相续,全长 10～14cm。直肠并不直行,在矢状面上有两个弯曲,即骶曲和会阴曲,骶曲凸向后;会阴曲凸向前(图 3-35)。

直肠下段肠腔膨大,称为直肠壶腹。腔面有 2～3

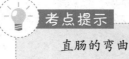

考点提示

直肠的弯曲

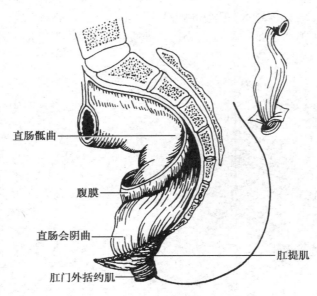

图 3-35 直肠位置与外形

个由黏膜和肠壁环形肌突入形成的半月形皱襞,称直肠横襞,其中右前壁上的一个最大且位置较恒定,距肛门约 7cm,此为直肠镜检定位的重要标志(图 3-36)。临床上行肠道内镜检查时需注意直肠的弯曲和横襞,以免损伤肠壁。

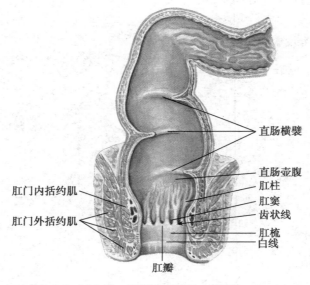

图 3-36 直肠和肛管的内腔面

(五)肛管

肛管上接直肠,末端终于肛门,长 3～4cm。肛管内面有 6～10 条纵行的黏膜皱襞,称肛柱。相邻肛柱下端之间有半月形的黏膜皱襞,称肛瓣。每相邻两个肛柱下端与肛瓣之间围成开口向上的肛窦,内常存留有粪便,易诱发感染,严重时可致肛周脓肿的发生(图 3-36)。

各肛柱下端和肛瓣连成锯齿状环形齿状线,是肛管内腔面皮肤和黏膜的分界线。齿状线上、下方肛管的动脉血供、静脉回流及神经支配等方面均存在差异。齿状线下方约1cm处有一环形区域,称肛梳或痔环。肛管黏膜和皮下有丰富的静脉丛,病理情况下静脉丛曲张可致痔的发生,在齿状线以上的痔称内痔,齿状线以下的痔称外痔。

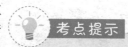

考点提示

齿状线的意义

第三节 消 化 腺

病例

患者,男,30 岁,由 5m 高处跌下 2 小时,腹痛,右下腹肌紧张,有压痛和反跳痛,肠鸣音弱,血压 80/40mmHg,脉率 120 次/min,血红蛋白 80g/L,X 线检查示右侧第 9、10肋骨折。诊断为肝破裂并第 9、10 肋骨骨折。

请问:1. 肝位置及体表投影?

2. 第 9、10 肋与肝的位置有何关系?

一、肝

肝是人体最大的消化腺,成人肝重约 1500g。肝能分泌胆汁、储存糖原,参与代谢、解毒、防御等。

(一)形态

肝呈红褐色,质软而脆,似楔形,分前、后两缘,上、下面。肝前缘较锐,后缘钝圆;肝的上面隆凸,与膈相贴,又称膈面,镰状韧带在此面将肝分为左、右两叶(图 3-37)。肝的下面凹凸不平,与腹腔脏器相邻,称脏面,其上有"H"形的浅沟,即左、右纵沟和横沟(图 3-38)。横沟即肝门,是肝左、右管,肝固有动脉、肝门静脉、神经和淋巴管等出入肝的部位。

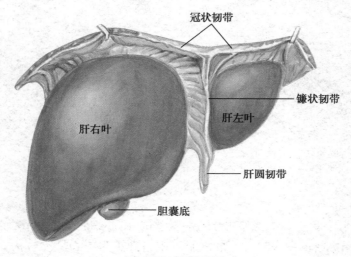

图 3-37 肝的膈面

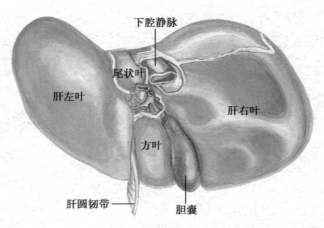

图 3-38 肝的脏面

（二）肝的位置和体表投影

肝大部分位于右季肋区和腹上区,小部分位于左季肋区。肝上界与膈穹隆一致,其最高点分别在左、右锁骨中线与第 5 肋的交点处,肝下界在右侧部分大致与右肋弓一致,在腹上区部分位于剑突下约 3 cm。7 岁以内儿童,肝下界常低于右肋弓下 1～2 cm。肝的位置随膈的运动而发生变化,在平静呼吸时,肝随膈上、下移动范围可达 2～3 cm。

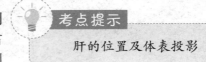

（三）肝的微细结构

肝表面覆有结缔组织被膜。肝门处的被膜伸入肝内,将肝实质分隔成许多个肝小叶(图3-39)。相邻几个肝小叶之间的区域为肝门管区。

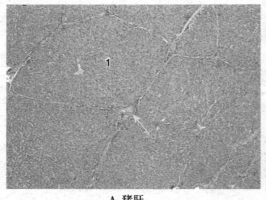 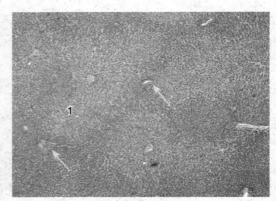

A. 猪肝   B. 人肝

图 3-39 肝小叶

1. 肝小叶；↑. 门管区

1. 肝小叶　肝小叶是肝结构和功能的基本单位,由肝细胞构成,呈多面棱柱体形,每个肝小叶中央有 1 条纵行的中央静脉。肝细胞以中央静脉为中心呈放射状单行排列,形成肝板,其横断面为肝索(图3-40,41)。

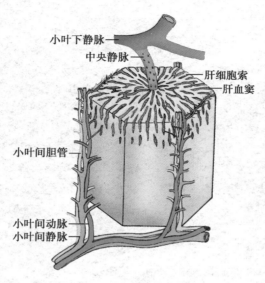

图 3-40　肝小叶立体观模式图

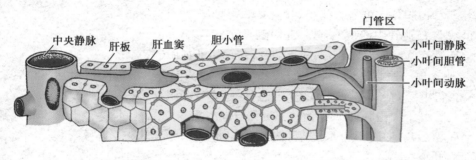

图 3-41　肝板、肝血窦与胆小管关系立体模式图

（1）肝血窦：为相邻肝板之间的不规则空隙，由一层内皮细胞围成。其内有肝巨噬细胞，具有吞噬功能。

（2）窦周隙：由肝血窦内皮细胞与肝细胞围成。是肝血窦内血液与肝细胞之间进行物质交换的场所。

（3）胆小管：位于相邻的肝细胞之间，由部分肝细胞膜向细胞质内凹陷而成。主要是将胆汁循肝小叶中央引流向周边，汇入小叶间胆管。

2. 肝门管区　内有**小叶间动脉**、**小叶间静脉**和**小叶间胆管**通过（图 3-41）。

3. 肝内血液循环　肝同时接受肝门静脉和肝固有动脉的血液供应，两者最后汇合成肝静脉出肝。

肝内血液的通路如下：

肝固有动脉 → 小叶间动脉 ↘
　　　　　　　　　　　　肝血窦 → 中央静脉 → 小叶下静脉 → 肝静脉
肝门静脉 → 小叶间静脉 ↗

知识链接

肝 移 植

肝移植俗称"换肝",是通过把健康肝脏植入人体内,取代失去功能的病肝,借以挽救濒危患者生命的外科手术方法,是目前治疗终末期肝病的唯一有效手段。

目前,世界肝移植总数已超过 13 万例,且每年以 1 万多例的速度递增,肝移植已位居肾移植外所有器官移植的第二位。在西方发达国家,目前肝移植术后一年存活率高达 90% 以上,5 年存活率在 70% ~85%,生存时间最长者已超过 30 年。大多数患者手术后能长期健康的存活,生活质量良好,能从事正常的社会生活及家庭生活。

2005 年,我国肝移植手术已经突破了 2000 例,一跃成为世界上的肝移植大国。我国拥有较为庞大的各类肝病人群,肝移植备受关注。

(四)胆囊和输胆管道

1. 胆囊 胆囊位于右季肋区,肝下面。主要功能是贮存和浓缩胆汁。胆囊呈梨形,分为胆囊底、胆囊体、胆囊颈和胆囊管四部分。胆囊底稍露出于肝前缘,胆囊充盈时,胆囊底可与腹前壁相贴,其体表投影点在右肋弓与右锁骨中线或右腹直肌外侧缘交点处稍下方。胆囊炎症时,此处可有明显压痛,临床称墨菲征阳性。

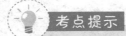考点提示

胆囊底的体表投影

2. 输胆管道 输胆管道分肝内胆道和肝外胆道两部分。肝内胆道包括胆小管和小叶间胆管;肝外胆道包括肝左管、肝右管、肝总管、胆囊管和胆总管。

胆总管在肝十二指肠韧带内下行至胰头与十二指肠降部之间,斜穿十二指肠降部中后内侧壁与胰管汇合,形成膨大的肝胰壶腹,开口于十二指肠大乳头。肝胰壶腹周围增厚的环行平滑肌为肝胰壶腹括约肌,起控制胆汁和胰液排出的作用(图 3-42)。

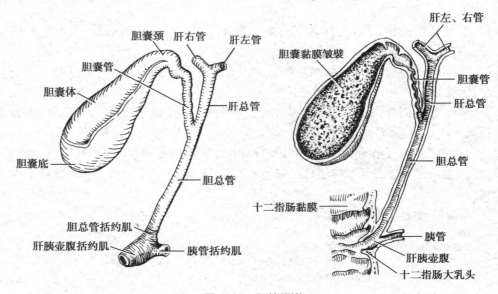

图 3-42 肝外胆道

胆汁的产生与排出途径如下:

肝细胞分泌胆汁→肝小管→小叶间胆管→肝左、右管→肝总管→胆总管→肝胰壶腹→
十二指肠大乳头→十二指肠

胆囊管

胆囊

二、胰

(一) 位置和形态

胰位于胃后方,在第 1、2 腰椎水平紧贴腹后壁,前面覆有腹膜。呈条带状,质软,色灰红。胰分为胰头、胰颈、胰体和胰尾四部分,胰头为胰右侧的膨大部分,被十二指肠环抱;左端较细,伸向脾门,称胰尾。胰实质内有一条纵贯其全长的胰管,胰管主要收集、输送胰液,其与胆总管共同开口于十二指肠大乳头(图3-43)。

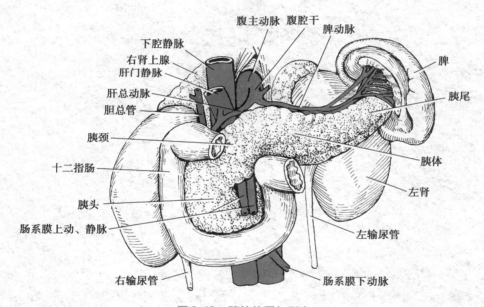

图 3-43 胰的位置与形态

(二) 胰的微细结构

胰表面覆有结缔组织被膜,被膜伸入实质内将胰分隔为许多小叶。胰实质由外分泌部和内分泌部构成。外分泌部由腺泡和导管两部分构成,分泌胰液;内分泌部即胰岛,主要由 A、B 两种细胞组成,A 细胞分泌高血糖素;B 细胞分泌胰岛素(图3-44,45)。

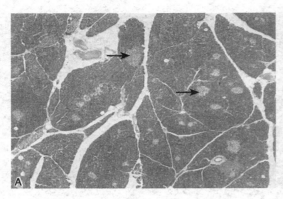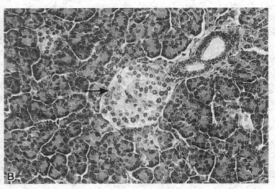

图 3-44　胰腺光镜图

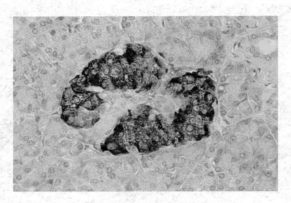

图 3-45　胰岛光镜图

第四节　腹　　膜

 病例

　　患者,女,31 岁,低热,乏力伴腹胀 3 个月,查体:腹部膨隆,腹部柔韧感,有压痛和轻反跳痛,移动性浊音阴性。入院后完善相关检查,诊断为结核性腹膜炎。

　　请问:1. 何谓腹膜?

　　　　　2. 腹膜腔是如何形成的?

　　　　　3. 人体直立时,腹膜腔内液体易积聚在何部位? 为什么?

一、腹膜与腹膜腔的概念

　　腹膜是一层薄而光滑的浆膜,呈半透明状。腹膜根据配布部位的不同分为壁腹膜和脏腹膜两部分,壁腹膜衬于腹、盆壁内面;脏腹膜覆于腹腔和盆腔脏器的表面。脏、壁腹膜相互移行形成不规则的腔隙,**称腹膜腔**,内有少量浆液。男性腹膜腔是密闭的,女性腹膜腔借子宫、输卵管、阴道与外界相通(图 3-46)。

　　腹膜有分泌、吸收、支持、保护和修复等功能。腹膜的吸收能力上腹部较下腹部强。因

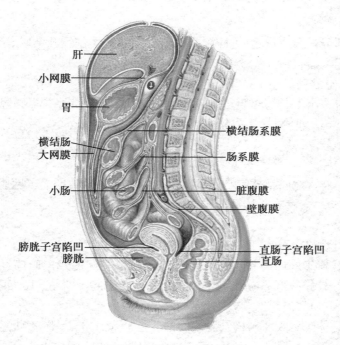

图 3-46　腹腔正中矢状面

此,临床上对腹膜炎患者或腹、盆腔手术后的患者多采取半卧位,以减缓腹膜对毒素的吸收。

二、腹膜与脏器的关系

根据腹、盆腔器官被覆腹膜范围的不同,可将腹、盆腔器官分为腹膜内位器官、腹膜间位器官和腹膜外位器官三类(图 3-47)。

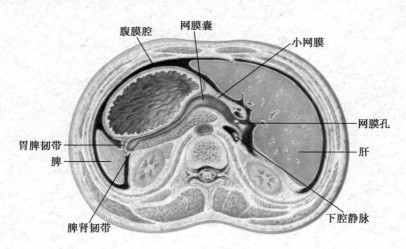

图 3-47　腹腔横断面

(一)腹膜内位器官

器官表面全部被腹膜包裹,称腹膜内位器官。如胃、十二指肠上部、空肠、回肠、盲肠、阑尾、横结肠、乙状结肠、脾、卵巢和输卵管等。此类器官活动度大。

（二）腹膜间位器官

器官表面大部分被腹膜包裹,称腹膜间位器官。如肝、胆囊、升结肠、降结肠、直肠上部、膀胱和子宫等。此类器官活动度小。

（三）腹膜外位器官

器官表面仅有一小部分被腹膜覆盖,称腹膜外位器官。如十二指肠降部和水平部、胰、肾、肾上腺、输尿管等。此类器官位置固定,几乎不能活动。

三、腹膜形成的结构

腹膜在器官与器官之间及器官与腹壁、盆壁之间相互移行,形成了网膜、系膜、韧带和陷凹等结构,这些结构对器官有连接和固定作用。

（一）网膜

网膜包括**小网膜**和**大网膜**(图 3-48)。

1. **小网膜** 是连于肝门与胃小弯和十二指肠上部之间的双层腹膜结构。其中连于肝门和胃小弯之间的部分称肝胃韧带,连于肝门和十二指肠上部之间的部分称肝十二指肠韧带。

2. **大网膜** 是连于胃大弯与横结肠之间的 4 层腹膜结构,呈围裙状悬垂于腹腔器官的前面。大网膜内有丰富的脂肪、血管和巨噬细胞,有重要的防御功能。

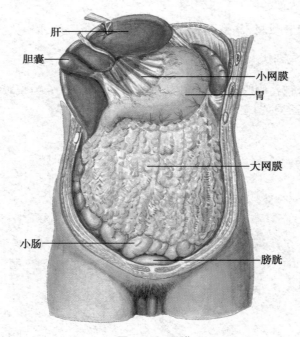

图 3-48　网膜

（二）系膜

系膜是指将肠管连于腹后壁的双层腹膜结构,内含脂肪、血管、神经、淋巴管等。主要有**小肠系膜**、**横结肠系膜**、**乙状结肠系膜**和**阑尾系膜**等(图 3-49)。

（三）韧带

韧带是连于器官与器官之间或器官与腹、盆壁之间的腹膜结构,对器官有一定的固定作

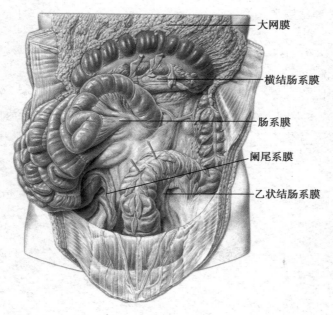

图 3-49 系膜

用。如**肝镰状韧带**、**肝冠状韧带**、**胃脾韧带**、**脾肾韧带**等。

（四）腹膜陷凹

陷凹指腹膜在盆腔器官之间移行返折形成的较大凹陷。男性有**直肠膀胱陷凹**。女性有**膀胱子宫陷凹**和**直肠子宫陷凹**（Douglas 腔）。人体处于直立位时，直肠膀胱陷凹和直肠子宫陷凹均为腹膜腔的最低部位，故腹腔的积液易集聚于此（图 3-46），临床可通过直肠穿刺和阴道后穹隆穿刺抽取积液对相关疾病进行诊断和治疗。

 本章小结

　　本章主要介绍了消化管、消化腺和腹膜。消化管为口腔至肛门之间的一系列连续管道，重点描述了咽、食管和胃的位置、形态结构及通连关系，大肠的分部及阑尾的位置，肝的位置、形态、微细结构，胆囊和输胆管道。简要叙述了腹膜和腹膜腔。

（苏艳英）

目标测试

A1 型题

1. 咽
　　A. 全程有三处狭窄　　　　B. 其后壁与气管相贴　　　C. 经梨状隐窝与喉相通
　　D. 咽隐窝位于喉咽部　　　E. 向下与食管相通

2. 阑尾
　　A. 附于结肠起始部　　　　B. 位于左髂窝内　　　　　C. 根部是三条结肠带集中之处
　　D. 属腹膜膜间位器官　　　E. 与回肠相通

3. 具有肠脂垂和结肠带的是
   A. 回肠　　　　　　　B. 直肠　　　　　　　C. 空肠
   D. 十二指肠　　　　　E. 结肠

4. 关于肝,错误的是
   A. 肝右叶小、左叶大　　　　　　　　B. 呈不规则的楔形
   C. 肝右纵沟后部有下腔静脉通过　　　D. 镰状韧带位于肝的膈面
   E. 分隔肝左、右叶的结构为肝圆韧带

5. 临床所说的胃窦是指
   A. 胃底　　　　　　　B. 胃体　　　　　　　C. 贲门部
   D. 幽门部　　　　　　E. 胃小弯

第四章　呼吸系统

学习目标

1. 掌握:上、下呼吸道的概念;鼻腔的分部和形态结构;鼻旁窦的名称和开口;喉的位置和喉软骨的名称;左、右主支气管的形态特点和临床意义;肺的位置与形态;胸膜和肺的体表投影。
2. 熟悉:呼吸系统的组成和功能;肺的微细结构;胸膜与胸膜腔的概念;壁胸膜的分部、肋膈隐窝的位置及临床意义;纵隔的概念和分部。
3. 了解:肺的血管。

第一节　概　　述

一、呼吸系统的组成

　　呼吸系统由**呼吸道**和**肺**两部分组成。呼吸系统的主要功能是进行气体交换,即吸入氧气和呼出二氧化碳。此外还有嗅觉、发音、内分泌等功能。其中,呼吸道是传送气体的通道,

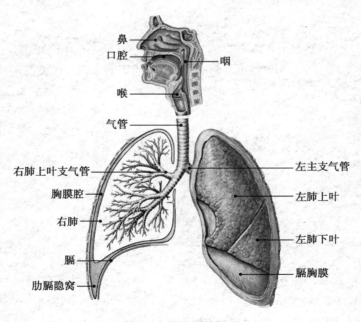

图4-1　呼吸系统概观

而肺是进行气体交换的器官(图 4-1)。

知识链接

德国科学家贝林

　　德国科学家贝林 1874 年进入柏林的威廉皇帝军医学院,1878 年获得博士学位,1889 年受罗伯特科赫邀请进入柏林传染病研究所,研究血清疗法和被动免疫,提出"抗毒免疫"一词。1907 年起,他的研究转入肺结核,发明了牛结核菌苗,成功地突破了治愈结核病的第一道关口,为人类医疗事业做出了贡献。

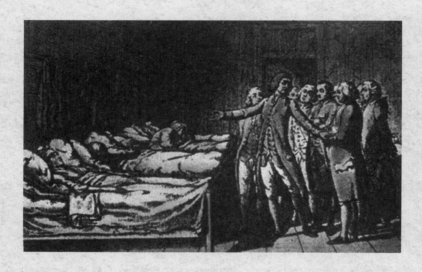

二、上、下呼吸道的概念

　　呼吸道包括鼻、咽、喉、气管和各级支气管。临床上通常把鼻、咽和喉称为**上呼吸道**,把气管和各级支气管称为**下呼吸道**。

考点提示

　　呼吸系统的组成和上、下呼吸道的概念

第二节 呼 吸 道

病例

　　患者,男,16 岁。1 年来多次因感冒出现鼻塞,头痛,流黄脓鼻涕。4 天前又因感冒出现头痛,持续性鼻塞,并伴有黄脓鼻涕来院就诊。鼻腔检查:外鼻无畸形,鼻中隔略向左偏曲,双侧下鼻甲苍白肿胀,双侧下鼻道有大量黄脓样分泌物。临床诊断慢性鼻窦炎。

　　请问:1. 鼻有哪几部分组成?

　　　　　2. 鼻旁窦有哪几对? 各开口于何处?

　　　　　3. 哪对鼻旁窦易发生慢性炎症?

一、鼻

鼻是呼吸道的起始部分,能净化吸入的空气并调节其温度和湿度,它也是嗅觉器官,还可辅助发音。鼻可分为**外鼻**、**鼻腔**和**鼻旁窦**三部分。

(一)外鼻

外鼻位于面部中央,呈锥体形,由骨和软骨作支架,外覆皮肤和少量皮下组织,内衬黏膜。外鼻上端较窄,位于两眼之间为**鼻根**,向下延续的狭长部分为**鼻背**,下端高突的部分为**鼻尖**,鼻尖两侧向外方膨隆的部分为**鼻翼**,当患者呼吸困难时,可出现鼻翼扇动。由鼻翼向外下方至口角的浅沟称**鼻唇沟**,面瘫患者患侧鼻唇沟变浅或消失。外鼻下端有一对**鼻孔**,是气体出入呼吸道的门户。

(二)鼻腔

鼻腔由骨和软骨围成,其内面衬以黏膜和皮肤。鼻腔被鼻中隔分为左、右两腔。鼻腔向前下经鼻孔通外界,向后经鼻后孔通鼻咽部。每侧鼻腔分鼻前庭和固有鼻腔两部分(图4-2,3)。

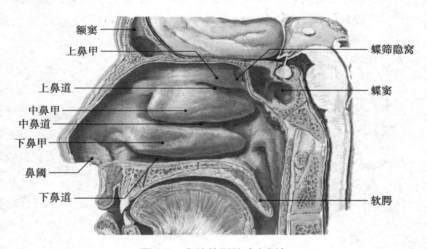

图 4-2　鼻腔外侧壁(右侧)

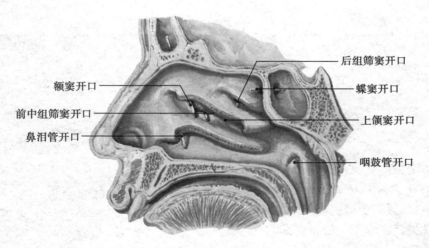

图 4-3　鼻旁窦及鼻泪管的开口

1. **鼻前庭** 为鼻翼所遮盖部分,内面衬以皮肤,长有鼻毛,有滤过灰尘和净化空气的作用,此处缺乏皮下组织,故发生疖肿时,疼痛甚剧。

2. **固有鼻腔** 为鼻腔的主要部分,由骨性鼻腔内衬黏膜构成,其形态与骨性鼻腔基本一致。鼻中隔为两侧鼻腔共同的内侧壁,其位置多偏向一侧,偏向左侧者多见。在鼻中隔前下部的黏膜内血管丰富而表浅,受外伤或干燥空气刺激,血管易破裂而出血,故临床上称易出血区或 Little 区。外侧壁有三个鼻甲突向鼻腔,由上而下依次为上鼻甲、中鼻甲和下鼻甲,各鼻甲下方的间隙分别叫上鼻道、中鼻道和下鼻道。在上鼻甲后上方与鼻腔顶部之间的凹陷称蝶筛隐窝。下鼻道的前端有鼻泪管开口。

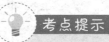

考点提示

鼻出血的常见部位

固有鼻腔的黏膜按生理功能可分为嗅区和呼吸区。**嗅区**位于上鼻甲以上和与其相对的鼻中隔以上的黏膜。**呼吸区**即为嗅区以外的黏膜部分。

(三)鼻旁窦

鼻旁窦有四对,即上颌窦、额窦、筛窦和蝶窦,筛窦又分为前、中、后三组,四对鼻旁窦分别位于同名颅骨内(图4-4,表4-1)。

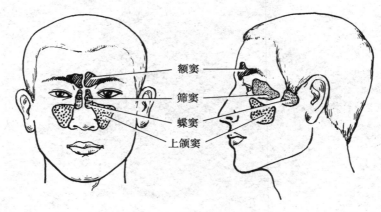

图 4-4 鼻旁窦体表投影

表 4-1 鼻旁窦的位置和开口

名称	位置	开口
上颌窦	上颌骨	中鼻道
额窦	额骨	中鼻道
筛窦	筛骨	中鼻道、上鼻道
蝶窦	蝶骨	蝶筛隐窝

由于鼻旁窦的黏膜在窦口处与鼻黏膜相延续,故鼻腔黏膜的炎症易同时引起鼻窦炎。其中上颌窦窦腔最大,开口位置高于窦腔底,分泌物不易排出,故上颌窦的慢性炎症在临床上最为多见。

考点提示

鼻旁窦的名称及其各自开口部位

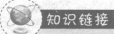

知识链接

上颌窦是鼻旁窦中最大的一对,窦腔开口于中鼻道,窦口高于窦底,所以上颌窦炎症时,脓液常引流不畅,易于积脓。临床上慢性鼻窦炎以上颌窦炎多见,其中常用治疗方法之一行上颌窦穿刺冲洗清除脓液。

上颌窦穿刺冲洗术是将穿刺针经上颌窦内侧壁穿入窦腔内,用生理盐水冲洗窦腔,使脓液经窦口流出,也可向窦腔内注入药物进行消炎治疗。

二、喉

喉既是呼吸道,又是发音器官。

(一)喉的位置和毗邻

喉位于颈前部正中,喉前方被皮肤、筋膜和舌骨下肌群覆盖,后方是咽,两侧有颈部大血管、神经和甲状腺侧叶。成年人喉上界约平对第 4、5 颈椎体之间,下界平对第 6 颈椎体下缘。女性略高于男性、小儿略高于成人,老年人较低。

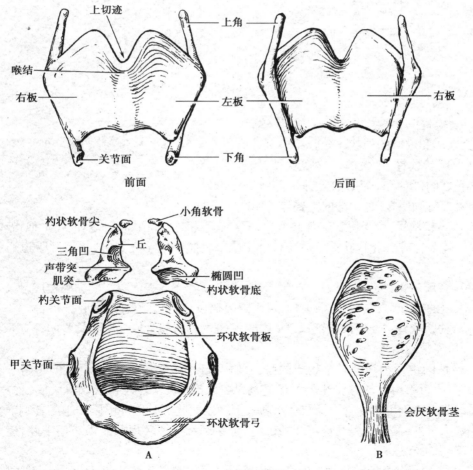

图 4-5　分离的喉软骨

喉向上借甲状舌骨膜与舌骨相连,向下与气管相续,后方与喉咽紧密相连,故吞咽和发音时喉可上、下移动。

(二)喉的组成

喉是复杂的中空性器官,以软骨为支架,借关节、韧带和肌肉连接而成,内衬黏膜(图4-5,6)。

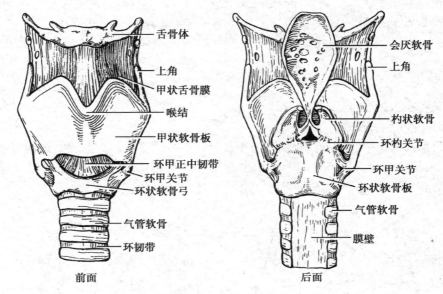

左图标注(前面):舌骨体、上角、甲状舌骨膜、喉结、甲状软骨板、环甲正中韧带、环甲关节、环状软骨弓、气管软骨、环韧带

右图标注(后面):会厌软骨、上角、杓状软骨、环杓关节、环甲关节、环状软骨板、气管软骨、膜壁

前面　　　　　后面

图 4-6　喉软骨连结

1. **喉软骨**　主要有不成对的甲状软骨、环状软骨、会厌软骨和成对的杓状软骨。

(1)**甲状软骨**:最大的一块喉软骨,位于舌骨和环状软骨之间,甲状软骨的前上部向前突出称喉结,在成年男性特别明显,是颈部的重要体表标志。

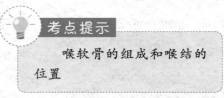

考点提示

喉软骨的组成和喉结的位置

(2)**环状软骨**:位于甲状软骨的下方,下与气管相连。环状软骨呈环状,形似指环,是颈部重要的体表标志。环状软骨是喉与气管中唯一完整的环形软骨,对维持呼吸道通畅有重要作用。

(3)**会厌软骨**:位于甲状软骨的后上方,会厌软骨连通表面覆盖的黏膜构成会厌。会厌位于喉入口的前方,当吞咽时,喉上提,会厌封闭喉口,防止食物进入喉腔。

(4)**杓状软骨**:位于环状软骨板的上方,每侧的杓状软骨底与甲状软骨间都有一条声韧带相连,是声带的结构基础。

2. **弹性圆锥**　为弹性纤维构成的膜性结构,自甲状软骨前端的后面,向下附于环状软骨上缘,向后附于杓状软骨。此膜上缘游离,紧张于甲状软骨与杓状软骨之间,称声韧带。弹性圆锥前部连于甲状软骨下缘与环状软骨上缘之间的部分称环甲膜。当患者咽喉部发生急性阻塞而窒息,又不具备气管切开条件时,将穿刺针穿透环甲膜刺入声门下腔,建立临时呼吸通道,以抢救患者生命。

3. **喉肌**　是附着于喉软骨上的细小骨骼肌。可控制发音的强弱,调节音调和通气量。

4. **喉腔及喉黏膜** 喉腔由喉软骨、韧带、喉肌和喉黏膜等共同围成,向上经喉口通喉咽,向下通气管。

喉腔中部的侧壁上有上、下两对呈前、后方向走行的黏膜皱襞(图4-7),上方的一对为前庭襞,左、右两侧前庭襞之间的裂隙称前庭裂;下方的一对为声襞,左、右两侧声襞之间的裂隙称声门裂,声门裂是喉腔最狭窄的部位。发音时,呼出的气流通过声门裂,可以引起声带振动,发出声音(图4-7,8)。

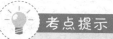

考点提示

喉腔的分部,声门裂的概念,声门下腔的结构特点及临床意义

喉腔借两对皱襞分为3部分:①从喉口至前庭裂之间的部分称喉前庭;②前庭裂至声门裂之间的部分称喉中间腔;③声门裂至环状软骨下缘之间的部分称声门下腔,该处黏膜下组织较疏松,炎症时易引起水肿,尤其是婴幼儿喉腔较窄小,喉水肿时容易引起喉阻塞而导致呼吸困难(图4-9)。

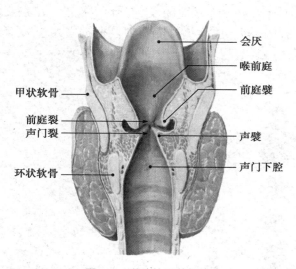

会厌
喉前庭
甲状软骨
前庭襞
前庭裂
声门裂
声襞
环状软骨
声门下腔

图4-7 喉腔的冠状切面

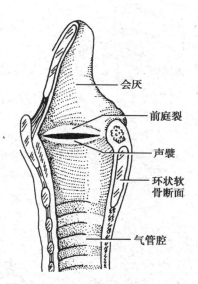

会厌
前庭裂
声襞
环状软骨断面
气管腔

图4-8 喉的正中矢状切面

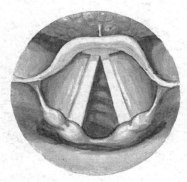

声门开放

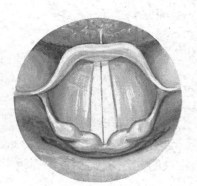

声门关闭

图4-9 声门

三、气管与主支气管

（一）气管

气管位于食管前方，上端平第 6 颈椎体下缘与喉相接，向下至胸骨角平面分为左、右主支气管，分权处称**气管权**。在气管权内面有一向上凸并略偏向左的半月状嵴，称**气管隆嵴**，是气管镜检查定位的标志。

气管以颈静脉切迹为界分为颈部和胸部。颈部位于颈部正中，位置表浅，在颈静脉切迹上方可以摸到。在第 2～4 气管软骨环的前方有甲状腺峡，两侧有甲状腺侧叶和颈部大血管，后方与食管相邻。临床上抢救急性喉阻塞患者时，常选择在 3～5 气管软骨环处行气管切开术。

> 💡 **考点提示**
>
> 气管切开的部位，左、右支气管的区别及临床意义

（二）主支气管

主支气管左、右各一，自气管发出，行向下外方，分别经左、右肺门入肺。左主支气管细而长，走行方向较水平；右主支气管粗而短，走行方向较垂直。根据右主支气管的走行和形态特点，以及气管隆嵴常偏向左侧，故误入气管腔的异物多坠入右主支气管（图 4-10）。

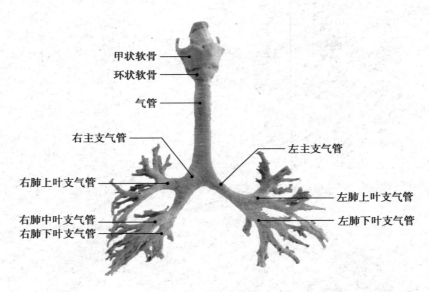

图 4-10 气管与主支气管

甲状软骨
环状软骨
气管
右主支气管
左主支气管
右肺上叶支气管
左肺上叶支气管
右肺中叶支气管
左肺下叶支气管
右肺下叶支气管

（三）气管与主支气管的微细结构

气管与支气管管壁由内向外依次分为黏膜、黏膜下层和外膜三层。黏膜下层有较多的气管腺。外膜由透明软骨、平滑肌和结缔组织构成（图 4-11）。

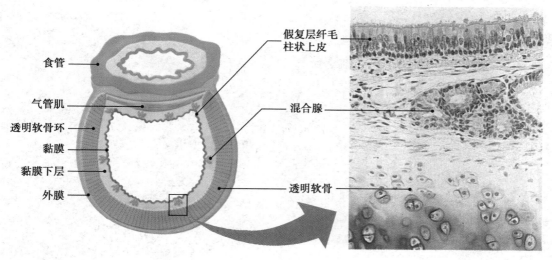

食管
气管肌
透明软骨环
黏膜
黏膜下层
外膜

假复层纤毛柱状上皮
混合腺
透明软骨

图 4-11 气管壁的微细结构（横切面）

知识链接

气管异物是常见的凶险性意外事故,气管异物多发生于幼儿(据统计,7 岁以内儿童多见,尤其以刚学会走路到 2 岁间的小儿发病多,死亡率高)。急救时救护者:取坐位,让小儿面向前坐于救护者的腿上,然后救护者用两手的中指和示指,用力向后上方挤压小儿的上腹部,压后随即放松,重复进行。对年龄稍大一点的小儿,可让其趴在救护者的膝盖上,头朝下,捶其背部。

第三节 肺

病例

患者,男,26 岁,3 天前体检时发现右下肺叶肿块。CT 检查报告:右肺下叶背段占位性病变,右肺门淋巴结肿大。病理诊断为右肺下叶中分化腺癌。癌旁组织为慢性非特异性间质性炎伴陈旧出血。临床诊断:右肺下叶肺癌。

请问:1. 肺位于何处?

2. 左、右肺各分几叶?

3. 肺实质分哪两部分?

一、肺的位置与形态

肺位于胸腔内,纵隔的两侧,膈的上方,左、右各一。肺质软,呈海绵状,富有弹性。幼儿的肺呈淡红色;成人由于吸入空气中的尘埃沉积于肺内,肺呈深灰色或蓝黑色,部分呈棕黑色。

肺表面被覆有脏胸膜,光滑润泽。每侧肺呈半圆锥形,左肺狭长,右肺宽短。具有一尖、一底、两面、三缘(图4-12,13)。

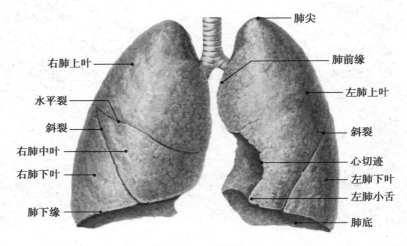

图 4-12 肺的形态

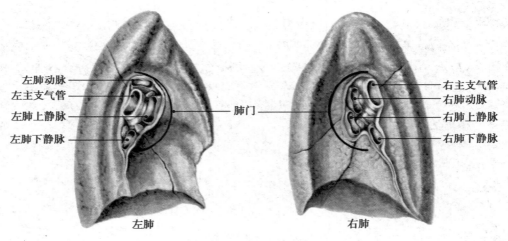

左肺

右肺

图 4-13 肺的内侧面

肺尖钝圆,经胸廓上口突至颈根部,高出锁骨内侧 1/3 上方 2~3cm,因此,在锁骨上方进针时,要避免损伤肺尖造成气胸;**肺底**(又称膈面)贴于膈肌上面;**肋面**圆凸,外与肋和肋间隙相邻;**纵隔面**(又称内侧面)与纵隔相邻,其中央有一椭圆形的凹陷,称**肺门**,是主支气管、肺动脉、肺静脉、神经和淋巴管等出入肺的部位。这些出入肺门的结构被结缔组织包绕构成**肺根**。肺前缘锐利,左肺前缘下部有一弧形凹陷,称**心切迹**。**肺后缘**圆钝;**肺下缘**较薄。左肺分为上、下两叶;右肺除有斜裂外,还有一起自斜裂的**水平裂**,将右肺分为上、中、下三叶。

主支气管进入肺门后,左主支气管分上、下两支,右主支气管分上、中、下三支,进入相应的肺,构成**肺叶支气管**。肺叶支气管在各肺叶再分为**肺段支气管**。肺段支气管在肺内反复分支,形成树枝状结构,称**支气管树**。每一肺段支气管及其分支和所属的肺组织

考点提示

肺的位置、形态及肺根的概念

构成一个**支气管肺段**,简称肺段,临床上常以肺段为单位进行病变的定位诊断或肺段切除术。

二、肺的微细结构

肺的表面覆一层光滑的浆膜,即胸膜的脏层。肺组织分为实质和间质两部分,肺内结缔组织、血管、淋巴管和神经等为间质成分,肺内各级支气管及其末端的肺泡为肺的实质。肺实质部分根据功能不同,可分为**导气部**和**呼吸部**(图4-14)。

(一)导气部

导气部包括肺叶支气管、肺段支气管、小支气管、细支气管和终末细支气管。只有传送气体的功能,不能进行气体交换。每条细支气管及各级分支和其所属的肺泡构成一个**肺小叶**。肺小叶呈锥体形,其尖端朝向肺门,底向着肺表面,透过胸膜的脏层可见肺小叶底部的轮廓。临床上小叶性肺炎系指肺小叶范围内的病变。

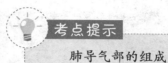

考点提示

肺导气部的组成

导气部的结构与主支气管基本相似,也分为黏膜、黏膜下层和外膜三层。但随分支的增多,管径渐小,管壁渐薄,管壁结构也逐渐变化。管壁内的平滑肌逐渐增多,从细支气管至终末细支气管,最终形成完整的环形肌层。因此,平滑肌的收缩与舒张,可直接控制管腔的大小,从而影响出入肺泡的气体量。若平滑肌痉挛收缩,可使管腔持续狭窄,造成呼吸困难。

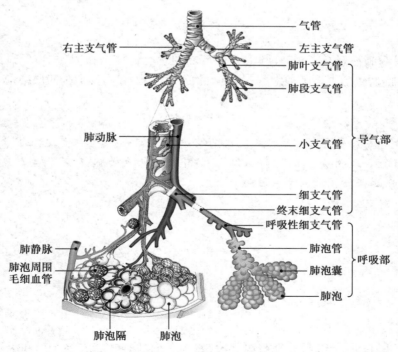

图4-14 肺内结构模式图

（二）呼吸部

呼吸部是进行气体交换的部分,包括呼吸性支气管、肺泡管、肺泡囊和肺泡。

肺泡为多面体形的囊泡,肺泡是由单层上皮细胞构成的半球状囊泡。肺泡壁极薄,由两种肺泡上皮细胞构成:一类是**Ⅰ型肺泡细胞**,覆盖肺泡表面的绝大部分,参与构成气-血屏障;另一类是**Ⅱ型肺泡细胞**,嵌在Ⅰ型肺泡细胞之间,能分泌表面活性物质(磷脂类物质),具有降低肺泡表面张力,稳定肺泡形态的作用(图4-15)。肺泡与肺泡之间为肺泡隔,内含丰富的毛细血管、弹性纤维和肺巨噬细胞。巨噬细胞在吞噬灰尘后称为**尘细胞**。

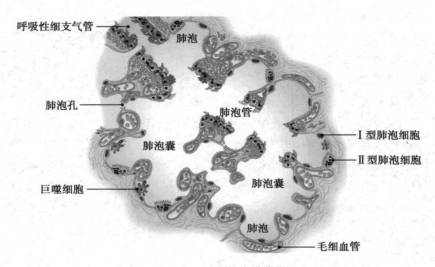

图 4-15 肺泡结构模式图

毛细血管与肺泡壁紧密相贴,肺泡与血液之间进行气体交换时,气体经过的结构称**气-血屏障**(呼吸膜),包括Ⅰ型肺泡细胞、基膜、毛细血管基膜和内皮细胞四层结构。

 知识链接

> 矽肺是一种严重危害劳动人民健康的职业病,主要是由于生产过程中长期吸入大量含游离二氧化硅的粉尘所引起的以肺纤维化改变为主的肺部疾病,主要表现为结节阴影、网状阴影和(或)大片融合病灶。

第四节 胸膜与纵隔

一、胸膜与胸膜腔

（一）胸膜

胸膜是一层光滑的浆膜,分别被覆于左、右肺表面、胸壁内面、膈上面和纵隔的两侧面。贴在肺表面的胸膜叫**脏胸膜**;贴在胸壁内面,膈上面和纵隔两侧面的胸膜叫**壁胸膜**。

壁胸膜:依其所贴附的部位不同可分为以下四个部分。

（1）**膈胸膜**：贴附于膈的上面，与膈紧密相连，不易剥离。

（2）**肋胸膜**：贴于肋骨与肋间肌的内面，较易剥离。

（3）**纵隔胸膜**：贴附与纵隔的两侧面。

（4）**胸膜顶**：伸向颈根部，覆盖于肺尖上方，高出锁骨内侧 1/3 上方 2～3cm。

（二）胸膜腔

胸膜腔由脏胸膜与壁胸膜在肺根处相互移行而形成密闭的潜在性腔隙。左、右各一，互不相通，内含少量浆液，可减少呼吸时的摩擦。胸膜腔内的压力为负压，使脏胸膜和壁胸膜紧密相贴，故胸膜腔只是两个潜在性腔隙（图 4-16）。

考点提示

壁胸膜的分部，胸膜腔和肋膈隐窝的概念

肋胸膜与膈胸膜相互转折形成**肋膈隐窝**，位于肺下缘的下方，是人体直立状态下胸膜腔的最低处，胸膜腔积液首先集聚于此处，临床上常在此处进行胸膜腔穿刺抽液。肋膈隐窝同时也是易发生粘连的部位。

二、肺和胸膜的体表投影

肺的前界几乎与胸膜前界相同。肺尖与胸膜顶的体表投影一致，高出锁骨内侧 1/3 上方 2～3cm。

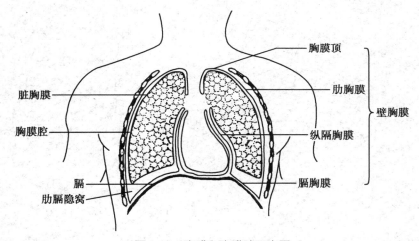

图 4-16 胸膜和胸膜腔示意图

平静呼吸时，两肺的下界，在锁骨中线处与第 6 肋相交，在腋中线与第 8 肋相交，在肩胛线处与第 10 肋相交，继续向内侧，最后终于第 10 胸椎棘突的外侧。深呼吸时，两肺的下界均可向上、下移动 2～3cm。

胸膜的体表投影是指壁胸膜各部分互相移行形成的反折线在体表的投影位置。胸膜的前界为肋胸膜与纵隔胸膜前缘之间的反折线。胸膜的下界为肋胸膜与膈胸膜的反折线。右侧自第 6 胸肋关节、左侧自第 6 肋软骨中点起始，两侧均转向外下方，在锁骨

考点提示

胸膜下界与肺下界的体表投影

中线与第 8 肋相交，在腋中线与第 10 肋相交，并转向后内侧，在肩胛线处与第 11 肋相交，在后正中线处平第 12 胸椎棘突高度（图 4-17，表 4-2）。

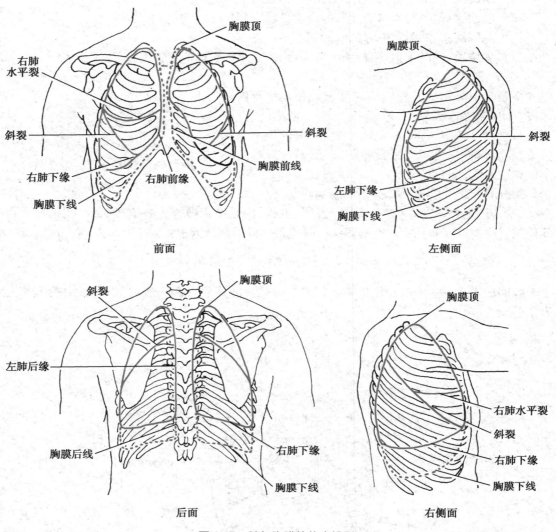

图 4-17 肺与胸膜的体表投影

表 4-2 肺下界和胸膜下界的体表投影

	锁骨中线	腋中线	肩胛线	后正中线
肺下界	第 6 肋	第 8 肋	第 10 肋	第 10 胸椎棘突
胸膜下界	第 8 肋	第 10 肋	第 11 肋	第 12 胸椎棘突

三、纵隔

纵隔是左、右纵隔胸膜之间所有器官、组织结构的总称。

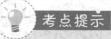

考点提示

纵隔的概念及分部

纵隔的前界为胸骨,后界为脊柱胸部,两侧为纵隔胸膜,上界为胸廓上口,下界为膈。以胸骨角和第4胸椎体下缘平面为界,将纵隔分为上、下纵隔(图4-18)。下纵隔以心包为界分为三部分:前纵隔、中纵隔和后纵隔。

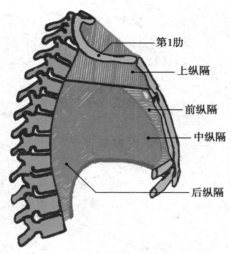

第1肋
上纵隔
前纵隔
中纵隔
后纵隔

图4-18 纵隔的分部

 本章小结

　　本章主要介绍呼吸系统的组成和功能。呼吸系统由呼吸道和肺组成。呼吸道是传送气体的通道,肺是进行气体交换的器官。胸膜分为脏胸膜和壁胸膜。脏胸膜与壁胸膜在肺根处相互移行而形成密闭的潜在性腔隙称为胸膜腔。肋胸膜与膈胸膜相互转折形成肋膈隐窝。纵隔是左、右纵隔胸膜之间所有器官、组织结构的总称。

(牛玉英)

 目标测试

A1 型题

1. 上呼吸道包括
 A. 气管和主支气管　　　　B. 咽和喉　　　　　　C. 鼻、咽、喉
 D. 鼻和咽　　　　　　　　E. 鼻、咽、喉和气管
2. 鼻黏膜易出血部位
 A. 下鼻甲　　　　　　　　B. 中鼻甲　　　　　　C. Little 区
 D. 上鼻甲　　　　　　　　E. 鼻中隔上部
3. 气管切开常选部位
 A. 第1~3气管软骨处　　　B. 第2~4气管软骨处　　C. 第3~5气管软骨处
 D. 第4~6气管软骨处　　　E. 第5~7气管软骨处
4. 喉炎时易引起水肿的部位在
 A. 喉室　　　　　　　　　B. 喉中间腔　　　　　　C. 喉口

D. 喉前庭　　　　　　　　　　E. 声门下腔

5. 站立时腔内分泌物不易流出的鼻旁窦是

　　A. 上颌窦　　　　　　　　B. 额窦　　　　　　　　C. 筛窦前中群

　　D. 筛窦后群　　　　　　　E. 蝶窦

6. 进行气管镜检查时,气管权的定位标志是

　　A. 气管隆嵴　　　　　　　B. 气管壁　　　　　　　C. 环状软骨

　　D. 第4胸椎体上缘　　　　E. 气管软骨

7. 关于肺的描述正确的是

　　A. 位于胸膜腔内　　　　　B. 肺尖位于胸廓内　　　C. 右肺较宽短,左肺较狭长

　　D. 膈面有肺门　　　　　　E. 左肺分3叶

8. 肋膈隐窝位于

　　A. 脏、壁胸膜移行处　　　　　　B. 肋胸膜与膈胸膜移行处

　　C. 胸膜顶处　　　　　　　　　　D. 膈胸膜与纵隔胸膜移行处

　　E. 肺裂深处

9. 平静呼吸时肺下界的体表投影在腋中线相交于

　　A. 第5肋　　　B. 第6肋　　　C. 第7肋　　　D. 第8肋　　　E. 第9肋

第五章　泌　尿　系　统

1. 掌握:肾的形态与位置;输尿管的位置与狭窄;女性尿道的位置与特点。
2. 熟悉:泌尿系统的组成及功能;肾的被膜、剖面结构与毗邻;膀胱的形态与分部、位置与毗邻;肾区、滤过膜、膀胱三角的概念。
3. 了解:肾、膀胱的微细结构;肾的血液循环特点;输尿管的形态。

　　泌尿系统由肾、输尿管、膀胱及尿道组成(图 5-1)。肾是人体重要的排泄器官,通过排泄代谢废物和无机盐、水分等参与机体体液量、电解质和酸碱平衡调节,对保持人体内环境的相对稳定起到重要作用。

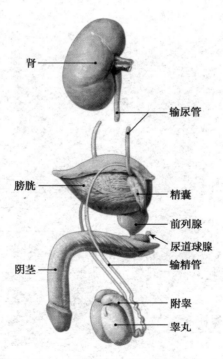

图 5-1　男性泌尿系统组成概况

第一节 肾

病例

患者,男,35 岁,左腰部受伤后出现腰痛。查体:血压 125/90mmHg,脉搏 50 次/分,左肾区叩痛,腹膜刺激征(−)。尿常规检查:红细胞 5 ~ 10 个/HP。

请问:1. 何器官损伤?

2. 受损器官位于何处?

3. 肾区位于何处?

一、肾的形态

肾是实质性器官,左、右各一,新鲜时呈红褐色。形似蚕豆,可分为上、下两端,前、后两面,内、外侧两缘(图5-2)。肾的前面较凸,后面较平坦。上端宽薄,下端窄厚。外侧缘凸隆;内侧缘中部凹陷,称**肾门**,为肾的动脉、静脉、神经、淋巴管及肾盂出入肾的部位。出入肾门各结构被结缔组织包裹,统称**肾蒂**。右侧肾蒂较左侧短。肾门伸入肾实质内形成的腔隙称**肾窦**,内有肾小盏、肾大盏、肾盂和肾血管、淋巴管、脂肪等结构。

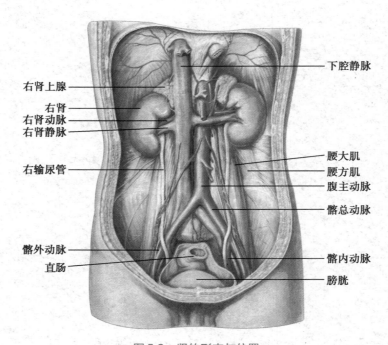

图 5-2　肾的形态与位置

二、肾的位置与毗邻

（一）肾的位置

肾位于脊柱两侧,腹膜的后方,紧贴腹后壁。左肾上端约平第11胸椎体下缘,下端约平第2腰椎体下缘;受肝影响,右肾比左肾约低半个椎体的高度,即右肾上端约平第12胸椎体上缘,下端约平第3腰椎体上缘。左肾后面的中部和右肾后面的上部有第12肋斜过。肾门的体表投影点称**肾区**,位于腰背部的竖脊肌外侧缘与第12肋之间的夹角内,约平第1腰椎椎体平面。肾炎、肾盂炎等肾疾病患者在此处可有叩击痛。肾的位置可因年龄、性别、体型等的不同而存在个体差异(图5-3)。

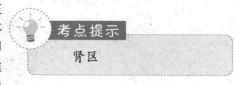

考点提示

肾区

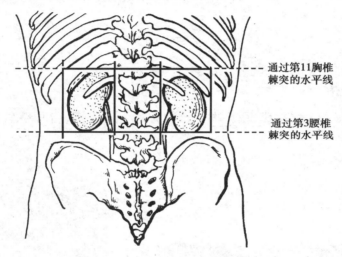

通过第11胸椎棘突的水平线

通过第3腰椎棘突的水平线

图5-3 肾的体表投影（背面观）

（二）肾的毗邻

两肾上端与肾上腺相邻。右肾邻下腔静脉,左肾前面外上部与胃底、脾相邻,中部与胰尾和脾血管接触,下部则与空肠和结肠左曲相邻。右肾前面上部与肝右叶相接触,中部邻贴十二指肠降部,下部与结肠右曲、小肠毗邻。两肾后面的上1/3与膈相邻,下部自内侧向外侧则依次与腰大肌、腰方肌和腹横肌毗邻(图5-4,5)。

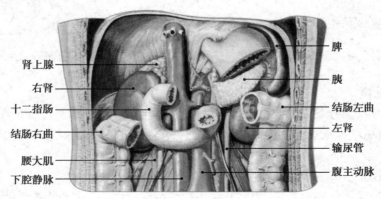

肾上腺
右肾
十二指肠
结肠右曲
腰大肌
下腔静脉
脾
胰
结肠左曲
左肾
输尿管
腹主动脉

图5-4 肾的毗邻（前面）

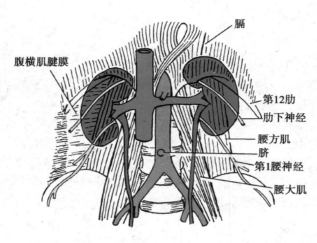

图5-5 肾的毗邻（后面）

三、肾的被膜

肾的表面包裹有3层被膜,由内向外依次排列为纤维囊、脂肪囊与肾筋膜(图5-6,7)。

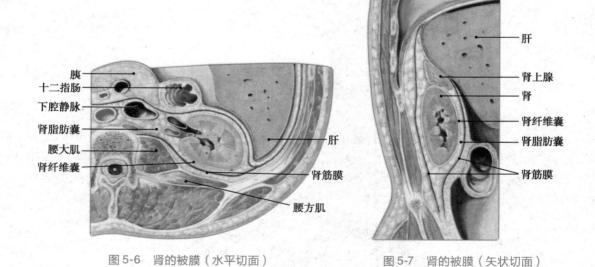

图5-6 肾的被膜（水平切面）　　　　图5-7 肾的被膜（矢状切面）

（一）纤维囊

纤维囊为紧贴于肾表面的致密结缔组织薄膜,含丰富弹性纤维。正常情况下,纤维囊易与肾剥离;在肾患结核或炎性粘连时,则不易剥去。在肾破裂修复或肾部分切除时,需缝合该膜。

（二）脂肪囊

脂肪囊在纤维囊外周包裹肾,为脂肪组织构成的囊状结构,对肾起弹性垫作用从而保护和支持肾。临床上进行肾囊封闭时,药物即注射入此层。

(三)肾筋膜

肾筋膜位于脂肪囊的外面,由致密结缔组织构成,分前、后两层,其间有输尿管通过。

肾的被膜、肾血管、肾的邻近器官、腹膜和腹内压等因素对维持肾的正常位置有重要作用。当上述因素异常时,可导致肾下垂或游走肾。

四、肾的内部结构

肾实质可分为浅层的皮质和深层的髓质两部分(图5-8)。肾皮质突入肾髓质的部分称**肾柱**。**肾髓质**主要由15~20个肾锥体组成。**肾锥体**呈圆锥状,底部朝向皮质,尖端钝圆,朝向肾窦,称**肾乳头**。其尖端有许多乳头管的开口,尿液由此流入肾窦的肾小盏。

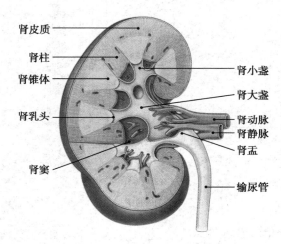

图5-8 肾的冠状切面

肾窦中,**肾小盏**为漏斗状的膜性短管,包绕肾乳头;2~3个肾小盏合成一个**肾大盏**;2~3个肾大盏再汇成一个扁平漏斗状的间隙,称**肾盂**。肾盂出肾门后逐渐变细,约在第2腰椎上缘水平移行为输尿管。

五、肾的微细结构

肾实质由大量泌尿小管构成,其间有少量的结缔组织、血管、淋巴管和神经等构成肾间质。泌尿小管由肾单位和集合小管两部分组成(图5-9)。

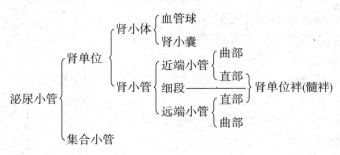

123

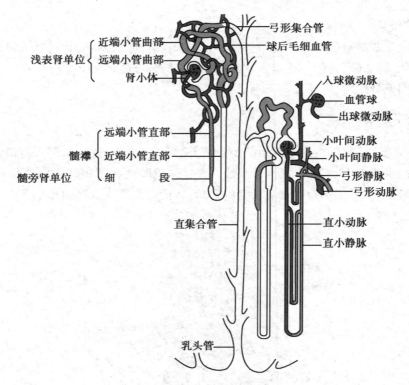

图 5-9 泌尿小管和肾血管模式图

（一）肾单位

肾单位是肾的结构和功能的基本单位,由肾小体与肾小管两部分组成。每个肾约有 100 万 ~ 150 万个肾单位,它们与集合小管共同行使泌尿功能。

1. **肾小体** 因呈圆球形,故又称**肾小球**,由血管球与肾小囊组成(图 5-10)。

（1）**血管球**:是介于入球微动脉与出球微动脉之间的一团蟠曲的毛细血管,由肾小囊包裹。入球微动脉粗短,出球微动脉细长,使得毛细血管祥内血压较高;毛细血管为有孔型(图 5-11),有利于血液中的小分子物质滤出到肾小囊腔形成原尿。

（2）**肾小囊**:是肾小管起始端膨大凹陷而成的杯状双层囊。囊内有一**肾小囊腔**,连接肾小管。肾小囊内层为足细胞,足细胞的突起成栅栏状紧贴在有孔毛细血管基膜外面,突起间有一宽约 25nm 的裂隙,称**裂孔**(图 5-11)。孔上覆盖一层隔膜,称**裂孔膜**。

当血液流经血管球时,血浆内小分子物质经毛细血管有孔内皮、基膜和足细胞裂孔膜滤入肾小囊腔形成原尿。这三层结构统称**滤过屏障**或**滤过膜**(图 5-12)。在滤过膜受损(如肾小球肾炎)时,大分子蛋白质甚至血细胞也可通过滤过膜漏出,随尿液排出体外,出现蛋白尿或血尿。

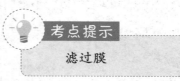

考点提示

滤过膜

2. **肾小管** 由单层上皮围成,与肾小囊壁层相续,可分为近端小管、细段和远端小管三部分(图 5-13)。肾小管具有重吸收原尿中的某些成分和排泄等作用。

（1）**近端小管**:分为曲部和直部两部分。

近端小管是对原尿进行重吸收的主要场所,对营养物质、水和部分无机盐有重吸收作用。

（2）**细段**：由近端小管移行而来，是肾小管中管径最小的部分。

（3）**远端小管**：可分为直部和曲部。

近端小管直部、细段、远端小管直部共同构成的 U 形结构称**肾单位袢（髓袢）**。肾单位袢主要功能是减缓原尿在肾小管内的流速，利于重吸收。

（二）集合小管

集合小管接远曲小管，从肾皮质行向肾髓质后直行，至肾锥体乳头部，改称乳头管，开口于肾小盏（图5-14）。集合小管能进一步重吸收水和交换离子。

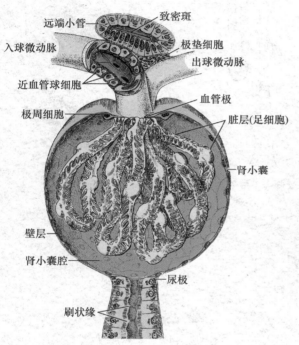

图 5-10 肾小体与球旁复合体立体模式图

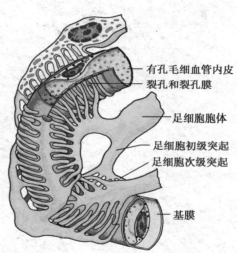

图 5-11 足细胞与毛细血管电镜结构模式图

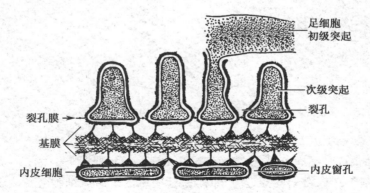

图 5-12 滤过屏障结构模式图

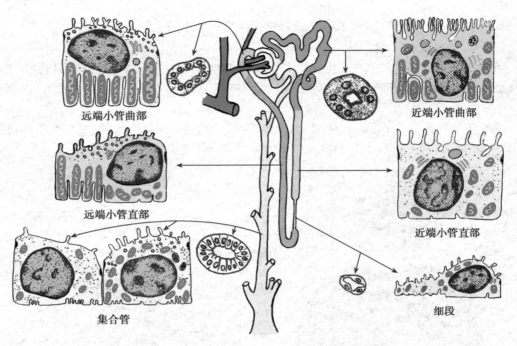

图 5-13　泌尿小管各段上皮细胞结构模式图

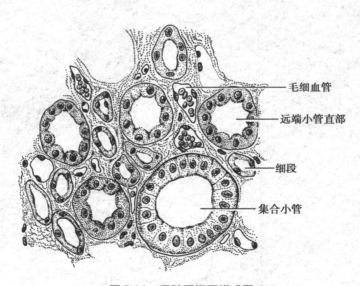

图 5-14　肾髓质切面模式图

（三）球旁复合体

球旁复合体也称肾小球旁器,由球旁细胞和致密斑等组成(图 5-10)。

1. **球旁细胞**　入球微动脉接近肾小体处,管壁中的平滑肌细胞转变为上皮样细胞,即球旁细胞。球旁细胞分泌肾素,可升高血压,也能分泌红细胞生成素。

2. **致密斑**　出、入球微动脉之间,由远端小管曲部靠近肾小体侧的上皮细胞变形,紧密排列而成的椭圆形结构,称致密斑。主要作用是感受原尿中 Na^+ 浓度的变化,从而调节肾素的分泌。

六、肾的血液循环

肾的血液循环特点是：①肾动脉直接起于腹主动脉，粗而短，故血流量大，流速快，压力高。②入球微动脉较出球微动脉粗短，血管球内压力较高，有利于滤过。③两次形成毛细血管网。第一次为入球微动脉分支形成血管球，有利于肾小球的滤过；第二次为出球微动脉在肾小管周围形成球后毛细血管，有利于肾小管的重吸收和分泌。

 知识链接

> 　　流行病学调查表明，30多年来慢性肾脏病已经成为一个威胁全世界公共健康的主要疾病之一。近年的统计显示，发达国家的普通人群中就有6.5%～10%患有不同程度的肾脏疾病。中国目前虽无翔实的慢性肾脏病流行病学调查数据，但初步结果显示，40岁以上人群慢性肾脏病的患病率为8%～9%，其结果令人震惊。
>
> 　　慢性肾脏病贵在早期防治。除合理平衡饮食如低盐低蛋白饮食、注意休息、适当饮水与锻炼等措施外，还要注意积极治疗原发肾脏疾病，避免或及时纠正加重的危险因素，防治并发症，坚持治疗与随访等。

第二节　输 尿 管 道

 病例

> 　　某青年在剧烈运动过程中突然出现腰部绞痛，入院检查血尿(+)，诊断为输尿管结石。
>
> 　　请问：1. 输尿管的狭窄部位？
>
> 　　　　　2. 为何会出现血尿？

一、输尿管

（一）输尿管的位置

输尿管位于腹膜后方，上端起自肾盂，沿腰大肌前面下行，在小骨盆上口处跨过髂总动脉分叉处的前方入小骨盆腔，从膀胱底外上角向内下斜穿膀胱壁，开口于膀胱底内表面的输尿管口。输尿管依位置可分为腹部、盆部和壁内部等三部分(图5-2)。

（二）输尿管的形态

输尿管是一对细长的肌性管道，长20～30cm。输尿管全长粗细不均，有3处狭窄：①位于肾盂与输尿管移行处；②跨过小骨盆上口处；③斜穿膀胱壁处。这些狭窄是尿路结石易滞留部位，嵌顿时可引起剧烈绞痛。

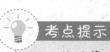 **考点提示**

输尿管三处狭窄

二、膀胱

膀胱是储存尿液的肌性器官。膀胱的形状、大小、位置和壁的厚度随尿液的充盈程度、年龄、性别不同而有差异。正常成人膀胱的容量一般为300～500ml,最大容量可达800ml。新生儿的膀胱容量约为成人的1/10。老年人由于膀胱肌的紧张力降低,容量增大。

(一) 膀胱的形态和位置

1. 形态　膀胱空虚时呈三棱锥体形,可分为膀胱尖、膀胱底、膀胱体、膀胱颈四部分。尖朝向前上方,称**膀胱尖**。底朝向后下方,近似三角形,称**膀胱底**。膀胱尖和膀胱底之间的部分称**膀胱体**。膀胱的最下部,称**膀胱颈**。颈的下部有**尿道内口**(图5-15,18)。膀胱充盈时呈卵圆形。

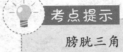

考点提示

膀胱三角

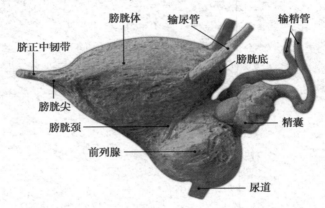

图 5-15　膀胱侧面观

2. 位置　成人的膀胱位于盆腔的前部、耻骨联合的后方。膀胱空虚时,膀胱尖一般不超过耻骨联合上缘,膀胱上面覆盖腹膜;充盈时,膀胱尖向上伸展直接与腹前壁相贴,腹膜壁层随之被推移到耻骨联合上缘以上。此时在耻骨联合上缘进行膀胱穿刺,穿刺针可不经腹膜腔进入膀胱,避免损伤腹膜及污染腹膜腔(图5-16)。

膀胱的前方邻近耻骨联合;膀胱的后方在男性与精囊、输精管末端和直肠相邻,在女性与子宫和阴道相邻;膀胱的下方在男性与前列腺相邻;女性则与尿生殖膈相邻(图5-15,16)。

(二) 膀胱壁的微细结构

膀胱壁由内向外分为黏膜、肌层和外膜三层(图5-17)。

膀胱空虚时,黏膜因肌层的收缩而形成许多皱襞,充盈时消失。而在膀胱底的内面,两输尿管口与尿道内口之间的三角形区域,无论膀胱空虚或充盈,黏膜均保持平滑状态,不形成皱襞,这个区域称**膀胱三角**,是肿瘤和炎症的好发部位。两输尿管口之间的横行皱襞,呈苍白色,称**输尿管间襞**,是膀胱镜检查时寻找输尿管口的标志(图5-18)。

三、尿道

男性尿道除有排尿功能外,兼有排精作用,将在男性生殖系统中叙述。
女性尿道短、宽、直,仅有排尿功能(图5-19)。

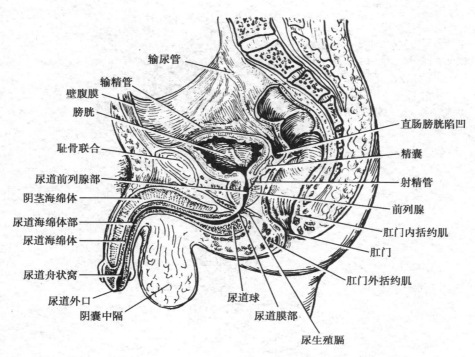

图 5-16 膀胱位置图（男性）

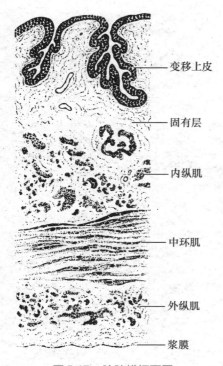

图 5-17 膀胱横切面图

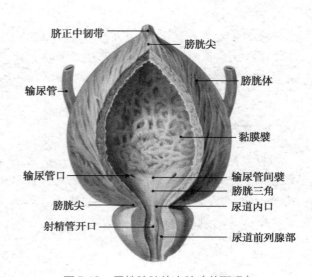

图 5-18 男性膀胱的内腔（前面观）

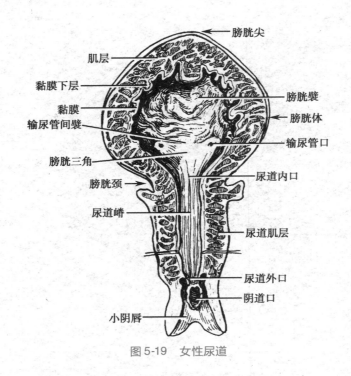

膀胱尖

肌层

黏膜下层

黏膜

输尿管间襞

膀胱三角

膀胱颈

尿道嵴

膀胱襞

膀胱体

输尿管口

尿道内口

尿道肌层

尿道外口

阴道口

小阴唇

图 5-19　女性尿道

女性尿道起于膀胱的**尿道内口**,开口于**阴道前庭的尿道外口**,全长 3～5cm。女性尿道在尿生殖膈处有**尿道阴道括约肌**环绕,可随意识控制排尿。因女性尿道较为短直,且尿道外口靠近阴道口,故易引起尿路逆行感染。

考点提示

女性尿道特点

知识链接

尿路感染常多发于女性,尤其多发于性生活活跃期及绝经后女性。女性易于发生尿路逆行性感染的原因,既与其尿道结构特点短、宽、直且尿道外口靠近阴道口、肛门有关,也与女性在性生活及绝经后阴道口附近防御能力下降有关。

本章小结

本章节主要介绍泌尿系统各器官,包括肾、输尿管、膀胱与尿道的位置、形态结构及功能。肾是泌尿系统的主要器官,功能是生成尿液。肾的微细结构由大量泌尿小管构成,能滤过血浆,完成对滤液重吸收,最终生成尿液。输尿管把尿液从肾输送到膀胱暂时贮存,达到一定量后,经由尿道排出体外。

（吴炳锐）

目标测试

A1 型题

1. 生成尿液的器官是

A. 膀胱　　B. 输尿管　　C. 肾　　D. 尿道　　E. 前列腺

2. 关于肾的描述,正确的是

A. 呈粉红色

B. 肾实质由肾小体构成

C. 有两层被膜包裹

D. 位于腹膜后方、腹后壁的脊柱两侧

E. 肾区在腹直肌与第十二肋形成的夹角内

3. 输尿管第二狭窄位于

A. 跨小骨盆上口处　　B. 斜穿膀胱底处　　C. 与肾盂相接处

D. 与尿道相接处　　E. 在输尿管上 1/3 处

4. 关于女性尿道的描述,正确的是

A. 长 10~15cm　　B. 形态特点是短、宽、直　　C. 不会发生逆行感染

D. 位于阴道后方　　E. 有排尿与排卵功能

5. 膀胱形态分四部分,最下部是

A. 膀胱底　　B. 膀胱尖　　C. 膀胱体　　D. 膀胱三角　　E. 膀胱颈

第六章 生殖系统

 学习目标

1. 掌握:睾丸的位置、形态结构和功能;输精管的行程和分部;男性尿道的分部及形态结构,三个狭窄和两个弯曲的位置;卵巢的位置、形态;输卵管的位置、分部及功能;子宫的位置、形态、分部及固定装置;月经周期的概念。
2. 熟悉:前列腺的位置、形态及分叶;子宫壁的微细构造。
3. 了解:生殖系统组成、结构及功能;睾丸的微细构造;男性外生殖器的形态结构;卵巢的微细构造;女阴、乳房及会阴的概念。

生殖系统包括**男性生殖系统**和**女性生殖系统**,按器官所在的部位分为内生殖器和外生殖器两部分。内生殖器位于体内,包括生殖腺、生殖管道及附属腺;外生殖器露于体表(表6-1)。生殖系统的功能是产生生殖细胞,分泌性激素,繁殖新个体和维持第二性征。

表6-1 生殖系统的组成

		男性生殖系统	女性生殖系统
内生殖器	生殖腺	睾丸	卵巢
	生殖管道	附睾、输精管、射精管、尿道	输卵管、子宫、阴道
	附属腺	前列腺、精囊、尿道球腺	前庭大腺
外生殖器		阴囊、阴茎	女阴

第一节 男性生殖系统

 病例

患者,男,58岁,因"进行性排尿困难1个月,不能排尿3天"入院。体检:指诊前列腺中央沟消失,质地中等,轻压痛,未触及结节;其他器官体征都正常。B超:左肾轻度积水;前列腺肥大并钙化。诊断为前列腺增生。

请问:1. 男性外生殖器包括哪些器官?
2. 前列腺增生,为什么会引起排尿困难?
3. 用解剖学知识解释给该患者插入导尿管时应注意什么?

男性内生殖器包括**生殖腺**(睾丸)、**生殖管道**(附睾、输精管、射精管、男性尿道)和**附属腺**(精囊、前列腺、尿道球腺)。睾丸产生精子和分泌雄激素。精子先贮存于附睾内,当射精时经输精管、射精管和尿道排出体外。精囊、前列腺和尿道球腺的分泌液参与精液的组成,并供给精子营养及有利于精子的活动。外生殖器包括阴囊和阴茎,前者容纳睾丸和附睾(图6-1)。

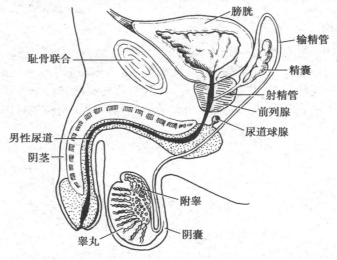

图6-1　男性生殖系统概观

 知识链接

第一个发现精子的人

　　安东尼·范·列文虎克(1632~1723年),荷兰生物学家,有微生物学之父的称号。在对生物学的显微镜观察方面做出了巨大的贡献,最为著名的成就之一,就是改进了显微镜以及微生物学的建立。他自制显微镜,首先观察并描述单细胞生物。1677年,首次描述了昆虫、犬、人的精子,认为精子是精液的成分。他的一生中磨制了超过500个镜片,并制造了400以上的显微镜,其中有9种以上至今仍被人使用。他众多的惊人发现,对18世纪和19世纪对细菌学和原生动物学的研究起到了奠基作用,以致英国女王、俄国的彼得大帝都曾拜访过他。

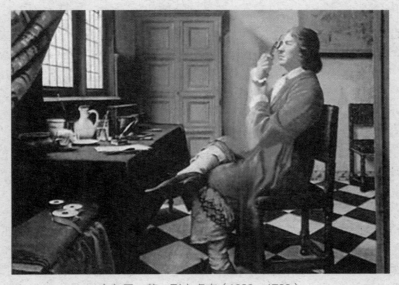

安东尼·范·列文虎克(1632~1723)

一、睾丸

（一）位置和形态

睾丸位于阴囊内,左右各一,一般左侧略低于右侧。

睾丸呈微扁的卵圆形,表面光滑,分前后两缘、上下两端、内外侧两面。前缘和下端游离;后缘连有出入睾丸的神经、血管及淋巴管,并与附睾和输精管的睾丸部相邻;上端被附睾头遮盖;外侧面较隆凸,与阴囊壁相贴;内侧面较平坦,与阴囊中隔相邻(图6-2)。

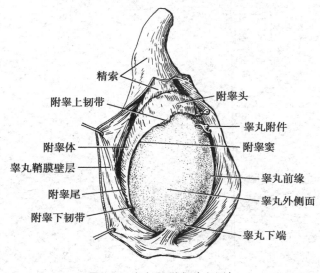

精索
附睾上韧带
附睾头
睾丸附件
附睾窦
附睾体
睾丸鞘膜壁层
附睾尾
附睾下韧带
睾丸前缘
睾丸外侧面
睾丸下端

图6-2　睾丸及附睾（右侧）

（二）睾丸的结构

睾丸除后缘外,表面被覆脏、壁两层鞘膜,二者相互移行形成鞘膜腔,内有少量的浆液起润滑作用(图6-2)。脏层鞘膜深面有一层与睾丸实质紧密结合的致密结缔组织膜,称白膜。白膜在睾丸后缘增厚进入睾丸形成睾丸纵隔,将睾丸实质分为100~200个睾丸小叶。每个睾丸小叶内含有2~4条盘曲的生精小管,精子由其发生。生精小管在近睾丸纵隔处汇合成精直小管,进入睾丸纵隔互相吻合形成睾丸网。睾丸网发出12~15条睾丸输出小管,经睾丸后缘上部进入附睾。生精小管之间的疏松结缔组织,称为睾丸间质(图6-3)。

1. **生精小管**　又称精曲小管,是产生精子的场所,主要由生精上皮构成。生精上皮由支持细胞和5~8层生精细胞组成。上皮外有较厚基膜(图6-4)。

（1）**生精细胞**:包括精原细胞、初级精母细胞、次级精母细胞、精子细胞和精子。

精子形似蝌蚪,分头、尾两部,尾部细长,能摆动,可使精子向前定向游动。精子在精曲小管内的产生大约需要64~72天,在附睾内还要停留19~25天左右的时间才能进一步成熟,这时精子才具有活动能力。精子整个成熟过程大约需要3个月的时间(图6-5)。

（2）**支持细胞**:呈不规则的高柱状或长锥形,基部紧贴基膜,顶部伸达管腔面。相邻支持细胞间镶嵌着各级生精细胞(图6-4)。支持细胞对生精细胞起支持和营养作用。

2. **睾丸间质**　是分布在精曲小管之间,富含血管和淋巴管的疏松结缔组织,其内有间质细胞。间质细胞单个或成群分布,能分泌雄激素。雄激素可促进精子发生和男性生殖器官发育,以及维持第二性征和性功能(图6-4)。

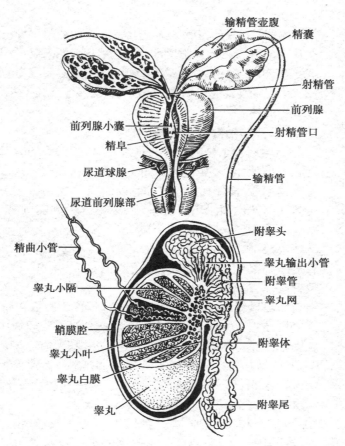

图6-3　睾丸、附睾的结构及排精途径模式图（右侧）

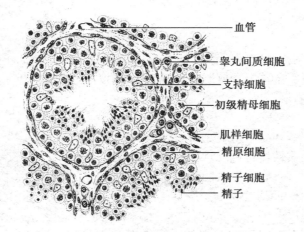

图6-4　生精小管与睾丸间质仿真图

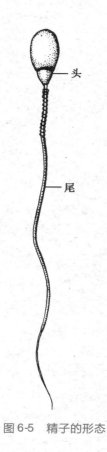

图 6-5　精子的形态

二、生殖管道

（一）附睾

附睾呈新月形，由睾丸输出小管和迂曲的附睾管组成，紧贴睾丸的上端及后缘(图6-2,3)。附睾可分为上端膨大的附睾头，中间的附睾体和下端的附睾尾。附睾尾向上弯曲移行为输精管。附睾为结核的好发部位。

附睾的功能是暂时贮存精子，并为精子的发育提供营养，促进精子进一步成熟。

（二）输精管及射精管

1. **输精管**　是附睾管的直接连续，长约50cm。管壁肌组织较厚，管腔狭小，活体触摸呈坚实的圆索状。

输精管依行程分为四部：
①睾丸部：始于附睾尾，最短，在睾丸后缘上行，至睾丸上端。
②精索部：在睾丸上端至腹股沟管皮下环之间，该部位于皮下，位置较浅，易于触知，为输精管结扎的理想部位。③腹股沟管部：全程位于腹股沟管的精索内。④盆部：最长的一段，位于盆腔内，沿盆侧壁向后下，经输尿管末端前方至膀胱底后面，两侧输精管在此逐渐接近，并膨大成输精管壶腹。壶腹下端变细，两侧并列穿过前列腺，与精囊的排泄管合成射精管(图6-3)。

考点提示

　　输精管的分部及结扎部位

2. **射精管**　由输精管末端和精囊的排泄管汇合而成，穿过前列腺实质，开口于尿道前列腺部(图6-3,7)。

精索为一对柔软的圆索状结构，从腹股沟管内口穿经腹股沟管，出外口（皮下环）后延至睾丸上端。它由输精管、睾丸动脉、蔓状静脉丛、神经、淋巴管等结构外包三层被膜构成。蔓状静脉丛的扩张、迂曲可影响精子的产生和精液的质量，是男性不育症的因素之一。

三、附属腺

（一）精囊

精囊位于膀胱底后方，输精管壶腹外侧，呈长椭圆形，表面凸凹不平，由迂曲的管道组成。其排泄管与输精管末端汇合成射精管，开口于尿道前列腺部(图6-3,6)。精囊分泌黄色黏稠液体，参与组成精液。

（二）前列腺

前列腺位于膀胱颈和尿生殖膈之间，其中有尿道和射精管穿过。

前列腺是一个实质性器官，形似栗子，上端宽大为前列腺底，邻接膀胱颈；下端尖细为前列腺尖，与尿生殖膈紧贴；底与尖之间的部分为前列腺体。体的后面中间有一纵行的浅沟，称前列腺沟，活体直肠指诊可触及此沟(图6-6)。前列腺肥大时，此沟变浅或消失。

前列腺分为五叶(图6-7,8)：前叶、中叶、后叶和两侧叶。老年人因性激素平衡失调，前列腺结缔组织增生引起的前列腺肥大，常发生在中叶和侧叶，压迫尿道，造成排尿困难甚至尿潴留。后叶位于中叶和两侧叶的后方，是前列腺肿瘤的易发部位。

前列腺由腺组织、平滑肌和结缔组织构成，其分泌物是精液的主要组成部分。

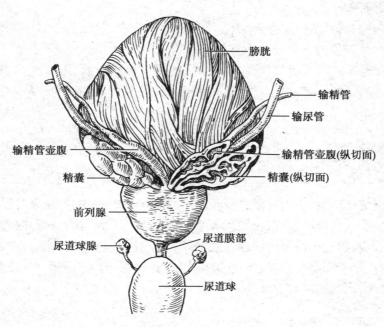

图6-6 输精管壶腹、精囊和尿道球腺（背面）

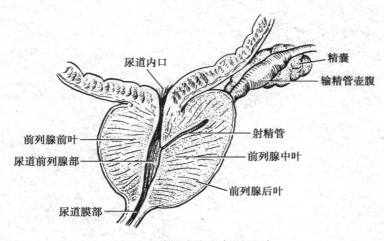

图6-7 前列腺分叶（纵切面）

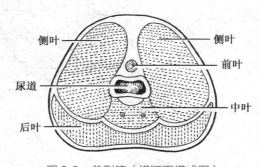

图6-8 前列腺（横断面模式图）

（三）尿道球腺

尿道球腺为一对豌豆大的球形腺体,位于尿生殖膈内,排泄管开口于尿道球部(图6-6)。其分泌物构成精液的一部分。

精液:由输精管道以及附属腺体的分泌物与精子共同组成,内含大量精子,乳白色,呈弱碱性,适于精子的生存和活动。正常成年男性一次射精量为 2～5ml,内含 3～5 亿个精子。

四、阴囊和阴茎

（一）阴囊

阴囊为一囊袋状结构,位于阴茎的后下方。阴囊壁有皮肤、肉膜、精索外筋膜、提睾肌和精索内筋膜组成。皮肤薄而柔软,色素沉着明显。肉膜是阴囊的浅筋膜,内含平滑肌纤维,无脂肪,褶皱状。肉膜在中线上向阴囊深入,形成阴囊中隔,将阴囊分隔为左、右两腔,分别容纳两侧的睾丸、附睾和部分精索。阴囊肉膜内平滑肌的舒缩可升降睾丸,以调节阴囊内的温度,保证精子生存和发育的正常(图6-9)。

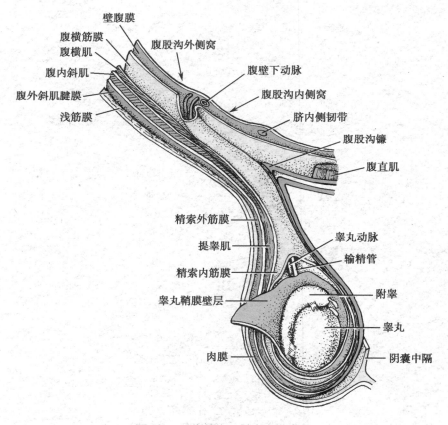

图6-9 阴囊结构及其内容模式图

（二）阴茎

阴茎分头、体、根三部。阴茎的前端膨大为阴茎头,其尖端有呈矢状位的尿道外口;阴茎头、根之间的圆柱状部分为阴茎体,以韧带悬挂于耻骨联合的前下方,可活动(图6-10)。

阴茎由两条阴茎海绵体和一条尿道海绵体组成,外包皮肤和筋膜(图6-10,11)。阴茎海绵体位于阴茎的背侧,左右各一;尿道海绵体位于阴茎海绵体的腹侧,内有尿道穿过。尿道海绵体前端的膨大部分即阴茎头,后端的膨大形成尿道球。

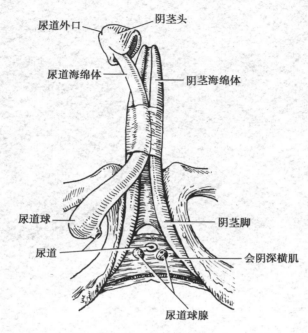

图6-10 阴茎的海绵体

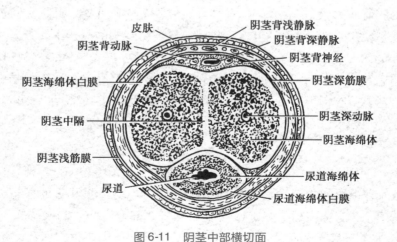

图6-11 阴茎中部横切面

139

知识链接

耶稣的包皮环切术

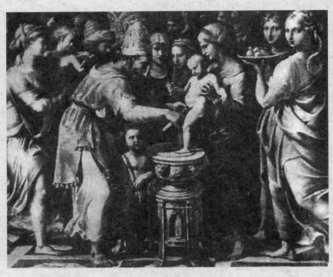

巴尔托洛梅奥·拉门吉(1484～1542 年)

阴茎的皮肤薄而柔软,有较大的伸展性。其在阴茎体的前端、阴茎头的近侧,形成游离的双层皱襞包绕阴茎头,称阴茎包皮。阴茎包皮与阴茎头的腹侧中线处有一皮肤皱襞,称包皮系带。幼儿的包皮较长。如到成年时,阴茎头仍被包皮包绕,或包皮口过小,包皮不能退缩暴露阴茎头,则分别称为包皮过长和包茎,影响排尿,且包皮腔内易存留污物,可诱发阴茎癌,应行包皮环切手术。手术时,须注意勿伤及包皮系带,术后影响阴茎正常的勃起。

五、男性尿道

男性尿道兼有排尿和排精功能,起自膀胱尿道内口,终于阴茎头的尿道外口,成人长 16～22cm。尿道全长分为前列腺部、膜部和海绵体部 3 部分(图 6-12)。临床上称尿道海绵体部为前尿道,将前列腺部和膜部合称为后尿道。

1. 前列腺部　为尿道贯穿前列腺的部分,长约 2.5cm,管腔中部扩大,此处有前列腺和射精管的开口。

2. 膜部　为尿道穿过尿生殖膈的部分,短而窄,长约 1.2cm,周围有尿道括约肌环绕。此肌收缩舒张可控制排尿。膜部位置较固定,外伤易损伤此部。

3. 海绵体部　为尿道贯穿整个尿道海绵体的部分,长约 15cm。其后端位于尿道球内的部分最宽,称尿道球部,有尿道球腺的开口。由于尿道球部固定于耻骨联合下方,如果发生骑跨式损伤,会阴部跨压在硬物上,尿道球部挤压于耻骨与硬物之间,可造成球部损伤。阴茎头内的尿道扩大成尿道尿道舟状窝。

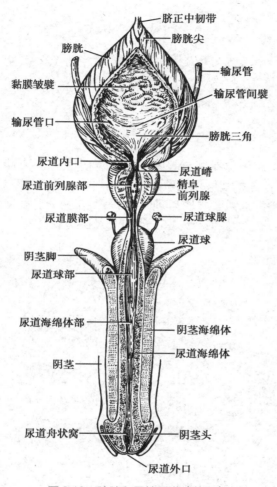

图6-12　膀胱和男性尿道(前面)

男性尿道平均管径5～7mm,全长有三处狭窄、两个弯曲。三处狭窄分别位于尿道内口、膜部和尿道外口,以尿道外口最窄。尿道结石易嵌顿在这些部位。两个弯曲分别是耻骨下弯和耻骨前弯。耻骨下弯位于耻骨联合下方,凹向前上方,此弯曲恒定无变化;耻骨前弯,位于耻骨联合前下方,凹向后下方,阴茎勃起或将阴茎向上提起时,此弯即可变直而消失(图6-1)。临床上行膀胱镜检查或导尿时应注意这些解剖特点。

考点提示

　　临床上行膀胱镜检查或导尿时应注意男性尿道的三处狭窄和两个弯曲

第二节 女性生殖系统

病例

患者,女,45岁,孕3产1,主诉"腰骶部酸痛,有下坠感"就诊。妇科检查:平卧位下屏气用力,发现宫颈外口已达处女膜缘,可回纳。诊断为子宫脱垂。

请问:1. 子宫的位置?

2. 子宫的固定装置包括哪些?

3. 女性生殖包括哪些器官?

女性生殖系统由内、外生殖器组成。内生殖器包括生殖腺(卵巢)、生殖管道(输卵管、子宫、阴道)和附属腺(前庭大腺);外生殖器即女阴(图6-13)。卵巢产生的卵子成熟后,即突破卵巢排至腹膜腔,再经输卵管腹腔口进入输卵管,在输卵管壶腹内受精后游移至子宫,植入子宫内膜发育成胎儿。分娩时,胎儿出子宫口,经阴道娩出。

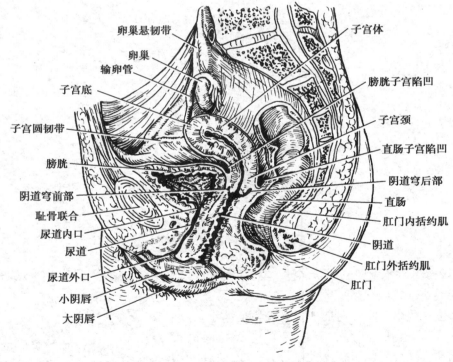

图6-13 女性盆腔正中矢状切面

一、卵巢

卵巢是产生女性生殖细胞——卵子和分泌女性激素的器官。

(一)卵巢的位置和形态

卵巢左右各一,位于盆腔侧壁,髂总动脉分叉处稍下方的卵巢窝内。

卵巢呈扁卵圆形,略呈灰红色。卵巢的大小和形态随年龄而有所变化:幼女的卵巢较小,表面光滑;性成熟期卵巢最大,以后由于多次排卵,卵巢表面出现瘢痕,显得凹凸不平;35～40岁卵巢开始缩小,约50岁后逐渐萎缩,月经停止(图6-14)。

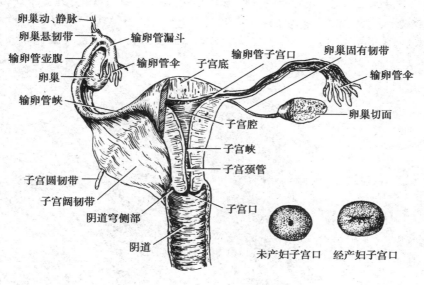

图6-14 女性内生殖器(前面)

(二)卵巢的结构

卵巢表面覆盖有一层浆膜,在浆膜的深面为一层致密结缔组织构成的白膜。卵巢内部结构可分为周围的皮质和中央的髓质两部分,二者无明显的界限。髓质由疏松结缔组织、神经、血管和淋巴管等构成;皮质内含有不同发育阶段的卵泡、黄体、白体和结缔组织(图6-15)。

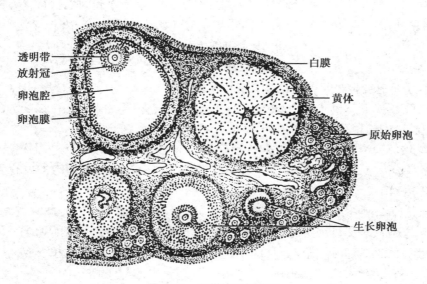

图6-15 卵巢的微细结构

知识链接

　　格拉夫(1641~1673年),荷兰解剖学家。1668年,他首先研究了睾丸的微细结构,1673年又描述了卵巢的微细结构。他观察了鸟和兔子的卵巢,其两者滤泡十分相似,认为滤泡就是真正哺乳动物的卵,猜想生命就是从这个单卵细胞中形成的。看到了生命的开始,并出版《女性生殖系统》一书。一个半世纪以后,他的猜想得到了验证,后人把这个卵泡命名为——格拉夫卵泡。

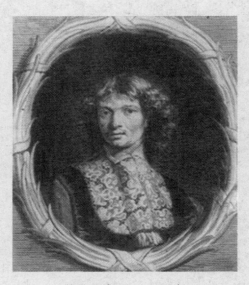

格拉夫 (1641~1673)

　　1. 卵泡的发育　　出生时,两侧卵巢内含有30万~40万个原始卵泡。自青春期始,在垂体促性腺激素的作用下,每个周期有部分原始卵泡开始生长发育,经生长卵泡各阶段的发育,最后通常只有1个成熟为成熟卵泡。卵泡的生长发育过程分为三个阶段:

　　(1) 原始卵泡:位于卵巢皮质的浅层,由中央的初级卵母细胞和周围的一层卵泡细胞构成(图6-15)。卵泡细胞对卵母细胞起支持和营养作用。

　　(2) 生长卵泡:进入青春期后,原始卵泡开始生长发育,卵泡细胞由一层变为多层;在初级卵母细胞的周围出现了一层嗜酸性膜,称为透明带。卵泡细胞之间出现一个大腔,称卵泡腔,内含卵泡液。卵泡腔一侧的初级卵母细胞和卵泡细胞堆积称为卵丘。围绕透明带的卵泡细胞呈辐射状排列,称放射冠;其他的卵泡细胞形成卵泡壁。随着卵泡的发育,卵泡周围的结缔组织也逐渐发育形成卵泡膜。

　　(3) 成熟卵泡:生长卵泡经过生长发育,10~14天形成成熟卵泡。此时初级卵母细胞经过发育,已形成次级卵母细胞,突向卵巢的表面,当卵泡液的内压力大于卵泡壁的张力时,卵泡壁破裂,此时次级卵母细胞连同放射冠、透明带一起随卵泡液排入腹膜腔,这一过程称排卵。排卵一般发生在月经周期的第14天左右。

　　生长卵泡和成熟卵泡可分泌雌激素。

　　2. 黄体的形成与功能　　排卵后,残留的卵泡壁和卵泡膜连同血管向卵泡腔内塌陷,在黄体生成素的作用下,逐渐发育成一个体积较大而血管丰富的内分泌细胞团,新鲜时呈黄色,故称黄体。黄体能分泌孕酮(黄体酮)及少量雌激素。孕酮可促进子宫内膜增生、子宫腺分泌、乳腺发育和抑制子宫平滑肌收缩。

黄体的发育及存在的时间长短,取决于排出的卵子是否受精,如排出的卵子受精,则黄体继续发育,大约维持到妊娠 6 个月,以后才开始退化,称妊娠黄体;若排出的卵子未受精,则黄体在排卵后两周即开始退化,称月经黄体。黄体退化后逐渐被结缔组织取代,称白体。

二、生殖管道

生殖管道包括输卵管、子宫、阴道。

(一) 输卵管

输卵管为一对运送卵子的肌性管道,长约 10 ~ 12cm,位于子宫阔韧带上缘内,外侧端游离,以输卵管腹腔口开口于腹膜腔;内侧端连于子宫,以输卵管子宫口开口于子宫腔(图 6-14)。

输卵管由内侧向外侧依次分为 4 部分:①输卵管子宫部;②输卵管峡部是输卵管结扎的常选部位;③输卵管壶腹部,卵细胞通常在此部受精;④输卵管漏斗部:为外侧端的扩大部分,呈漏斗状,其游离缘有许多伞状突起,称输卵管伞,是临床上识别输卵管的标志。

(二) 子宫

子宫为壁厚腔小,孕育胎儿的肌性器官,富有扩张性(图 6-14,16)。其形态、大小、位置和结构,随年龄、月经、妊娠等影响而有改变。

1. 子宫的形态和分部 子宫呈倒置的梨形,前后略扁,两侧与输卵管相连,向下连于阴道。可分为底、体和颈 3 部分。位于两侧输卵管子宫口连线以上的圆隆部分为子宫底;下端较窄呈圆柱状的部分为子宫颈;子宫底与子宫颈之间为子宫体。子宫颈和子宫体交界处缩窄称为子宫峡,未妊娠的子宫不甚明显,妊娠末期可长达 7 ~ 11cm,峡壁逐渐变薄,产科常在此处进行剖宫术(图 6-16,17)。

子宫的内腔狭窄,可分为子宫腔和子宫颈管。子宫腔呈倒置三角形,两侧与输卵管相通,向下通子宫颈管;子宫颈管呈梭形,下口伸入阴道,称子宫口。未产妇的子宫口呈圆形,经产妇的子宫口呈横裂形(图 6-14)。

2. 子宫的位置及固定装置

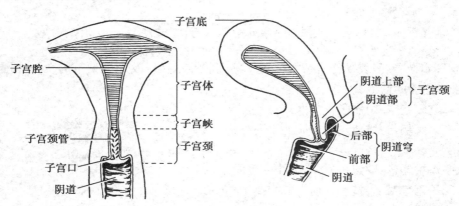

图 6-16 子宫的分部

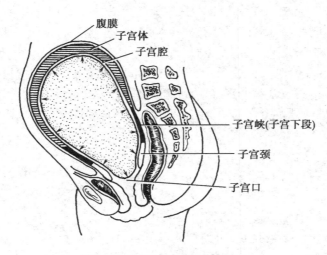

图 6-17 妊娠和分娩期的子宫

（1）位置：子宫位于盆腔内，介于膀胱和直肠之间（图 6-13）。成年女性子宫正常姿势呈前倾前屈位（图 6-18）。前倾是指整个子宫向前倾斜，即子宫的长轴与阴道长轴成向前开放的钝角；前屈是指子宫体与子宫颈之间形成的向前开放的钝角。膀胱和直肠的充盈状况可直接影响子宫的位置，故临床妇科检查时，常需受检者排空尿液。

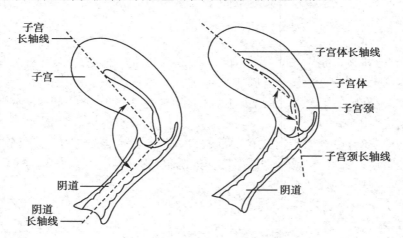

图 6-18 子宫前倾、前屈位示意图

（2）固定装置：子宫的正常位置依赖于盆底肌的承托以及周围韧带的牵拉和固定。维持子宫正常位置的韧带有：

1）**子宫阔韧带**：限制子宫向两侧移位。

2）**子宫圆韧带**：维持子宫前倾的重要结构（图 6-14,19）。

3）**子宫主韧带**：固定子宫颈，防止子宫脱垂。

4）**骶子宫韧带**：维持子宫前屈的重要结构（图 6-19）。

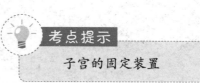

考点提示

子宫的固定装置

3. **子宫壁的结构**　子宫壁较厚，由外向内依次是外膜、肌层、内膜（图 6-20）。

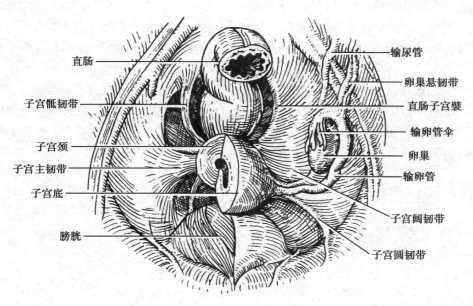

直肠

子宫骶韧带

子宫颈

子宫主韧带

子宫底

膀胱

输尿管

卵巢悬韧带

直肠子宫襞

输卵管伞

卵巢

输卵管

子宫阔韧带

子宫圆韧带

图 6-19　子宫的固定装置

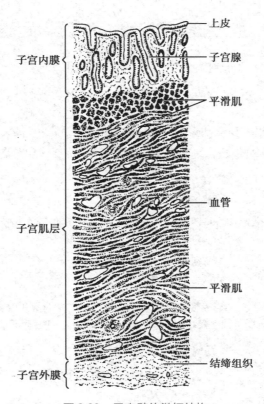

上皮

子宫内膜

子宫腺

平滑肌

血管

子宫肌层

平滑肌

结缔组织

子宫外膜

图 6-20　子宫壁的微细结构

肌层由平滑肌构成,肌束之间以结缔组织分隔,其内含有丰富的血管。

内膜内含大量的单管状子宫腺和高度蟠曲的螺旋小动脉,内膜可分为浅层的功能层和深层的基底层。功能层较厚,自青春期开始,在卵巢分泌的雌激素和孕激素的作用下,发生周期性的变化,脱落出血形成月经。基底层较薄,有增生、修复功能层的作用,但不参与月经的形成。

4. 子宫内膜的周期性变化以及其与卵巢周期性变化的关系　自青春期到绝经期,在卵巢分泌的雌激素和孕激素的周期性作用下,子宫内膜功能层每28天左右发生一次脱落、出血、修复和增生,称月经周期。月经周期中,子宫内膜的变化可分为月经期、增生期和分泌期。子宫内膜与卵巢的周期性变化关系如下(图6-21,表6-2):

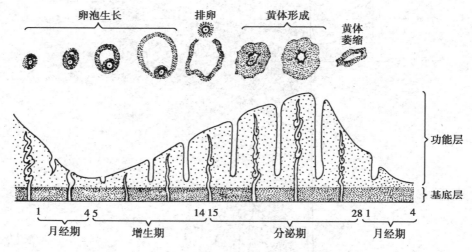

图6-21　子宫内膜的周期性变化与卵巢周期性变化的关系示意图

表6-2　子宫内膜的周期性变化与卵巢周期性变化的关系

月经周期	时间	子宫内膜周期性变化	激素水平	卵巢变化
增生期	月经周期的第5~14天	子宫内膜增厚2~4mm 螺旋动脉和子宫腺均增长弯曲	雌激素含量增高	卵泡迅速生长 卵泡成熟和排卵
分泌期	月经周期的第15~28天	子宫内膜增厚达5~7mm 子宫腺开始分泌 螺旋动脉充血、弯曲 内膜生理性水肿	孕酮分泌增多	黄体形成
月经期	月经周期的第1~4天	螺旋动脉持续收缩、内膜缺血 子宫腺停止分泌 内膜功能层萎缩坏死 功能层血管充血破裂出血 坏死的功能层与血液经阴道排出 (月经)	孕酮和雌激素水平急剧下降	黄体退化

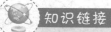

知识链接

近年来,随着生活节奏的加快、社会竞争的日益加剧,发生月经不调、闭经的女性越来越多。正值生育年龄的女性,如果长期处于压力下,脑垂体的功能会受到抑制,使卵巢激素分泌紊乱、排卵异常甚至不排卵,月经就会开始发生紊乱。同样,长期的心情压抑、生闷气或情绪不佳,也会影响到月经。因此,女性要学会缓解精神压力,可从事一些全身运动,如游泳、跑步,每周进行 1~2 次,每次 30 分钟。适当食用一些减压作用的食品,如香蕉、卷心菜、土豆、虾、巧克力等。

（三）阴道

阴道是连接子宫和外生殖器之间的肌性管道,是胎儿正常娩出和排出月经的通道。

1. 阴道的位置和形态　阴道位于盆腔的中央,前面与膀胱和尿道相邻,后面与直肠相邻。阴道上部比较宽阔,包绕子宫颈阴道部,在子宫颈的周围形成环状的阴道穹。阴道穹的后部较深,与直肠子宫陷凹之间仅隔以阴道后壁和腹膜。当直肠子宫陷凹内有积液时,可经阴道后穹穿刺或者引流,以辅助诊断和治疗。阴道下部较窄,以阴道口开口于阴道前庭。阴道口处有处女膜,处女膜破裂后,阴道口处留下处女膜痕。

2. 阴道黏膜的结构特点　阴道黏膜形成许多环行皱襞,阴道下部的皱襞密而高,少女更为明显,黏膜上皮为非角化的复层扁平上皮,受雌激素的影响,其形态可随月经周期发生变化。雌激素分泌量增高时,阴道上皮角化细胞增多。因此,将脱落的阴道上皮细胞做涂片染色检查,是了解卵巢功能的方法之一。

三、前庭大腺

前庭大腺位于阴道口两侧后部的皮肤深面,形如豌豆,左右各一。导管开口于阴道前庭,其分泌物有润滑阴道口的作用。如因炎症导致导管阻塞,可形成前庭大腺囊肿。

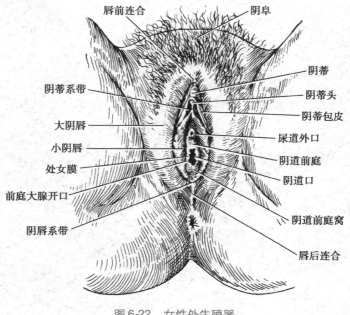

图 6-22　女性外生殖器

四、女阴

女阴即女性的外生殖器,包括阴阜、大阴唇、小阴唇、阴道前庭和阴蒂等(图 6-22)。

阴阜即位于耻骨联合前面的皮肤隆起,由较多的脂肪组织构成,性成熟后,表面生有阴毛。大阴唇为一对纵行隆起的具有色素沉着和生有阴毛的皮肤皱襞。小阴唇位于大阴唇内侧,是一对较薄的皮肤皱襞,表面光滑无毛。两侧小阴唇之间的裂隙称阴道前庭,前部有尿道外口,后部有阴道口。阴蒂位于两侧小阴唇的前端连合处,内含丰富的神经末梢,感觉极为灵敏。

第三节　乳房和会阴

一、乳房

乳房为人类和哺乳动物特有的结构。男性乳房不发达,乳头位置较固定,多位于第 4 肋间隙,常作为定位的标志。女性乳房于青春期后开始发育生长。

(一)乳房的位置和形态

乳房位于胸大肌及其筋膜的表面。成年未产妇的乳房呈半球形,紧张而富有弹性。乳房中央有乳头,其顶端有输乳管的开口。乳头周围的环行区域,称乳晕,皮肤表面有色素沉着,颜色较深。乳头和乳晕皮肤较薄,很容易损伤,故哺乳期应注意,以防感染(图 6-23)。

妊娠后期和哺乳期乳腺增生,乳房明显增大;停止哺乳后,乳腺萎缩,乳房变小;老年时,乳房萎缩而下垂。

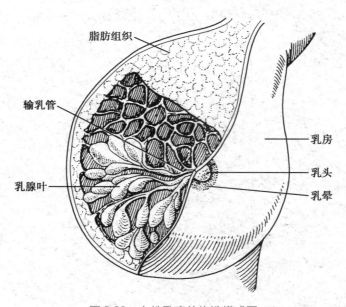

图 6-23　女性乳房的构造模式图

（二）乳房的结构

乳房由皮肤、乳腺、脂肪组织和纤维组织构成（图6-24）。脂肪组织位于皮下；纤维组织包绕乳腺，并将乳腺分隔成15～20个乳腺叶，每个乳腺叶有一个排泄管称输乳管。乳腺叶和输乳管均以乳头为中心呈放射状排列，故乳房手术时，要尽量作放射性切口，可

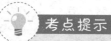

考点提示

乳房手术时切口的方向。

减少对乳腺叶和输乳管损伤。乳腺与乳房皮肤、胸肌筋膜之间连有许多结缔组织小束，称**乳房悬韧带**（又称Cooper韧带），对乳房起固定和支持作用。当乳腺癌侵及乳房悬韧带时，纤维组织增生，韧带缩短，向内牵引皮肤，致使皮肤表面出现凹陷，称"酒窝征"或"橘皮样"变（图6-22）。

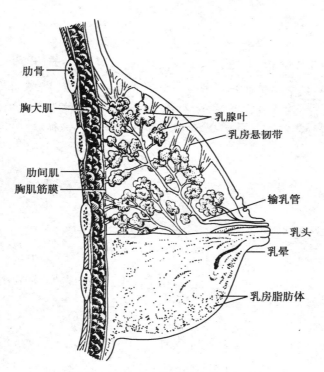

图6-24 女性乳房的结构（矢状切面）

二、会阴

会阴有广义和狭义之分。广义会阴是指封闭小骨盆下口的所有软组织，呈菱形。以两侧坐骨结节前缘之间的连线为界，可将会阴分为前后两个三角形的区域。前方的为尿生殖三角（尿生殖区），男性有尿道通过，女性有尿道和阴道通过。后方的为肛门三角（肛区），有肛管通过（图6-25）。

狭义会阴又称产科会阴，是指肛门和外生殖器之间狭小区域的软组织。狭义会阴在产科分娩时，伸展、扩张变大，结构变薄，助产时要注意保护，避免撕裂。

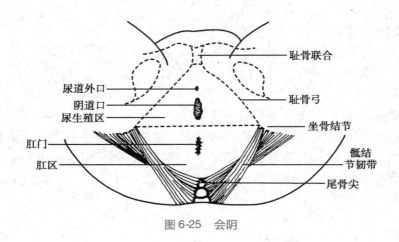

图6-25 会阴

 本章小结

本章主要介绍生殖系统的组成和功能。重点描述了生殖腺、生殖管道的形态结构和位置以及生殖细胞的发育过程,简要介绍了会阴的概念和乳房的结构。生殖系统的功能是产生生殖细胞、分泌性激素、繁殖新个体和维持第二性征。

（王明鹤）

目标测试

A1 型题

1. 产生精子的部位是
   A. 睾丸网　　　　　　　　B. 精曲小管　　　　　　　C. 精直小管
   D. 睾丸间质　　　　　　　E. 前列腺

2. 输精管结扎常选部位是
   A. 精索部　　　　　　　　B. 睾丸部　　　　　　　　C. 腹股沟管部
   D. 小骨盆腔处　　　　　　E. 盆部

3. 对男性尿道叙述错误的是
   A. 成人长约18cm　　　　　　　　　　B. 有三处狭窄
   C. 有两个弯曲　　　　　　　　　　　D. 上提阴茎可使耻骨下弯变直
   E. 上提阴茎可使耻骨前弯变直

4. 生殖腺是
   A. 前庭大腺　　　　　　　B. 前列腺　　　　　　　　C. 睾丸、卵巢
   D. 精囊腺　　　　　　　　E. 尿道球腺

5. 子宫圆韧带的作用是
   A. 限制子宫向两侧移位　　B. 维持子宫前倾位　　　　C. 防止子宫脱垂
   D. 维持子宫前屈位　　　　E. 维持子宫后倾

第七章 脉管系统

  脉管系统是人体内一套连续而封闭的管道系统,包括心血管系统和淋巴系统两部分。心血管系统由心、动脉、毛细血管和静脉组成(图7-1)。淋巴系统由淋巴管道、淋巴器官和淋巴组织组成。脉管系统的主要功能是物质运输。

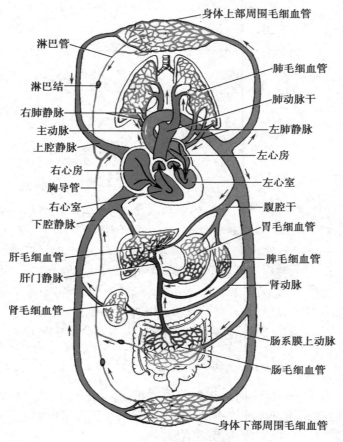

身体上部周围毛细血管

淋巴管

淋巴结

右肺静脉

主动脉

上腔静脉

右心房

胸导管

右心室

下腔静脉

肝毛细血管

肝门静脉

肾毛细血管

肺毛细血管

肺动脉干

左肺静脉

左心房

左心室

腹腔干

胃毛细血管

脾毛细血管

肾动脉

肠系膜上动脉

肠毛细血管

身体下部周围毛细血管

图 7-1 血液循环示意图

第一节 概 述

一、心血管系统的组成

心血管系统由心、动脉、静脉和连于动、静脉之间的毛细血管组成。心是中空的肌性器官,是连接动、静脉的枢纽和心血管系统的动力装置。**动脉**是运送血液离心的血管,在行程中不断分支,最后移行为毛细血管。**毛细血管**是连于微动脉与微静脉之间、相互交织成网状的微细血管,是血液与周围组织进行物质交换的主要部位。**静脉**是运送血液回流至心房的血管。

二、体循环、肺循环的概念

心节律性地收缩与舒张,驱使血液循环流动。血液由心室射出,依次流经动脉、毛细血管和静脉,最后又返回心房,这种周而复始、循环不止的流动,称为**血液循环**。依据循环途径的不同,分为体循环和肺循环(图 7-1)。

知识链接

血液循环的发现者—威廉·哈维

　　威廉·哈维1578年出生在福克斯通,1598年考入帕多瓦大学,他是第一个描述静脉瓣的法布瑞兹.德.艾奎潘登特的学生,1602年毕业后成为圣巴赛洛缪医院的医生,并继续从事对血管系统研究,于1616年发现了血液循环,并简述了心血管系统的结构。他的经典著作《动物心脏和血管循环机制的解剖练习》于12年后在法兰克福出版。

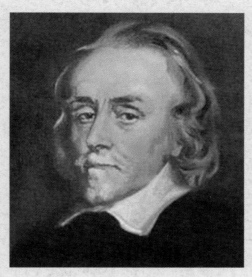

威廉·哈维(1578—1657)

　　1. 体循环　当心室收缩时,血液由左心室射入主动脉,再经主动脉的各级分支到达全身各部的毛细血管,血液在此与周围的组织细胞进行物质交换和气体交换后,再经各级静脉回流,最后经上、下腔静脉和冠状窦回流至右心房。血液沿上述途径进行的循环,称为**体循环**或**大循环**。

　　2. 肺循环　当心室收缩时,血液由右心室射出,经肺动脉干及其各级分支到达肺泡毛细血管网进行气体交换,再经肺静脉回流至左心房。血液沿上述途径进行的循环,称为**肺循环**或**小循环**。

第二节　心

 病例

　　患者,男,36岁,有冠心病史,自诉近日工作繁忙,夜间因突感心前区憋闷,胸骨后紧缩性疼痛,含服硝酸甘油后不见好转而来医院急诊室就诊。心电图诊断为急性广泛左心室前壁心肌梗死。

　　请问:1. 营养心的动脉有哪些? 来自何处?

　　　　　2. 该患者最有可能发生阻塞的血管是哪条?

一、心的位置和外形

（一）心的位置

心位于中纵隔内，约 2/3 在正中线的左侧，1/3 在正中线的右侧（图 7-2）。心的上方连有出入心的大血管，下方是膈，两侧借纵隔胸膜与肺相邻，后方平对第 5～8 胸椎，并与左主支气管、食管和胸主动脉等相邻。前方对着胸骨体和第 2～6 肋软骨，大部分被肺和胸膜所遮盖，只有左肺心切迹内侧的部分与胸骨体下部左半及左侧第 4～6 肋软骨相邻，故临床上为了不伤及肺和胸膜，心内注射多在左侧第 4 肋间隙，靠近胸骨左缘处进针，将药物注射到右心室内。

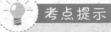

考点提示

心内注射的部位

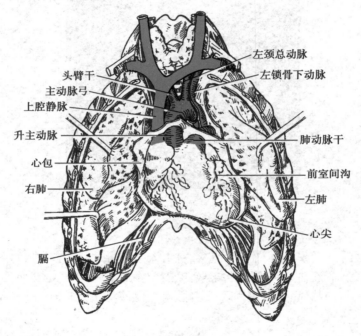

图 7-2　心的位置

（二）心的外形

心似前后略扁倒置的圆锥体（图 7-3,4），大小约与本人的拳头相近。可分为一尖、一底、两面、三缘和表面的三条沟。

心尖钝圆，朝向左前下方，由左心室构成。其体表投影在左侧第 5 肋间隙、左锁骨中线内侧 1～2cm 处，活体在此处可触及心尖搏动。**心底**朝向右后上方，与出入心的大血管相连。前面又称**胸肋面**，朝向前上方，

考点提示

心尖搏动的体表投影

邻近胸骨体和肋软骨；下面又称**膈面**，朝向后下方，与膈相邻。心的右缘由右心房构成，左缘绝大部分由左心室构成，下缘由右心室和心尖构成。心的表面在靠近心底处有一条环形的冠状位浅沟，称为**冠状沟**，是心房与心室在心表面的分界标志。在心的胸肋面和膈面各有一条自冠状沟向心尖右侧延伸的浅沟，分别称为**前室间沟**和**后室间沟**，是左、右心室在心表面的分界标志。

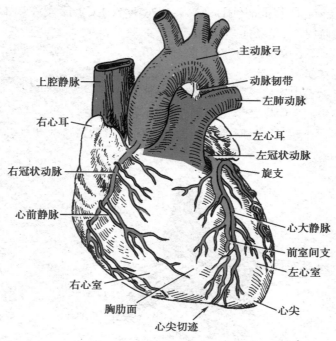

图 7-3　心的外形和血管（前面观）

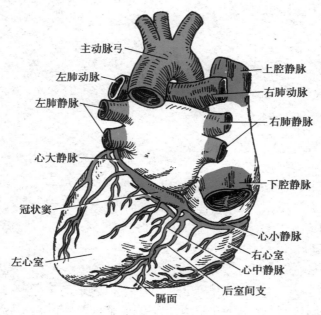

图 7-4　心的外形和血管（后面观）

二、心腔的结构

心腔被房间隔和室间隔分为左、右互不相通的两半，每半又分为后上部的心房和前下部的心室，即心有左心房、左心室、右心房和右心室 4 个腔（图 7-1）。同侧的心房与心室之间借房室口相交通，心房接受静脉，心室发出动脉。

157

1. **右心房** 位于心的右上部(图7-5),它向左前方的突出部分称为右心耳,内壁有许多近似平行隆起的**梳状肌**。右心房的入口有三个:上壁有**上腔静脉口**,下壁有**下腔静脉口**,在下腔静脉口与右房室口之间有**冠状窦口**。

考点提示

房间隔缺损的好发部位

右心房的出口为**右房室口**,右心房的血液经此口流入右心室。右心房的后内侧壁为房间隔,其中下部有一卵圆形浅窝,称为**卵圆窝**,是胚胎时期卵圆孔闭锁后的遗迹。此处较薄,是房间隔缺损的好发部位。

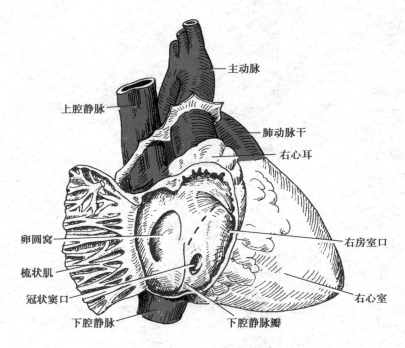

图7-5 右心房内面观

2. **右心室** 位于右心房的左前下方,构成心胸肋面的大部分。右心室的入口为右房室口,周缘附有3片近似三角形的瓣膜,称为**三尖瓣**(图7-6,7)。右心室的出口为**肺动脉口**,周缘附有3个袋口向上的半月形瓣膜,称为**肺动脉瓣**。当心室舒张时,肺动脉瓣被倒流的血液充盈而关闭肺动脉口,阻止血液逆流入右心室。

3. **左心房** 位于右心房的左后方,构成心底的大部分(图7-8)。左心房前部向右前方的突出部分为左心耳,内有与右心耳相似的梳状肌。左心房后部两侧有左右肺上、下静脉的4个入口,称为**肺静脉口**。左心房的出口为左房室口,血液经此口流入左心室。

4. **左心室** 位于右心室的左后下方,构成心尖及心的左缘。左心室的入口即左房室口,周缘附有两个近似三角形的瓣膜,称为**二尖瓣**(图7-8)。左心室的出口为主动脉口,周缘附着3个袋口向上的半月形瓣膜,称为**主动脉瓣**,其形态和功能与肺动脉瓣相同。

心似一个"血泵",而瓣膜则犹如泵的阀门,从而保证了心内血液的定向流动。两侧心房和心室的收缩与舒张是同步的。当心室收缩时,二尖瓣和三尖瓣关闭,主动脉瓣和肺动脉瓣开放,血液射入动脉;当心室舒张时,二尖瓣和三尖瓣开放,主动脉瓣和肺动脉瓣关闭,血液

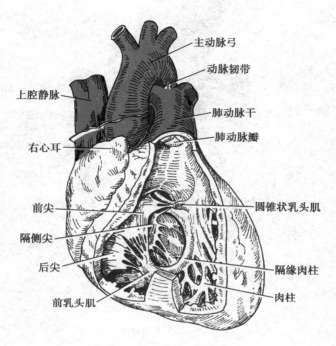

图 7-6　右心室内部结构

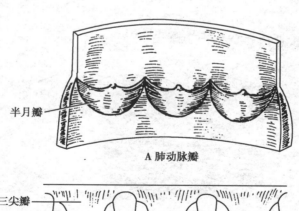

A 肺动脉瓣

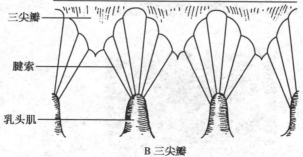

B 三尖瓣

图 7-7　心瓣膜模式图

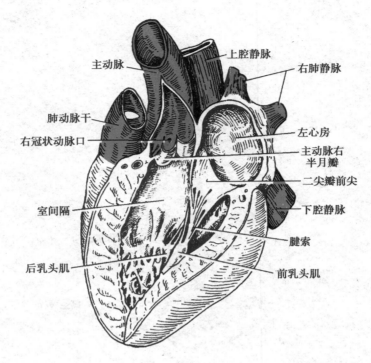

图 7-8　左心房和左心室

由心房射入心室。

三、心壁的结构

心壁由心内膜、心肌层和心外膜构成（图 7-9）。

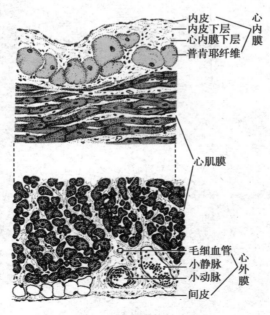

图 7-9　心壁结构仿真图

心内膜衬于心腔内面的一层光滑薄膜,与血管的内膜相延续,心内膜内有心传导系的分支,心的各瓣膜是由心内膜向心腔内折叠而形成的。

心肌层构成心壁的主体,主要由心肌纤维构成。心房肌较薄,心室肌较厚,左心室肌最厚。

心外膜为被覆于心肌层外面的一层浆膜,是浆膜心包的脏层。

四、心传导系

心传导系位于心壁内,由特殊分化的心肌纤维构成,其主要功能是产生并传导冲动,控制心的正常节律性活动。心传导系包括窦房结、结间束、房室结、房室束、左右束支和浦肯野(Purkinje)纤维网(图7-10)。

> **考点提示**
>
> 心的正常起搏点

窦房结是心的正常起搏点,位于上腔静脉与右心房交界处的心外膜深面,呈长梭形。窦房结发出的冲动传至心房肌,使两心房同时收缩,同时经结间束传至房室结。

房室结 位于冠状窦口前上方的心内膜深面,呈扁椭圆形。其主要功能是将窦房结传来的冲动短暂延搁后再下传至心室,保证心房收缩后再开始心室收缩。

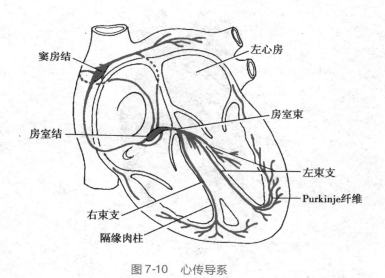

图7-10 心传导系

房室束及其分支 房室束是连接心房与心室的唯一重要通道,起自房室结前端,沿室间隔膜部下行,至肌部上缘分为左束支和右束支,分别在室间隔左、右侧面心内膜深面下行,再分支交织形成浦肯野纤维网,最后与一般的心室肌纤维通过缝隙连接相连接,导致所有心室肌纤维同步舒缩。房室束、左右束支和浦肯野纤维网的功能是将心房传来的兴奋迅速传播到整个心室。

五、心的血管

1. 动脉 心的血液供应来自左、右冠状动脉(图7-3,4)。

(1)左冠状动脉:起自于升主动脉根部,经左心耳与肺动脉干之间沿冠状沟左行,随即分为前室间支和旋支。**前室间支**（又称**前降支**）分布于左心室前壁、右心室前壁一小部分及室间隔的前 2/3 区域。**旋支**分布于左心房、左心室侧壁、后壁（膈壁）和一部分窦房结、房室结。

（2）右冠状动脉：起自于升主动脉根部，经右心耳与肺动脉干之间入冠状沟，向右行绕过心右缘至膈面，移行为**后室间支**，主要分布于右心室壁、室间隔后 1/3 和左心室后壁，还供应大部分人的窦房结和房室结。

冠状动脉和其分支发生阻塞时，可引起相应部位的心肌缺血或梗死。

2. 静脉 心的静脉多与动脉伴行，其静脉血通过心大、中、小静脉汇入**冠状窦**，再经冠状窦口注入右心房（图 7-3，4），少量直接注入心腔。

六、心包

心包为包裹心和出入心大血管根部的锥体形纤维浆膜囊，分外层的纤维心包（图 7-11）和内层的浆膜心包。**浆膜心包**薄而光滑，分为脏、壁两层。脏层紧贴心肌层表面，即心外膜，壁层衬于纤维心包内面。脏、壁两层在出入心的大血管根部相互移行，形成潜在性的密闭腔隙，称为**心包腔**，内含少量浆液，起润滑作用。心包的主要功能：一是可以减少心脏跳动时的摩擦；二是防止心过度扩张，以保持血容量的相对恒定。

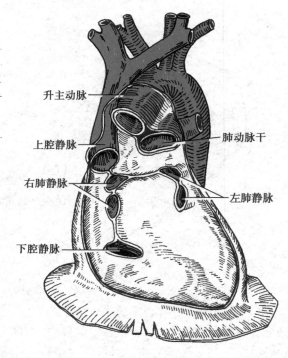

升主动脉

上腔静脉

右肺静脉

肺动脉干

左肺静脉

下腔静脉

图 7-11 心包

七、心的体表投影

心在胸前壁的体表投影可用下列 4 点的连线来表示（图 7-12）：①左上点，在左侧第 2 肋软骨下缘，距胸骨左缘约 1.2cm 处；②右上点，在右侧第 3 肋软骨上缘，距胸骨右缘约 1.0cm处；③左下点，在左侧第 5 肋间隙，左锁骨中线内侧 1～2cm（或距前正中线 7～9cm）处，即心

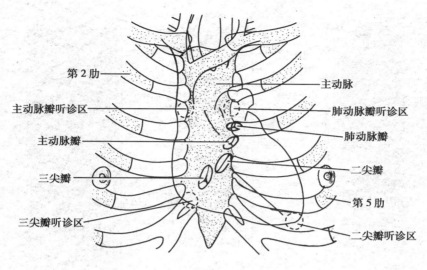

图 7-12　心的体表投影

尖的体表投影;④右下点,在右侧第 6 胸肋关节处。上述 4 点的连线即为心在胸前壁的体表投影。了解心在胸前壁的体表投影,对叩诊时判断心界是否扩大有实用意义。

第三节　血　　管

 病例

患者,男,16 岁。因玩耍时不慎被一坚硬的飞行物击破头部右侧颞区而急诊入院。体格检查:右侧颞区皮肤破裂出血,伴有喷射性呕吐。经检查,诊断为右颞区颅骨骨折、硬脑膜外血肿。

　　请问:1. 何动脉损伤? 该动脉来自何处?
　　　　　2. 颞区损伤为什么易造成硬脑膜外血肿?

一、血管的结构特点

（一）血管的分类及结构特点

血管分为动脉、毛细血管和静脉三类。

1. 动脉　动脉在行程中不断分支,依次分为大动脉、中动脉、小动脉和微动脉 4 级,最后移行为毛细血管。动脉管壁较厚,管腔呈圆形,具有一定的弹性,可随心的舒缩、血压的高低而明显搏动;故不少表浅动脉常被作为临床上中医诊脉、测量脉搏和压迫止血的部位。

动脉管壁由内向外依次分为内膜、中膜和外膜三层(图 7-13)。①**内膜**:内皮细胞衬于腔面,利于血液的流动。②**中膜**:较厚,含有平滑肌纤维、弹性纤维和胶原纤维。各级动脉的差异主要体现在中膜:**大动脉**中膜含有 40 ~ 70 层弹性膜和大量弹性纤维,故又称**弹性动脉**;**中动脉**和**小动脉**的中膜以环行的平滑肌纤维为主,故又称**肌性动脉**。③**外膜**:由疏松结缔组织构成。

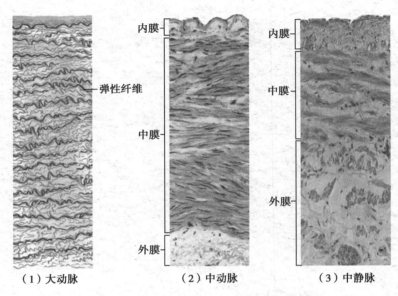

（1）大动脉　　　　（2）中动脉　　　　（3）中静脉

图7-13　大动脉、中动脉和中静脉光镜结构像

2. 毛细血管　是分布最广、管径最细（一般为7～9μm）、管壁很薄的血管,主要由内皮细胞和基膜构成,可分为以下三类:**连续毛细血管、有孔毛细血管和血窦（窦状毛细血管）**（图7-14）。

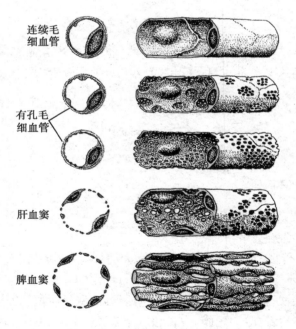

图7-14　毛细血管类型模式图

3. 静脉　由微静脉起自毛细血管静脉端,在向心回流的过程中不断接受其属支,逐渐汇合成小静脉、中静脉和大静脉,最后注入心房。

（二）血管吻合

1. 血管吻合 血管的吻合形式具有多样性,除经动脉-毛细血管-静脉吻合外,在动脉之间有动脉弓或动脉网,静脉之间有静脉网或静脉丛,小动脉与小静脉之间有动-静吻合。

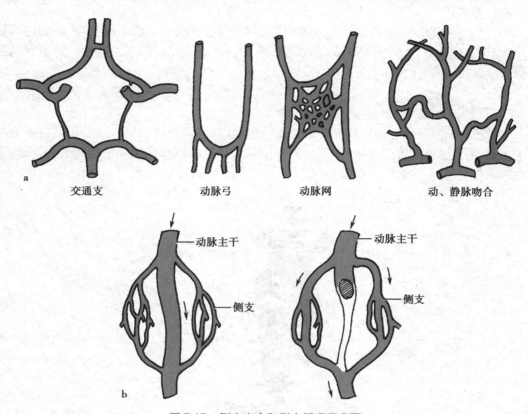

图 7-15 侧支吻合和侧支循环示意图

2. 侧支吻合 较大的动脉干在行程中发出与其平行的侧支,侧支与同一主干远侧端发出的返支彼此吻合而形成**侧支吻合**(图 7-15)。当动脉主干阻塞时,侧支逐渐增粗,血流可经扩大的侧支吻合到达阻塞远端的血管主干,这种通过侧支吻合重新建立的循环称为**侧支循环**。

微循环是指微动脉与微静脉之间微细血管内的血液循环,是血液循环的基本功能单位。典型的微循环由微动脉、后微动脉、毛细血管前括约肌、真毛细血管(即通常所称的毛细血管)、通血毛细血管、动静脉吻合支和微静脉 7 部分组成(图 7-16)。

二、肺循环的血管

1. 肺循环的动脉 是指肺动脉干及

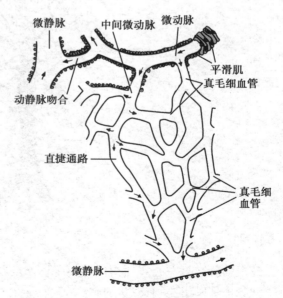

图 7-16 微循环组成模式图

165

其分支。肺动脉干在主动脉弓的下方分为左、右肺动脉,经左、右肺门入肺。在肺动脉干分叉处稍左侧与主动脉弓下缘之间有一结缔组织索,称为**动脉韧带**(图7-3),是胚胎时期动脉导管闭锁后的遗迹。动脉导管若在出生后6个月尚未闭锁,则称为动脉导管未闭,是常见的先天性心脏病之一。

2. 肺循环的静脉　**肺静脉**的属支起自肺泡毛细血管网,在肺内逐级汇合,在肺门处形成左肺上、下静脉和右肺上、下静脉(图7-8),出肺门后分别单独注入左心房。肺静脉输送的是动脉血,有别于体循环的静脉。

三、体循环的动脉

体循环的动脉是指主动脉及其各级分支。**主动脉**是体循环的动脉主干,按其行程分为升主动脉、主动脉弓和降主动脉(图7-17),其中降主动脉又以膈的主动脉裂孔为界,分为胸主动脉和腹主动脉。腹主动脉下行至第4腰椎体下缘处分为左、右髂总动脉。

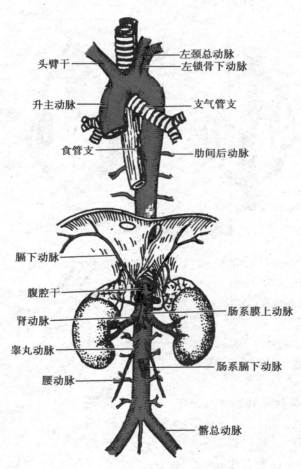

图7-17　主动脉走行及其分支

升主动脉起自左心室,向右前上方斜行,至右侧第2胸肋关节的后方移行为主动脉弓。升主动脉根部发出左、右冠状动脉。

主动脉弓是升主动脉的延续,在胸骨柄后方弓行弯向左后方,至第4胸椎体下缘移行为胸主动脉。主动脉弓的凸侧从右向左依次发出**头臂干**、**左颈总动脉**和**左锁骨下动脉**(图7-17)。头臂干向右上方斜行至右侧胸锁关节后方分为右颈总动脉和右锁骨下动脉。主动脉弓壁内有压力感受器,具有调节血压的作用。在主动脉弓下方近动脉韧带处有2~3个粟粒状小体,称为**主动脉小球**,为化学感受器,参与调节呼吸。

考点提示

主动脉的分部及主动脉弓的分支

知识链接

动脉的轨迹

动脉离开主干进入器官前的一段,称为器官外动脉;进入器官后,称为器官内动脉。器官外动脉在行程和分布方面具有以下规律:①大多数动脉呈对称性分布;②人体的每一大局部(头颈、躯干和上下肢)都有1~2条动脉干;③躯干部在结构上有体壁和内脏之分,故动脉也有壁支和脏支之别,壁支多呈节段性分布;④动脉在行程中,多位于身体的屈侧、深部或安全隐蔽不易受到损伤的部位;⑤动脉常有静脉和神经伴行,构成血管神经束;⑥动脉常以最短的距离到达它所分布的器官(图7-18);⑦动脉的配布形式与器官的形态和功能相适应。

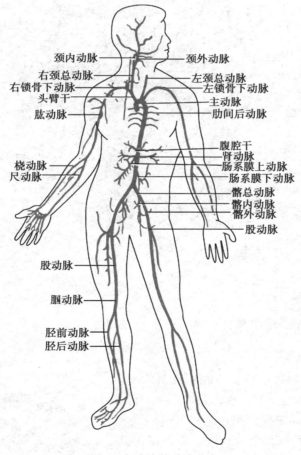

图7-18 全身的动脉分布

（一）头颈部的动脉

颈总动脉是头颈部的动脉主干,左侧的发自主动脉弓,右侧的起自头臂干。两侧的颈总动脉均在胸锁关节的后方进入颈部,沿食管、气管和喉的外侧上行,至甲状软骨上缘水平分为颈内动脉和颈外动脉(图7-19,20)。如头颈部出血时,在胸锁乳突肌前缘,相当于环状软骨弓平面,可将颈总动脉向后将其压在第6颈椎横突上进行临时急救止血。

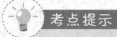

考点提示

颈总动脉的压迫止血部位

在颈总动脉分叉处有两个重要结构:①**颈动脉窦**,是颈总动脉末端和颈内动脉起始处的膨大部分,窦壁内有压力感受器。②**颈动脉小球**,是位于颈总动脉分叉处后方的扁椭圆形小体,为化学感受器。

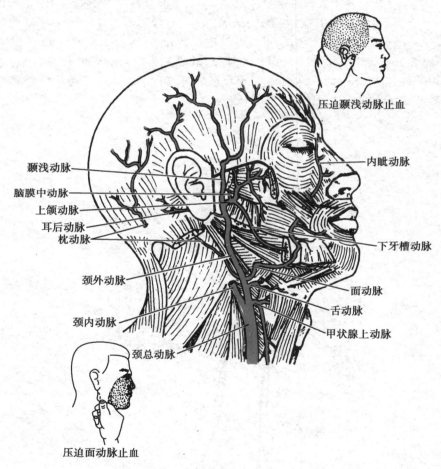

压迫颞浅动脉止血

颞浅动脉
脑膜中动脉
上颌动脉
耳后动脉
枕动脉
颈外动脉
颈内动脉
颈总动脉

内眦动脉
下牙槽动脉
面动脉
舌动脉
甲状腺上动脉

压迫面动脉止血

图7-19 颈外动脉及其分支

1. 颈外动脉 起自颈总动脉,在胸锁乳突肌深面上行,上穿腮腺实质达下颌颈高度分为上颌动脉和颞浅动脉两个终支。其主要分支有(图7-19):

（1）甲状腺上动脉:自颈外动脉起始部发出,行向前下方,分布于甲状腺上部和喉。

考点提示

面动脉、颞浅动脉的压迫止血部位

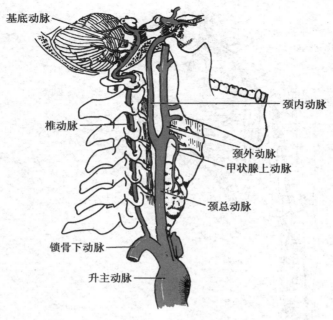

图 7-20　颈内动脉与椎动脉的走行

（2）面动脉：约平下颌角高度发出，向前经下颌下腺深面上行，至咬肌前缘绕过下颌骨下缘至面部，再经口角、鼻翼外侧上行至内眦，改称为**内眦动脉**。面动脉分布于面部软组织、下颌下腺和腭扁桃体等处。在咬肌前缘与下颌骨下缘交界处可摸到面动脉搏动。当面部出血时，可在该处进行压迫止血。

（3）颞浅动脉：在外耳门前方越过颧弓根至颞部皮下，分布于腮腺和额、颞、顶部的软组织。在外耳门前上方可触及其搏动，当头前外侧部出血时，可在此压迫止血。

（4）上颌动脉：经下颌支深面向前入颞下窝，分布于硬脑膜、牙及牙龈、咀嚼肌和鼻腔等处。其中，分布于硬脑膜的分支称为**脑膜中动脉**，向上经棘孔入颅中窝，分为前、后两支。前支粗大，经翼点内面上行，颞部骨折时易受损伤而引起硬脑膜外血肿。

2. 颈内动脉　由颈总动脉分出后，垂直上升至颅底，经颈动脉管入颅腔（图7-20），分布于脑和视器。

（二）锁骨下动脉

左侧的起自主动脉弓，右侧的发自头臂干。

锁骨下动脉从胸锁关节后方呈弓状越过胸膜顶前方，向外穿斜角肌间隙至第1肋外缘延续为腋动脉。锁骨下动脉的主要分支有**椎动脉**、**胸廓内动脉**和**甲状颈干**等（图7-19,21），椎动脉向上穿第6～1颈椎的横突孔，经枕骨大孔入颅腔，分布于脑和脊髓。

（三）上肢的动脉

主要包括腋动脉、肱动脉、桡动脉和尺动脉等（图7-21）。

（1）**腋动脉**：在第1肋外缘处续自锁骨下动脉，向外下进入腋窝，至大圆肌下缘处移行为肱动脉。腋动脉的分支主要分布于肩部、胸前外侧壁及乳房等处。

考点提示

测量血压时的听诊部位

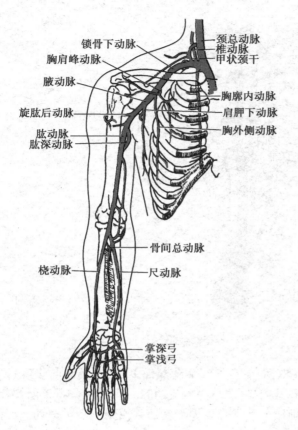

图 7-21 上肢的动脉(前面观)

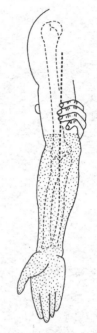

图 7-22 肱动脉的压迫止血点

(2) **肱动脉**:是腋动脉的直接延续,沿肱二头肌内侧下行至肘窝,分为桡动脉和尺动脉。肱动脉沿途分支分布于臂部和肘关节。在肘窝的内上方,肱二头肌腱的内侧可触及肱动脉的搏动,是测量血压时的听诊部位。当前臂或手部出血时,可在臂中部内侧将肱动脉压向肱骨以暂时止血(图 7-22)。

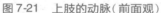

> **考点提示**
>
> 中医诊脉和测量脉搏的部位

(3) **桡动脉**和**尺动脉**:两者均自肱动脉分出后,分别沿前臂前群肌的桡侧和尺侧下行,沿途分支分布于前臂和手,经腕至手掌形成掌浅弓和掌深弓(图 7-23)。桡动脉在腕关节桡掌侧上方位置表浅,是临床上中医诊脉和测量脉搏的首选部位。手部出血时,可在桡腕关节上方掌面的内、外侧,同时将尺、桡动脉分别压向尺、桡骨的下端进行压迫止血(图 7-24)。

(4) **掌浅弓**和**掌深弓**:**掌浅弓**位于掌腱膜与屈指肌腱之间,由尺动脉的末端和桡动脉的掌浅支吻合而成(图 7-23)。**掌深弓**位于屈指肌腱深面,由桡动脉的末端和尺动脉的掌深支吻合而成。分布到手指的**指掌侧固有动脉**行于手指的两侧,故当手指出血时,可在手指根部两侧压迫指掌侧固有动脉进行止血(图 7-24)。

(四) 胸部的动脉

胸主动脉是胸部的动脉主干,行于脊柱的左前方,沿途分出壁支和脏支(图 7-25)。①壁支,为节段性对称的分支,包括第 3～11 对肋间后动脉和 1 对肋下动脉等。**肋间后动脉**位于

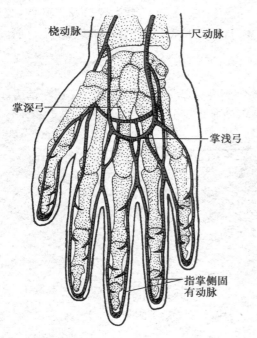

橈动脉　　　　　尺动脉

掌深弓

掌浅弓

指掌侧固有动脉

图 7-23　手的动脉（右侧）

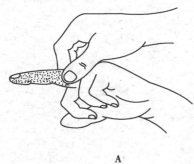

A

B

图 7-24　手的动脉压迫止血点
A. 压迫手指两侧止血；B. 橈、尺动脉压迫止血点

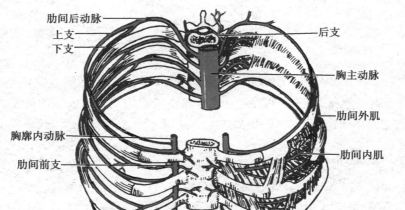

肋间后动脉

上支

下支

后支

胸主动脉

肋间外肌

胸廓内动脉

肋间前支

肋间内肌

图 7-25　胸壁的动脉

肋间隙内,主干行于肋沟内;**肋下动脉**沿第 12 肋的下缘走行。两者主要分布于胸壁、腹壁上部、背部和脊髓等处。②脏支,主要有**支气管支**、**食管支**和**心包支**,分布于气管、支气管、食管和心包等处。

　　（五）腹部的动脉

　　腹主动脉是腹部的动脉主干,自膈的主动脉裂孔处续于胸主动脉,沿脊柱左前方下行,至第 4 腰椎体下缘处分为左、右髂总动脉。腹主动脉也可分为脏支和壁支(图 7-26)。

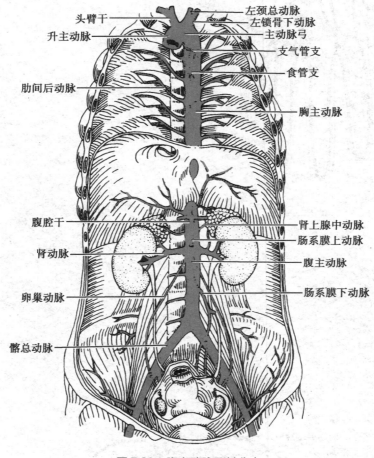

　　图 7-26　腹主动脉及其分支

　　1. 壁支　主要有 1 对**膈下动脉**和 4 对**腰动脉**,分布于膈、腹后壁和脊髓等处。

　　2. 脏支　主要分布于腹腔内脏器,分成对和不成对的两种。成对的脏支有肾上腺中动脉、肾动脉和睾丸动脉(男)或卵巢动脉(女);不成对的脏支有腹腔干、肠系膜上动脉和肠系膜下动脉。

　　（1）肾上腺中动脉:平第 1 腰椎高度起自腹主动脉侧壁,行向外侧分布于肾上腺。

　　（2）肾动脉:约平对第 1、2 腰椎之间起自腹主动脉侧壁,横行向外,至肾门附近分前、后两干,经肾门入肾,并在入肾门之前发出一支**肾上腺下动脉**至肾上腺。

　　（3）睾丸动脉:细而长,在肾动脉起始处的稍下方由腹主动脉前壁发出,沿腰大肌前面斜向外下方,穿经腹股沟管,参与精索的组成,分布于睾丸和附睾,故又称**精索内动脉**。在女性则为**卵巢动脉**,经卵巢悬韧带下行入盆腔,分布于卵巢和输卵管壶腹部。

(4)腹腔干:为一粗而短的动脉干,在主动脉裂孔的稍下方起自腹主动脉前壁,随即分为胃左动脉、肝总动脉和脾动脉(图7-27)。腹腔干的分支分布于食管腹段、胃、十二指肠、肝、胆囊、胰、脾和大网膜。

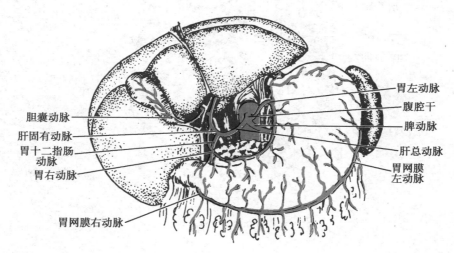

图7-27 腹腔干及其分支(胃前面观)

1)胃左动脉:斜向左上方至胃的贲门,在小网膜两层腹膜之间沿胃小弯转向右行,与胃右动脉吻合。沿途分支分布于食管腹段、贲门和胃小弯附近的胃壁。

2)肝总动脉:分为肝固有动脉和胃十二指肠动脉。①**肝固有动脉**,在肝十二指肠韧带内上行,至肝门处分为左、右两支进入肝的左、右叶。右支在入肝门前发出**胆囊动脉**,经胆囊三角上行,分布于胆囊。肝固有动脉在起始处尚发出分布于十二指肠上部和胃小弯附近胃壁的**胃右动脉**。②**胃十二指肠动脉**,在幽门后面下行,至幽门下缘处分为**胃网膜右动脉**和**胰十二指肠上动脉**。前者在大网膜两层间沿胃大弯向左与胃网膜左动脉吻合,分布于胃大弯和大网膜。后者在胰头和十二指肠降部之间下行,分布于胰头和十二指肠。

3)脾动脉:沿胰上缘左行至脾门,分数支入脾。脾动脉除沿途发出多条细小的胰支至胰体和胰尾外,在近脾门处还发出分布于胃底**胃短动脉**,并发出分布于胃大弯和大网膜的**胃网膜左动脉**。

(5)肠系膜上动脉:主要分支有(图7-28):①**空肠动脉**和**回肠动脉**,分布于空肠和回肠;②**回结肠动脉**,分布于回肠末端、盲肠、阑尾和升结肠的起始部,另发出**阑尾动脉**经回肠末端后方进入阑尾系膜,分布于阑尾;③**右结肠动脉**,分布于升结肠,并与中结肠动脉和回结肠动脉吻合;④**中结肠动脉**,分布于横结肠,并与左、右结肠动脉吻合。

(6)肠系膜下动脉:约平第3腰椎高度起自腹主动脉的前壁,行向左下至左髂窝进入乙状结肠系膜根内。沿途发出下列分支(图7-29):①**左结肠动脉**,分布于降结肠,并与中结肠动脉和乙状结肠动脉吻合;②**乙状结肠动脉**,向左下进入乙状结肠系膜内,分布于乙状结肠,并与左结肠动脉和直肠上动脉有吻合;③**直肠上动脉**,分布于直肠上部,并与直肠下动脉的分支吻合。

(六)盆部的动脉

髂总动脉左、右各一,在第4腰椎体下缘高度自腹主动脉分出,沿腰大肌的内侧行向外

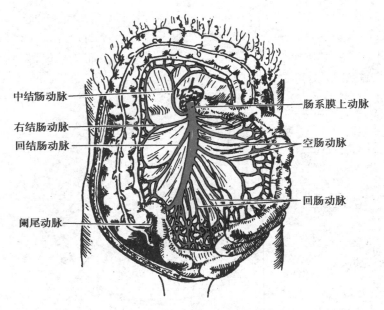

图 7-28　肠系膜上动脉及其分支

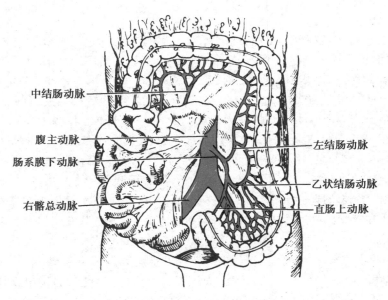

图 7-29　肠系膜下动脉及其分支

下方,至骶髂关节的前方,分为髂内动脉和髂外动脉。

1. 髂内动脉　是盆部的动脉主干,沿盆腔侧壁下行,分为壁支和脏支(图 7-30)。

(1) 壁支:①**闭孔动脉**,沿盆腔侧壁行向前下,穿闭膜管出盆腔,分布于大腿内侧肌群和髋关节;②**臀上动脉和臀下动脉**,分别经梨状肌上、下孔穿出至臀部,分布于臀肌和髋关节等处。

(2) 脏支:①**直肠下动脉**,分布于直肠下部,并与

考点提示

　　子宫动脉的行径、分布及其与输尿管的位置关系

174

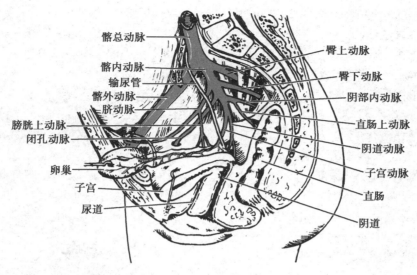

髂总动脉
髂内动脉
输尿管
髂外动脉
脐动脉
膀胱上动脉
闭孔动脉
卵巢
子宫
尿道

臀上动脉
臀下动脉
阴部内动脉
直肠上动脉
阴道动脉
子宫动脉
直肠
阴道

图 7-30　盆部的动脉（女性，右侧）

直肠上动脉和肛动脉吻合。②**子宫动脉**，沿盆腔侧壁下行进入子宫阔韧带两层腹膜之间，在距子宫颈外侧约 2cm 处跨过输尿管的前上方上并与之交叉，沿子宫颈及子宫侧缘上行至子宫底，分支分布于子宫、输卵管、卵巢和阴道，并与卵巢动脉吻合（图 7-31）。在子宫切除术结扎子宫动脉时，应注意子宫动脉与输尿管的这种跨越关系，以免损伤输尿管。③**阴部内动脉**，分支分布于肛门、会阴部和外生殖器。

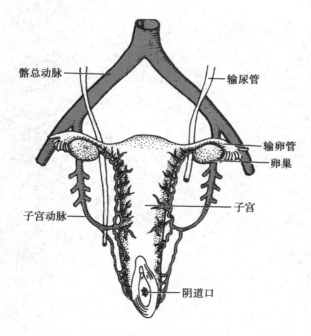

髂总动脉
输尿管
输卵管
卵巢
子宫动脉
子宫
阴道口

图 7-31　子宫动脉

2. **髂外动脉**　沿腰大肌的内侧缘下行，经腹股沟韧带中点深面至大腿前部移行为股动脉（图 7-32）。髂外动脉在腹股沟韧带的稍上方发出**腹壁下动脉**，向上进入腹直肌鞘，分布于

175

腹直肌并与腹壁上动脉吻合。

（七）下肢的动脉

主要包括股动脉、腘动脉、胫前动脉、胫后动脉和足背动脉等（图7-32，33）。

1. **股动脉** 是髂外动脉的直接延续，在股三角内下行，继而转向后入进入腘窝，移行为腘动脉。股动脉分布于大腿肌和髋关节等处。在腹股沟韧带中点稍下方可触及股动脉搏动，是动脉穿刺和插管的理想部位。当下肢出血时，可在此处向后压迫止血。

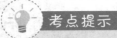

考点提示

股动脉的压迫止血部位

2. **腘动脉** 在腘窝深部下行，至腘窝下部分为胫前动脉和胫后动脉。腘动脉分布于膝关节及邻近诸肌。

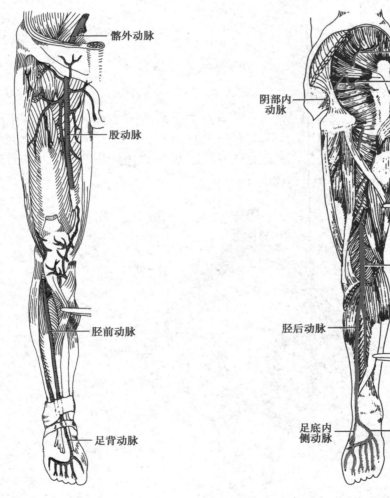

图7-32 下肢的动脉（前面观）　　　　图7-33 下肢的动脉（后面观）

3. **胫后动脉** 沿小腿后群肌浅、深两层之间下行，经内踝后方进入足底，分为**足底内侧动脉**和**足底外侧动脉**。胫后动脉分布于小腿外侧群肌、小腿后群肌、腓骨和胫骨以及足底等处。胫后动脉在内踝和足跟之间位置较表浅，可触及其搏动。

4. 胫前动脉 穿小腿骨间膜至小腿前面,在小腿前群肌之间下行,至踝关节前方移行为足背动脉。胫前动脉沿途分支分布于小腿前群肌和附近皮肤。

5. 足背动脉 是胫前动脉的直接延续,位置表浅,在踝关节前方,内、外踝连线的中点、拇长伸肌腱外侧可触及其搏动。足背动脉分布于足背、足底和足趾等处。足部出血时,可在该处向深部压迫足背动脉进行止血。

考点提示

足背动脉的搏动点和压迫止血部位

 知识链接

冠心病诊断的"金标准"

冠状动脉造影是诊断冠心病的一种有效方法。将导管经大腿股动脉→髂外动脉→髂总动脉→腹主动脉→胸主动脉→升主动脉,然后在升主动脉找到左、右冠状动脉开口,注入造影剂,使冠状动脉显影,这样能较明确地揭示冠状动脉的解剖畸形及其阻塞病变的位置、程度与范围,是目前唯一能直接观察冠状动脉形态的诊断方法,医学界称其为"金标准"。

四、体循环的静脉

静脉在结构和配布上与伴行动脉相比具有以下特点:①静脉数量多,管径粗,管壁薄而弹性小,压力低,血流缓慢。②静脉腔面有成对的向心开放的半月形**静脉瓣**(图7-34),是防止血液逆流的重要装置,四肢特别是下肢的静脉瓣较多。③体循环的静脉有浅、深之分,**浅静脉**又称为**皮下静脉**。临床上常利用浅静脉进行静脉注射、输液、输血、取血或插入导管等。**深静脉**位于深筋膜深面或体腔内,多与同名动脉伴行,其收集范围与伴行动脉的分布区域基本一致,名称也多相同。④静脉之间有丰富的吻合,浅静脉常吻合成静脉网,深静脉常在某些器官周围或壁内吻合形成静脉丛,浅、深静脉之间也存在丰富

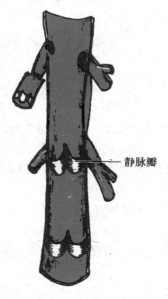

图7-34 静脉瓣

的交通支。

体循环的静脉包括上腔静脉系、下腔静脉系(图7-35)和心静脉系(已在心的血管中叙述)。

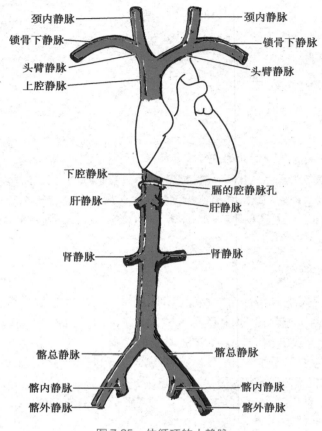

图7-35 体循环的大静脉

(一)上腔静脉系

上腔静脉系由上腔静脉及其属支组成,收集头颈部、上肢和胸部(心和肺除外)等上半身的静脉血。

1. 头颈部的静脉 浅静脉主要有面静脉、下颌后静脉和颈外静脉,深静脉主要有颈内静脉和锁骨下静脉(图7-36)。

(1)面静脉:于内眦处起自**内眦静脉**,在面动脉后方与之伴行,至下颌角下方与下颌后静脉前支汇合后注入颈内静脉。面静脉收集面前部软组织的静脉血。面静脉借内眦静脉、眼静脉与颅内海绵窦相交通(图7-37)。面静脉在口角以上部分无静脉瓣,当口角以上面部发生化脓性感染时,若处理不当(如挤压化脓处),可导致细菌栓子沿上述途径向

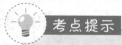

考点提示

危险三角的临床意义

颅内蔓延至海绵窦,造成颅内的继发感染,故通常将两侧口角至鼻根部之间的三角形区域称为"**危险三角**"。

(2)颈外静脉:是颈部最大的浅静脉,沿胸锁乳突肌表面下行,在锁骨中点上方约2cm处穿深筋膜注入锁骨下静脉(图7-36),主要收集头皮和面部的静脉血。颈外静脉位置表浅

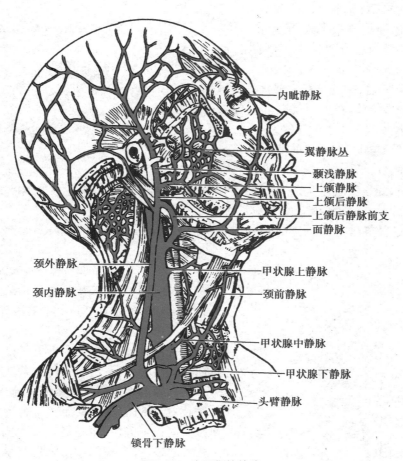

内眦静脉

翼静脉丛

颞浅静脉

上颌静脉

上颌后静脉

上颌后静脉前支

面静脉

颈外静脉

颈内静脉

甲状腺上静脉

颈前静脉

甲状腺中静脉

甲状腺下静脉

头臂静脉

锁骨下静脉

图 7-36　头颈部的静脉

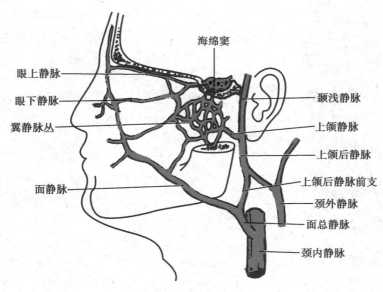

海绵窦

眼上静脉

眼下静脉

翼静脉丛

面静脉

颞浅静脉

上颌静脉

上颌后静脉

上颌后静脉前支

颈外静脉

面总静脉

颈内静脉

图 7-37　面静脉及其交通

而恒定,是临床上静脉插管或儿童采血的常用静脉。

(3) 颈内静脉:在颅底颈静脉孔处续接颅内的乙状窦,向下与颈内动脉和颈总动脉伴行,在胸锁关节的后方与锁骨下静脉汇合成头臂静脉。颈内静脉的颅内属支主要收集颅骨、脑膜、脑和视器等处的静脉血,颅外属支主要是面静脉和下颌后静脉。颈内静脉的体表投影是以乳突尖与下颌角连线的中点至胸锁关节中点的连线。

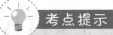

考点提示

临床上采血、输液的常用血管

(4) 锁骨下静脉:自第1肋外侧缘续于腋静脉,与同名动脉伴行,在胸锁关节后方与颈内静脉汇合成头臂静脉(图7-36)。锁骨下静脉除收集上肢的静脉血外,还接受颈外静脉。锁骨下静脉常作为深静脉穿刺或长期置管输液的选择部位。

2. 上肢静脉 分浅静脉和深静脉两类,最终都汇入腋静脉。

(1) 上肢深静脉:与同名动脉伴行,收集同名动脉分布区域的静脉血,最终汇合成腋静脉。

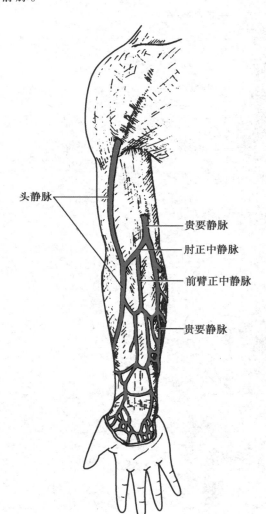

头静脉

贵要静脉

肘正中静脉

前臂正中静脉

贵要静脉

图7-38 上肢的浅静脉(右侧)

(2) 上肢浅静脉:起于丰富的指背浅静脉,并在手背形成**手背静脉网**,该处是临床上进行静脉输液的常选部位。上肢浅静脉比较恒定的有三条(图7-38):①**头静脉**,起于手背静脉网的桡侧,沿前臂桡侧上行至肘窝,再沿肱二头肌外侧沟皮下上行,经三角胸大肌间沟,穿深筋膜注入腋静脉或锁骨下静脉;②**贵要静脉**,起于手背静脉网的尺侧,沿前臂尺侧上行,至肘窝处接受肘正中静脉,再沿肱二头肌内侧沟皮下上行,在臂中部穿深筋膜注入肱静脉或上行注入腋静脉;③**肘正中静脉**,位于肘窝前部,连于头静脉与贵要静脉之间,接受**前臂正中静脉**。肘正中静脉是临床采血、输液的常用血管。

3. 胸部的静脉 包括头臂静脉、上腔静脉和奇静脉及其属支(图7-39)。

(1) 头臂静脉:左、右各一,由同侧的颈内静脉与锁骨下静脉在胸锁关节后方汇合而成,汇合处形成的夹角称为**静脉角**,是淋巴导管注入静脉的部位。

(2) 上腔静脉:是上腔静脉系的主干,由左、右头臂静脉汇合而成,沿升主动脉的右侧垂直下行,注入右心房。上腔静脉在注入右心房之前接纳奇静脉。

(3) 奇静脉:起于右侧腰升静脉,穿膈后沿胸椎体右侧上行至第4胸椎体高度,向前绕右肺根上方注入上腔静脉。奇静脉主要收集右侧肋间后静脉、食管静脉、支气管静脉和腹后壁

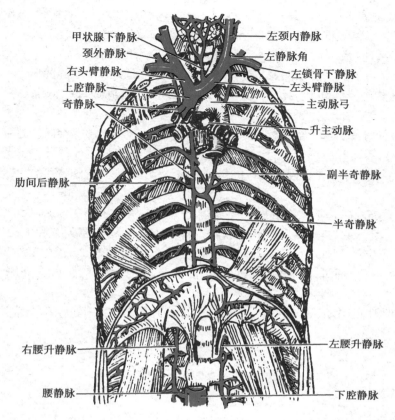

甲状腺下静脉 —— 左颈内静脉

颈外静脉 —— 左静脉角

右头臂静脉 —— 左锁骨下静脉

上腔静脉 —— 左头臂静脉

奇静脉 —— 主动脉弓

—— 升主动脉

肋间后静脉 —— 副半奇静脉

—— 半奇静脉

右腰升静脉 —— 左腰升静脉

腰静脉 —— 下腔静脉

图 7-39 上腔静脉及其属支

的部分静脉血。奇静脉是沟通上、下腔静脉系的重要途径之一。

4. 椎静脉丛 分为**椎内静脉丛**和**椎外静脉丛**(图 7-40)。前者位于椎骨骨膜与硬脊膜形成的硬膜外隙内,后者位于脊柱的周围,两者之间有丰富的吻合。椎静脉丛无静脉瓣,向上经枕骨大孔与颅内硬脑膜窦相连通,向下与盆腔静脉丛(属下腔静脉系)相交通,并与附近

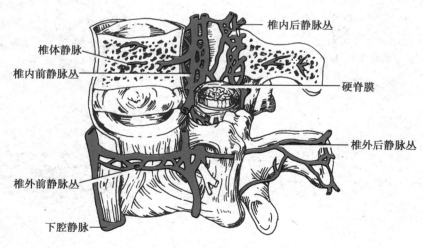

椎体静脉 —— 椎内后静脉丛

椎内前静脉丛 —— 硬脊膜

—— 椎外后静脉丛

椎外前静脉丛 ——

下腔静脉 ——

图 7-40 椎静脉丛

静脉有交通,故椎静脉丛是沟通上、下腔静脉系和颅内、外静脉的重要通道。当胸、腹和盆腔发生感染、肿瘤时,可经椎静脉丛转移至颅内或其他远位的器官。

（二）下腔静脉系

下腔静脉系由下腔静脉及其属支组成,收集下肢、盆部和腹部的静脉血。

1. 下肢静脉　分浅静脉和深静脉两类,均有丰富的静脉瓣,浅、深静脉之间的交通支丰富。

（1）下肢深静脉:与同名动脉伴行,收集同名动脉分布区域的静脉血,最终汇合成股静脉。**股静脉**伴行股动脉内侧向上行,经腹股沟韧带后方延续为髂外静脉。股静脉收集下肢的浅、深静脉血。股静脉在腹股沟韧带的稍下方位于股动脉内侧,临床上常在此处进行作静脉穿刺插管。

（2）下肢浅静脉:包括大隐静脉和小隐静脉及其属支（图7-41）。①**大隐静脉**,是全身最长的浅静脉,起自足背静脉弓的内侧端,经内踝前方,沿小腿、膝关节和大腿的内侧上行,在耻骨结节外下方3～4cm处穿过深筋膜注入股静脉。在内踝前方,大隐静脉位置表浅而恒定,是静脉穿刺或切开插管的常用部位。②**小隐静脉**,起于足背静脉弓的外侧端,经外踝后方沿小腿的后面上行至腘窝,穿过深筋膜注入腘静脉。

2. 盆部的静脉　盆部的静脉主干是髂内静脉,与同侧的髂外静脉在骶髂关节前方汇合

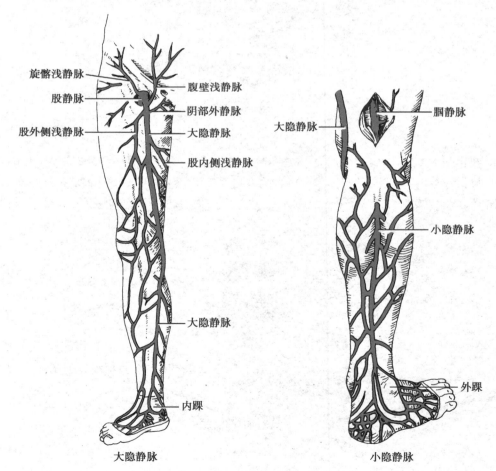

图 7-41　下肢的浅静脉

成髂总静脉(图7-42)。

(1)髂内静脉:与髂内动脉伴行,其属支分为脏支和壁支,均与同名动脉伴行,收集盆部、会阴和外生殖器的静脉血。

(2)髂外静脉:是股静脉的直接延续,与同名动脉伴行,收集下肢和腹前壁下部的静脉血。

3.腹部的静脉 包括下腔静脉及其属支。

(1)下腔静脉:是人体最粗大的静脉干,由左、右髂总静脉在第4或第5腰椎体右前方汇合而成(图7-35,42),沿腹主动脉右侧上行,穿经膈的腔静脉裂孔入胸腔,注入右心房。

下腔静脉的属支有壁支(左、右膈下静脉和4对腰静脉)和部分脏支(右睾丸静脉或右卵巢静脉、肾静脉、右肾上腺静脉和肝静脉),左睾丸静脉或左卵巢静脉、左肾上腺静脉分别注入左肾静脉,然后间接注入下腔静脉(图7-42)。不成对的脏支(肝静脉除外)先汇合成肝门静脉,入肝后再经肝静脉回流至下腔静脉。

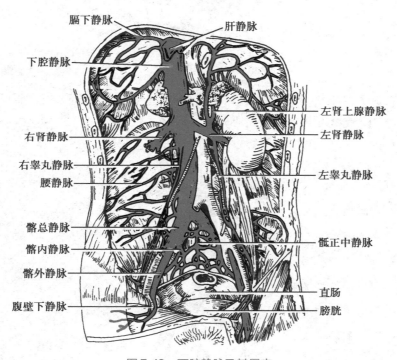

图7-42 下腔静脉及其属支

(2)肝门静脉系:由肝门静脉及其属支组成,收集肝除外腹腔内不成对器官的静脉血,如食管腹段、胃、小肠、大肠(直肠下部除外)、胆囊、胰和脾等。

1)肝门静脉:由肠系膜上静脉和脾静脉在胰颈的后方汇合而成(图7-43),斜向右上行进入肝十二指肠韧带内,至肝门处分左、右两支入肝。

2)肝门静脉的主要属支:包括脾静脉、肠系膜上静脉、肠系膜下静脉、胃左静脉、胃右静脉、胆囊静脉和附脐静脉(图7-43),收集同名动脉分布区域的静脉血。

考点提示

肝门静脉的组成、主要属支及收集范围

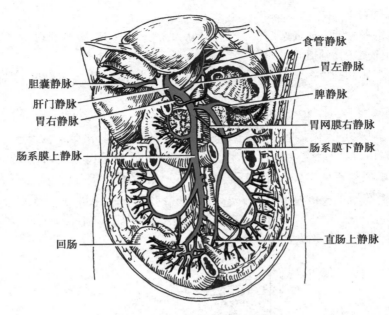

图 7-43　肝门静脉及其属支

3）肝门静脉系与上、下腔静脉系之间的吻合部位：主要有食管静脉丛、直肠静脉丛和脐周静脉网三处（图 7-44）。其交通途径如下所示：

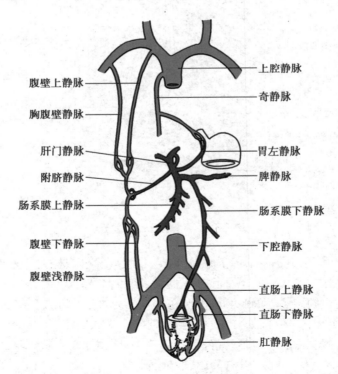

图 7-44　肝门静脉系与上、下腔静脉系之间的吻合途径模式图

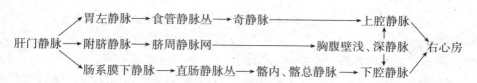

正常情况下,肝门静脉系与上、下腔静脉系之间的吻合支细小,血流量少,各属支将血液按正常方向分别引流至所属静脉。如因肝硬化等,肝门静脉回流受阻,由于肝门静脉内缺少静脉瓣,导致其内的血液发生逆流,并通过上述诸吻合途径建立侧支循环,分别经上、下腔静脉回流入右心房。因此,可造成吻合部位的细小静脉曲张,甚至破裂出血。如食管静脉丛曲张、破裂,造成呕血;直肠静脉丛曲张、破裂,导致便血;脐周静脉网曲张称为脐周静脉怒张。

第四节 淋 巴 系 统

淋巴系统由淋巴管道、淋巴组织和淋巴器官组成(图 7-45)。

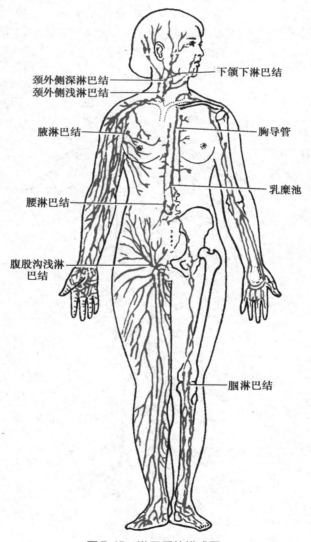

图 7-45 淋巴系统模式图

淋巴系统内流动着无色透明的液体称为**淋巴**（液）。血液流经毛细血管动脉端时,血液中的部分成分经毛细血管壁滤过进入组织间隙,形成**组织液**。组织液与细胞之间进行物质交换后,大部分在毛细血管静脉端被重吸收入血液,小部分则进入毛细淋巴管而成为淋巴。淋巴沿着各级淋巴管道向心流动,途经连于淋巴管的诸多淋巴结的滤过,最终经淋巴导管汇入静脉,故淋巴系统可视为心血管系统的辅助系统,可协助静脉引流部分组织液。

淋巴组织和淋巴器官具有产生淋巴细胞、滤过淋巴和进行免疫应答的功能,是机体重要的防御屏障。

一、淋巴管道

淋巴管道包括毛细淋巴管、淋巴管、淋巴干和淋巴导管。

（一）毛细淋巴管

毛细淋巴管是淋巴管道的起始部分,以膨大的盲端起始于组织间隙,并相互吻合成网。其管壁仅由一层叠瓦状邻接的内皮细胞构成,内皮细胞之间有较大的间隙。故毛细淋巴管具有比毛细血管更大的通透性,一些不易透过毛细血管壁的大分子物质,如蛋白质、细菌和癌细胞等容易进入毛细淋巴管。目前认为除脑、脊髓、骨髓、被覆上皮、角膜、晶状体、牙釉质和软骨等处缺乏毛细淋巴管外,毛细淋巴管几乎遍布全身。

（二）淋巴管

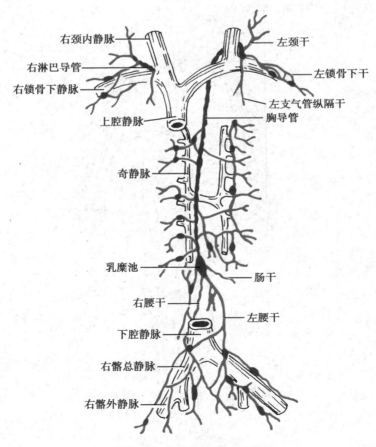

图 7-46　淋巴干及淋巴导管

　　淋巴管由毛细淋巴管汇合而成,管壁结构与静脉相似。腔内有大量瓣膜,其开口和功能与静脉瓣相同,是保证淋巴向心流动的装置。淋巴管可分浅、深两种。浅淋巴管位于皮下,多与浅静脉伴行;深淋巴管多与深部的血管伴行。浅、深淋巴管之间存在广泛的吻合。淋巴管在向心的行程中,通常经过一个或多个淋巴结。

　　（三）淋巴干

　　全身各部的浅、深淋巴管在向心行进的过程中经过一系列的淋巴结,由最后一站淋巴结的输出淋巴管汇合成较粗大的淋巴管称为淋巴干。全身共有 9 条淋巴干(图 7-46):即头颈部的淋巴管汇合成**左、右颈干**,上肢及部分胸壁的淋巴管汇合成**左、右锁骨下干**,胸腔脏器及部分胸、腹壁的淋巴管汇合成**左、右支气管纵隔干**,下肢、盆部和腹腔成对器官及部分腹壁的淋巴管汇合成**左、右腰干**,腹腔内不成对器官的淋巴管汇合成 1 条**肠干**。

　　（四）淋巴导管

　　全身 9 条淋巴干最终汇合成两条淋巴导管,即胸导管和右淋巴导管(图 7-46,47)。

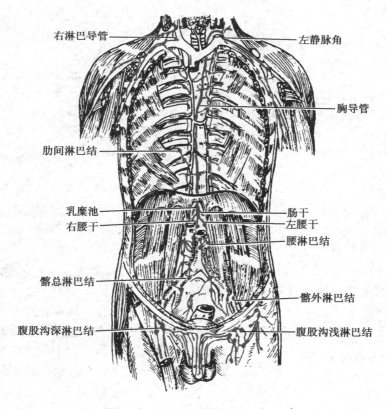

图 7-47　胸导管及腹、盆部淋巴结

　　1. 胸导管　是全身最粗大的淋巴导管,长 30~40cm,起始于第 1 腰椎体前方的乳糜池。**乳糜池**为胸导管起始处的囊状膨大,由左、右腰干和肠干汇合而成。胸导管经膈的主动脉裂孔入胸腔,沿脊柱的左前方上行,经胸廓上口达颈根部,然后弓形弯曲注入**左静脉角**。胸导管在注入左静脉角前还收纳左颈干、左锁骨下干和左支气管纵隔干。胸导管通过上述 6 条淋巴干,收集下半身及左侧上半身的淋巴,即全身 3/4 区域的淋巴。

　　2. 右淋巴导管　为一短干,由右颈干、右锁骨下干和右支气管纵隔干汇合而成,注入**右**

静脉角。右淋巴导管收集右侧上半身的淋巴,即全身右上 1/4 区域的淋巴。

二、淋巴器官

淋巴器官是以淋巴组织为主要成分构成的器官,包括淋巴结、脾、胸腺和扁桃体等。

(一) 淋巴结

1. 淋巴结的形态 **淋巴结**是淋巴管在向心行进过程中的必经器官(图 7-45)。淋巴结为灰红色圆形或椭圆形小体,大小不等。一侧隆凸,有数条**输入淋巴管进入**;另一侧凹陷,称为**淋巴结门**,有**输出淋巴管**和神经、血管出入(图 7-48)。由于淋巴管在向心的行程中,要经过一个或多个淋巴结,故一个淋巴结的输出淋巴管即为下一个淋巴结的输入淋巴管。

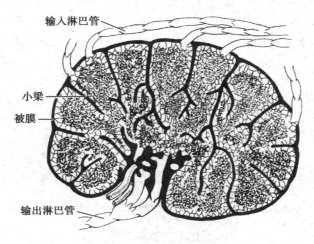

输入淋巴管

小梁

被膜

输出淋巴管

图 7-48 淋巴结结构模式图

2. 淋巴结的功能 ①滤过淋巴,是一个强大的滤过器,进入淋巴结的淋巴若含有细菌、病毒、毒素等,在缓慢地流经淋巴结时,可被淋巴结内的巨噬细胞清除。正常淋巴结对细菌的清除率可达 99.5%。②进行免疫应答,淋巴结是 T 淋巴细胞和 B 淋巴细胞定居的部位,它们在抗原的刺激下分别参与细胞免疫和体液免疫。

3. 人体各部主要的淋巴管和淋巴结 淋巴结有浅、深之分。**浅淋巴结**位于皮下浅筋膜内,活体上易被触及;**深淋巴结**位于深筋膜深面。淋巴结一般多沿血管成群分布人体较隐蔽的部位,收纳一定范围的淋巴。因此,当某器官或部位发生病时,如细菌或癌细胞等随可沿淋巴侵入相应部位的淋巴结,从而引起局部淋巴结的肿大或疼痛。故了解局部淋巴结的位置、收纳范围及引流去向,对诊断和治疗某些疾病具有重要的临床意义。

(1) 头颈部的淋巴管和淋巴结:头颈部的淋巴结较多,主要分布于头颈交界处和颈内、外静脉的周围,其中主要有:①**下颌下淋巴结**,位于下颌下腺周围;②**颈外侧浅淋巴结**(图 7-49),位于胸锁乳突肌的表面,沿颈外静脉排列;③**颈外侧深淋巴结**(图 7-50),沿颈内静脉排列,其中位于锁骨上方的部分,称为**锁骨上淋巴结**。颈外侧深淋巴结的输出淋巴管汇合成颈干。左颈干注入胸导管处通常无瓣膜,故胃癌或食管癌晚期,癌细胞可沿胸导管或左颈干逆行转移至左锁骨上淋巴结。临床上检

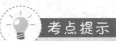

考点提示

胃癌或食管癌晚期淋巴
转移的部位

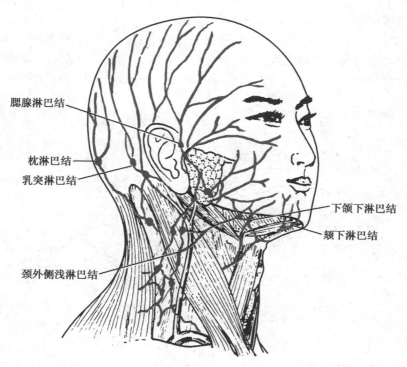

图 7-49 头颈部的淋巴结和淋巴管

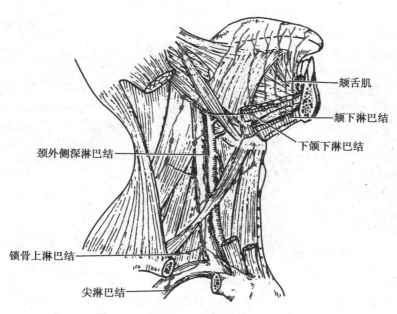

图 7-50 头颈部深层的淋巴结和淋巴管

查患者时,可在胸锁乳突肌后缘与锁骨交角处触及肿大的淋巴结。

（2）上肢的淋巴管和淋巴结:上肢的浅、深淋巴管直接或间接地注入腋淋巴结。**腋淋巴结**有 15 ~ 20 个,位于腋窝内,分布于腋血管及其分支的周围(图 7-51),收纳上肢、乳房、胸前外侧壁和腹壁上部等处的淋巴管。其输出淋巴管分别汇合成左、右锁骨下干,分别注入胸导管和右淋巴导管。乳腺癌常转移至腋淋巴结。

（3）胸部的淋巴管和淋巴结:胸部的淋巴结包括胸壁淋巴结和胸腔脏器淋巴结(图7-51,52)。前者主要有**胸骨旁淋巴结**,沿胸廓内血管排列;后者主要有**肺门淋巴结**等。胸部淋巴结的输出淋巴管分别汇合成左、右支气管纵隔干,然后分别注入胸导管和右淋巴导管。

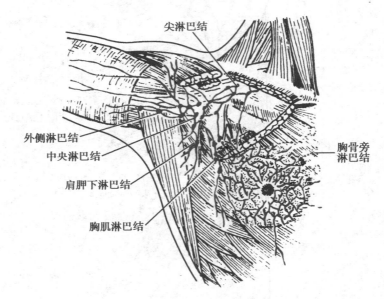

图7-51 腋淋巴结和乳房的淋巴管

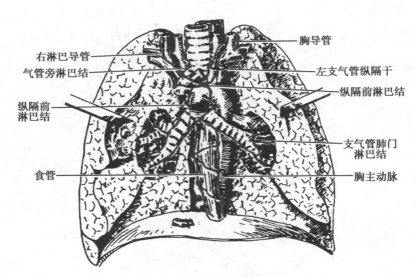

图7-52 胸腔脏器的淋巴结

（4）腹部的淋巴管和淋巴结:主要有腰淋巴结、腹腔淋巴结和肠系膜上、下淋巴结等。①**腰淋巴结**(图7-47),沿腹主动脉和下腔静脉排列,左、右腰淋巴结的输出淋巴管分别汇合成左、右腰干,注入乳糜池。②**腹腔淋巴结和肠系膜上、下淋巴结**,分别位于同名动脉起始部的周围,它们的输出淋巴管汇合成肠干,注入乳糜池。

（5）盆部的淋巴管和淋巴结:包括**髂内淋巴结**、**髂外淋巴结**和**髂总淋巴结**(图7-47),分别沿同名血管排列。

（6）下肢的淋巴管和淋巴结：下肢的浅、深淋巴管分别与下肢的浅静脉和深部血管束伴行，最终间接或直接注入腹股沟深淋巴结。下肢的淋巴结包括腘淋巴结和腹股沟淋巴结。①**腘淋巴结**，位于小隐静脉末端附近和腘血管周围；②**腹股沟浅淋巴结**（图7-47），位于腹股沟韧带下方的浅筋膜内，收纳腹前壁下部、臀部、会阴、外生殖器和下肢的大部分浅淋巴管；③**腹股沟深淋巴结**，位于股静脉根部周围，收纳腹股沟浅淋巴结的输出淋巴管和下肢的深淋巴管，其输出淋巴管注入髂外淋巴结。

（二）脾

1. **脾的位置和形态** 脾是人体内最大的淋巴器官，位于左季肋区，胃底与膈之间，恰与左侧第9～11肋相对（图7-53），其长轴与左侧第10肋一致。正常人在左肋弓下触不到脾。脾为暗红色的实质性器官，质软而脆，故左季肋区受暴力打击时易导致脾破裂。脾呈椭圆形，分为膈脏两面、前后两端和上下两缘。膈面光滑隆凸，与膈相贴。脏面凹陷，近中央处有**脾门**，为血管、神经出入之处。上缘较锐，有2～3个**脾切迹**。脾肿大时，可作为触诊脾的重要标志。

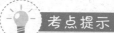

考点提示

临床上触诊脾肿大的重要标志

2. **脾的功能** ①滤过血液，当血液流经脾时，脾内的巨噬细胞可及时吞噬和清除血液中的细菌、异物、抗原和衰老的红细胞、血小板等。②造血功能，胚胎早期脾有造血功能。成年后，脾内仍有少量造血干细胞，当机体需要时，可以恢复造血功能。③免疫应答，脾内居住的T淋巴细胞和B淋巴细胞，分别参与机体的细胞免疫和体液免疫。④储存血液，脾血窦内可储存约40ml的血液。当机体需要时，可将储存的血液挤入循环血液中。

（三）胸腺

1. **胸腺的位置和形态** 胸腺位于胸骨柄后方上纵隔的前部，呈锥体形，分为不对称的左、右两叶（图7-54）。胸腺既是人体内成熟最早，又是退化最快的器官。胸腺有明显的年龄

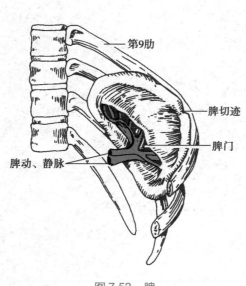

图7-53 脾

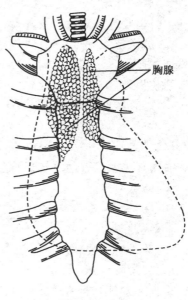

图7-54 胸腺

191

变化,新生儿期的体积相对最大,青春期发育到顶峰,重达 25~40g,以后逐渐退化,大部分被脂肪组织所代替。

2. 胸腺的功能 胸腺既是淋巴器官,又兼有内分泌功能。胸腺的主要功能是产生、培育 T 淋巴细胞和分泌多种胸腺激素。**胸腺激素**是促进 T 淋巴细胞成熟的必要条件。某些胸腺激素在临床上可用于治疗免疫缺陷症。

本章小结

　　本章主要介绍了脉管系统的组成及功能,重点叙述了心的位置、外形、心腔的结构、传导系的组成和心的体表投影等,描述了颈总动脉、颞浅动脉、面动脉、锁骨下动脉、肱动脉、桡动脉、股动脉和足背动脉的搏动点与压迫止血部位,探讨了头颈部和上、下肢浅静脉的临床意义。

　　心血管系统由心和血管组成,心是血液循环的动力泵,分为 4 个腔。每个心腔的出口处都有精细而复杂的心瓣膜守卫着,它们能顺血流而开放,逆血流而关闭,以保证心腔内血液的定向流动。血管不仅是输送血液与其他物质的管道,而且还是连接全身各部、各个器官系统的交通要道。淋巴系统可视为心血管系统的辅助系统,可协助静脉引流部分组织液。

(王之一)

 目标测试

A1 型题

1. 防止左心室的血液逆流至左心房的瓣膜是
   A. 二尖瓣　　　　　　　　B. 三尖瓣　　　　　　　　C. 主动脉瓣
   D. 肺动脉瓣　　　　　　　E. 冠状窦瓣

2. 心的正常起搏点是
   A. 房室结　　　　　　　　B. 窦房结　　　　　　　　C. 左束支
   D. 右束支　　　　　　　　E. 房室束

3. 冠状动脉
   A. 起自肺动脉起始部　　　B. 前室间支来自右冠状动脉
   C. 左冠状动脉发出后室间支　D. 只是营养心的动脉
   E. 旋支来自右冠状动脉

4. 临床上测量脉搏的首选部位是
   A. 颈总动脉　　　　　　　B. 股动脉　　　　　　　　C. 足背动脉
   D. 肱动脉　　　　　　　　E. 桡动脉

5. 阑尾动脉起始于
   A. 肠系膜上动脉　　　　　B. 回肠动脉　　　　　　　C. 右结肠动脉
   D. 回结肠动脉　　　　　　E. 空肠动脉

6. 临床上常供穿刺的静脉应**除外**
   A. 颈外静脉　　　　　　　B. 肱静脉　　　　　　　　C. 大隐静脉

D. 肘正中静脉　　　　　　　　E. 手背静脉网

7. 面部危险三角区域发生化脓性感染时,禁忌挤压的主要原因是
   A. 易导致面部损伤　　　　B. 易加重病人疼痛　　　　C. 易掩盖病情
   D. 易加重局部感染　　　　E. 易导致颅内感染

8. **不属于**肝门静脉属支的是
   A. 胃左静脉　　　　　　　B. 胆囊静脉　　　　　　　C. 肝静脉
   D. 脾静脉　　　　　　　　E. 胃右静脉

9. 关于脾的描述正确的是
   A. 大部分位于左季肋区和腹上区　　B. 长轴与肋弓一致
   C. 上缘有 2~3 个脾切迹　　　　　　D. 膈面中央有脾门
   E. 左肋弓下能触及

第八章 感 觉 器

学习目标

1. 掌握:视器的组成;眼球壁的层次结构;眼内容物的名称、位置、结构和功能;房水的产生及循环;前庭蜗器的组成和功能;鼓膜的位置、形态和功能。
2. 熟悉:眼副器的名称、结构和功能;虹膜角膜角、视神经盘、黄斑的概念;眼球外肌的名称和作用;咽鼓管的概念;骨迷路和膜迷路的组成及相互关系;皮肤的组织结构特点。
3. 了解:眼底的结构;眼的神经支配;声波的传导途径;皮下组织和皮肤的附属器。

感觉器是感受器及其附属器的总称。

感受器是机体接受内、外环境各种刺激的结构,把刺激转变为神经冲动,经感觉神经传入中枢神经系统,经整合分析产生感觉,再由高级中枢发出神经冲动,经运动神经传至效应器,对刺激作出反应。

第一节 视 器

病例

患者,女,56 岁,右眼外伤后,出现右眼闪光,视力急剧下降。诊断为视网膜剥离症。

请问:1. 眼球壁由哪几层组成?

2. 视网膜的结构?

3. 视网膜剥离症是哪层之间的剥离?

视器俗称眼,能感受光波的刺激,由眼球及眼副器两部分组成。

一、眼球

眼球位于眶的前部,是视器的主要部分,后端由视神经连于间脑。眼球由眼球壁和眼球内容物组成(图 8-1)。

(一)眼球壁

由外向内依次分为眼球外膜、中膜和内膜三层(图 8-1)。

194

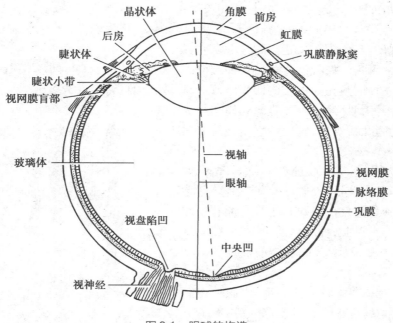

图 8-1 眼球的构造

1. **外膜** 由坚韧的致密结缔组织构成,具有保护眼球内容物和维持眼球形状的作用,可分为角膜和巩膜两部分。

（1）角膜:占纤维膜的前 1/6,无色透明,富有弹性,有屈光作用。无血管,但有大量感觉神经末梢,故感觉敏锐。

（2）巩膜:占眼球纤维膜的后 5/6,为乳白色坚韧不透明的膜,有维持眼球形态和保护眼的内容物的作用。巩膜前方与角膜相接处深面有一环形的小管称**巩膜静脉窦**,是房水流出的通道。

2. **中膜** 在眼球纤维膜内面,含有大量的血管和色素细胞,呈棕黑色。具有营养眼球

> 💡 **考点提示**
>
> 眼球壁的结构

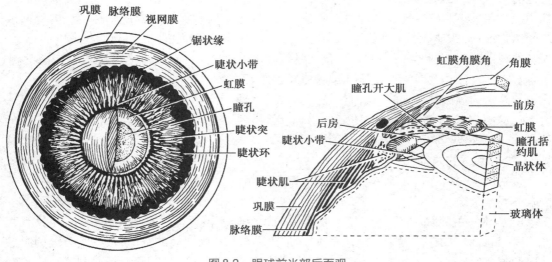

图 8-2 眼球前半部后面观

和遮光作用,从前向后分为虹膜、睫状体和脉络膜三部分(图8-2)。

(1)虹膜:位于角膜后方,呈圆盘形,中央有一圆孔,称为**瞳孔**,直径为2.5~4.0mm,是光线进入眼球的唯一通道。在虹膜与角膜交界处,构成**虹膜角膜角**。虹膜内有两种排列方向不同的平滑肌,一种以瞳孔为中心向四周呈放射状排列的称瞳孔开大肌,另一种环绕瞳孔周围呈环形排列的称为瞳孔括约肌,它们分别使瞳孔开大和缩小。

(2)睫状体:位于巩膜前份的内面,是眼球血管膜的增厚部分。睫状体前部有许多突起称为睫状突,由睫状突发出的睫状小带与晶状体相连,睫状体内有平滑肌,称**睫状肌**,该肌收缩与舒张,牵动睫状小带,以调节晶状体的曲度。睫状体产生房水。

(3)脉络膜:续于睫状体后部,占眼球血管膜的后2/3。此膜富有色素细胞和血管,有营养眼球内的组织和吸收眼内散射光线的作用。

3. **内膜** 又称视网膜,位于眼球血管膜的内面,由两部分组成。其中贴在虹膜和睫状体内面的无感光作用,称**视网膜盲部**,贴在脉络膜内面的有感光作用,称**视网膜视部**。

视网膜视部可分为两层,外层为色素部,内层为神经部。外层有吸收光线和保护视细胞的作用。内层由三层神经细胞构成,由外向内依次为视细胞、双极细胞和神经节细胞。视细胞有视锥细胞和视杆细胞两种,视锥细胞有感受强光和

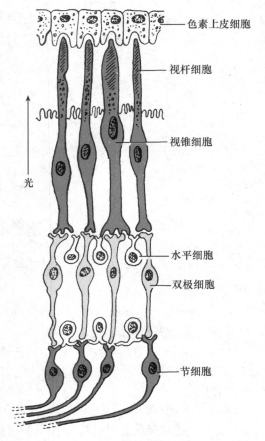

色素上皮细胞

视杆细胞

视锥细胞

光

水平细胞

双极细胞

节细胞

图8-3 视网膜的结构示意图

辨色能力,在白天或明亮处看物时起作用。视杆细胞仅能感受弱光,在夜间或暗处看物时起作用。神经节细胞的轴突向视神经盘处集中,穿过脉络膜和巩膜后构成视神经。内外两层之间结构疏松,病理情况下视网膜两层之间分离,称视网膜剥离症(图8-3)。

在视网膜后部视神经的起始处,有一白色盘状结构,称**视神经盘**,此处无感光作用,故称生理盲点。若颅内压增高时,可引起视神经盘水肿。在视神经盘的颞侧约3.5mm处,有一黄色区域,称**黄斑**。黄斑中央凹陷,称**中央凹**,是感光和辨色最敏锐的地方,只有密集的视锥细胞构成(图8-4)。

考点提示

黄斑中央凹

(二)眼球的内容物

包括房水、晶状体、玻璃体。这些结构无色透明,无血管,具有屈光作用,与角膜共同组成眼的屈光系统。

1. **房水** 由睫状体产生,充满于眼房内的无色透明液体。除有屈光作用外,还具有营养角膜、晶状体并维持正常的眼内压。眼房是角膜与晶状体之间的空隙,被虹膜分隔为眼球前房和眼球后房。房水由睫状体产生后,从眼球后房经瞳孔到眼球前房,再经虹膜角膜角渗

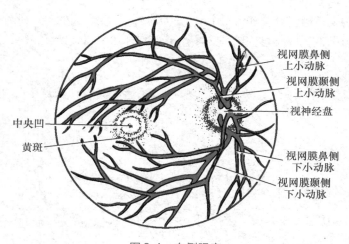

视网膜鼻侧
上小动脉

视网膜颞侧
上小动脉

视神经盘

中央凹

黄斑

视网膜鼻侧
下小动脉

视网膜颞侧
下小动脉

图8-4 右侧眼底

入巩膜静脉窦,最后汇入眼静脉。若房水循环障碍,则引起眼内压增高,临床上称为**青光眼**。

2. **晶状体** 位于虹膜和玻璃体之间,呈双凸透镜状,无色透明,富有弹性,无血管和神经。晶状体是眼球屈光系统中主要的调节结构,当视近物时,睫状肌收缩,晶状体依其本身弹性变凸,屈光能力增强。视远物时,睫状肌舒张,晶状体变扁,折光力减弱。随年龄增长,晶状体逐渐硬化而失去弹性,调节功能减低,而成为老花眼。若晶状体混浊,影响视力,临床上称为白内障。

 知识链接

印度神针

公元前600年,有"印度的希波克拉底"之称的沙斯鲁非常擅长做白内障手术。手术时他具有初级消毒观念。手术前必定洗手刮胡子,并且和病人一起待在蒸汽消毒房里。用哈气的方式使病人眼睛达到温热的状态,并用大拇指揉搓,然后用一根刺针伸进瞳孔,刺破"内障",让水或黏液流出来,把"内障"推到眼底,敷上油棉。七天后,病人可以重见天日,运气不好者,完全失明。

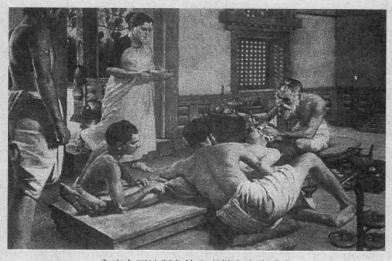

印度名医沙斯鲁给患者做白内障手术

3. 玻璃体 为无色透明且具有屈光作用的胶状物质,充满于晶状体与视网膜之间,具有屈光和支撑视网膜的作用,使视网膜与色素上皮紧贴,若支撑作用减弱,易导致视网膜剥离。

二、眼副器

包括眼睑、结膜、泪器和眼球外肌等。具有保护、运动和支持眼球的作用(图8-5)。

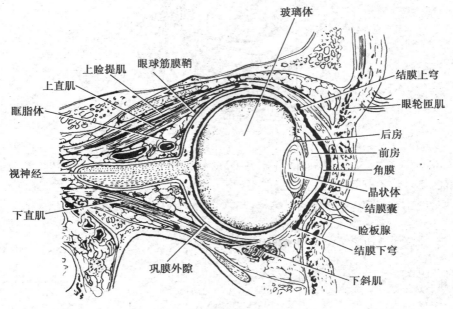

图8-5 眶(矢状切面)

(一)眼睑

位于眼球的前方,保护眼球。眼睑可分上睑和下睑,上、下睑之间的裂隙称为睑裂。睑裂两侧上、下眼睑结合处分别称为内眦和外眦。睑的游离缘称睑缘,生有睫毛,如果睫毛长向角膜,称为倒睫,严重可引起角膜的溃疡、瘢痕、导致失明。睫毛的根部有睫毛腺,此腺的急性炎症临床上称为**麦粒肿**。

眼睑自外向内由皮肤、皮下组织、肌层、睑板和结膜构成。眼睑的皮肤细薄,皮下组织疏松。肌层主要为眼轮匝肌。睑板内有许多睑缘呈垂直排列的睑板腺,开口于睑缘。当睑板腺阻塞时,可形成睑板腺囊肿,亦称**霰粒肿**。

(二)结膜

是一层薄而透明的黏膜,富有血管。按其所在部位可分为三部分,贴附于上、下睑内面的叫睑结膜;覆于巩膜前部表面的称球结膜;介于球结膜与睑结膜之间的移行部分,分别形成结膜上穹和结膜下穹。闭眼时全部结膜形成一个囊状腔隙,称**结膜囊**,通过睑裂与外界相通。

(三)泪器

包括泪腺和泪道(图8-6)

1. 泪腺 位于眼眶内眼球的外上方泪腺窝内,其排泄小管开口于结膜上穹外侧部。泪腺分泌的泪液具有冲洗结膜、湿润角膜和抑制细菌生长等作用。

2. 泪道 包括泪点、泪小管、泪囊和鼻泪管。上、下睑缘的内侧各有一个乳头状隆起,中央有一小孔,叫泪点。泪小管为连接泪点与泪囊的小管,分为上泪小管和下泪小管,分别

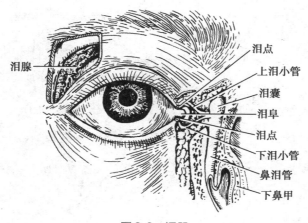

图 8-6 泪器

垂直向上、向下行,继而几乎成直角地转向内侧汇合在一起,共同开口于泪囊。泪囊为一膜性囊,位于泪囊窝内,上端为盲端,下端移行为**鼻泪管**。鼻泪管为连接泪囊下端的膜性管道,位于骨性鼻泪管内,开口于下鼻道外侧壁的前部。

(四)眼球外肌

配布在眼球周围,为骨骼肌,共 7 块,其中 6 块运动眼球的肌和一块运动眼睑的上睑提肌。运动眼球的肌有内直肌、外直肌、上直肌、下直肌,分别可使眼球转向内侧、外侧、上内方和下内方。上斜肌和下斜肌,上斜肌可使眼球转向下外方,下斜肌可使眼球转向上外方。4 块直肌,除外直肌受展神经支配外,其余 3 块直肌、下斜肌和上睑提肌受动眼神经支配,上斜肌由滑车神经支配。眼球的正常运动,是各肌的协同作用的结果(图 8-7)。

> **考点提示**
>
> 眼球外肌

三、眼的血管

(一)动脉

眼动脉是颈内动脉的重要分支,其重要分支是视网膜中央动脉,在视神经盘处,分 4 支,即视网膜鼻侧上、下小动脉和视网膜颞侧上、下小动脉(图 8-4)。

(二)静脉

视网膜中央静脉及其属支与相应的动脉伴行,经视神经盘出视网膜后,离开视神经注入眼静脉。眼静脉收集眼球和眶内其他结构的静脉血,向前经内眦静脉与面静脉相交通,向后汇入颅内的海绵窦(图 8-4)。

 知识链接

生理盲点——视神经盘

由于视神经是胚胎发生时间脑向外突出形成视器的一部分,故视神经的外面包有三层脑膜(硬膜、蛛网膜和软膜)延续而来的被膜。脑的蛛网膜下隙也随之延伸到视神经的周围,因此颅内压增高时,压迫视网膜的血管,使视网膜的血液循环发生障碍,出现视神经盘的水肿。

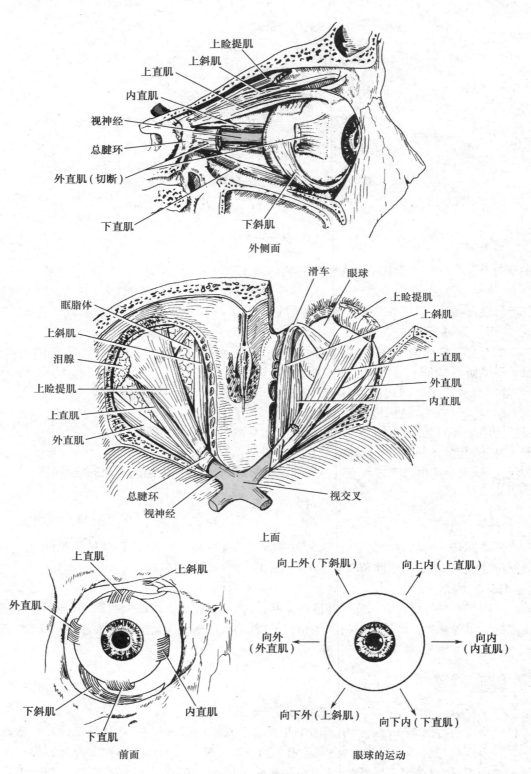

上睑提肌
上斜肌
上直肌
内直肌
视神经
总腱环
外直肌（切断）
下直肌
下斜肌
外侧面

眶脂体
上斜肌
泪腺
上睑提肌
上直肌
外直肌
总腱环
视神经
滑车
眼球
上睑提肌
上斜肌
上直肌
外直肌
内直肌
视交叉
上面

上直肌
上斜肌
外直肌
下斜肌
下直肌
内直肌
前面

向上外（下斜肌）
向上内（上直肌）
向外（外直肌）
向内（内直肌）
向下外（上斜肌）
向下内（下直肌）
眼球的运动

图 8-7 眼球外肌

200

第二节 前庭蜗器

病例

患者,男,8岁。一周前有感冒症状,近段时间出现耳区胀痛、耳内堵塞感、听力下降,诊断为中耳炎。

请问:1. 耳的组成? 中耳包括哪些?

2. 小儿咽鼓管的特点及咽鼓管的通连关系?

前庭蜗器又称耳,分外耳、中耳和内耳三部分。外耳和中耳是收集和传导声波的结构,是前庭蜗器的附属器。内耳有听觉感受器(听器)和位觉感受器(平衡器)。

一、外耳

外耳包括耳廓、外耳道和鼓膜三部分(图8-8)。

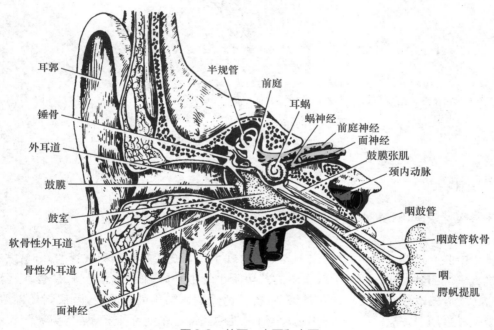

图8-8 外耳、中耳和内耳

(一)耳廓

主要由弹性软骨作支架,外覆皮肤而成。前外面凹凸不平,有外耳门,后内面隆凸,耳廓皮下组织很少。耳廓下方小部分无软骨,含有结缔组织和脂肪,有丰富血管神经,称**耳垂**,为临床常用的采血部位。耳廓有收集声波和判断声波来源方向的作用。

(二)外耳道

为外耳门至鼓膜之间的弯曲管道,长约2.5cm。外耳道约呈一斜形"S"状弯曲,临床检查外耳道和鼓膜时,向后上方牵拉耳廓,使外耳道变直。儿童的外耳道短而狭窄,鼓膜几乎呈水平位,检查时则将耳廓拉向后下方。

外耳道的皮肤较薄,富有感觉神经末梢、毛囊、皮脂腺及耵聍腺。皮肤与软骨膜、骨膜紧密结合,故炎症时疼痛剧烈。耵聍腺分泌耵聍,为黏稠的液体,若凝结成大块可能阻塞外耳道影响听力。

（三）鼓膜

位于外耳道与鼓室之间,为椭圆形半透明的薄膜,呈倾斜位。鼓膜中心向内凹陷,为锤骨柄末端附着处,称**鼓膜脐**。鼓膜上方 1/4 薄而松弛,称松弛部,下 3/4 为紧张部。在紧张部的前下方有三角形的反光区,称**光锥**,中耳的一些疾患可引起光锥改变或消失(图 8-9)。

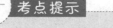
考点提示

鼓膜的功能传递振动能量。

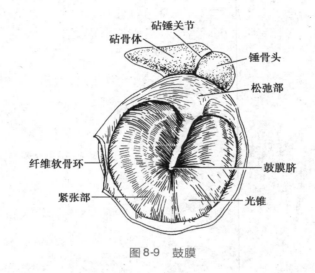

图 8-9 鼓膜

二、中耳

中耳包括鼓室、咽鼓管、乳突窦及乳突小房(图 8-10)。

（一）鼓室

位于鼓膜与内耳之间,为颞骨内不规则的含气小腔。鼓室前壁有咽鼓管的开口,鼓室的后壁经乳突窦与乳突小房相通。鼓室内的三块听小骨由外向内依次为**锤骨、砧骨、镫骨**(图8-10),三骨借关节连成听骨链,组成杠杆系统。锤骨柄紧贴于鼓膜脐,镫骨底封闭前庭窗。当声波振动鼓膜时,三块听小骨连串运动,使镫骨的底部在前庭窗上摆动,将声波的振动传入内耳。

（二）咽鼓管

咽鼓管是咽腔通鼓室的管道,空气沿咽鼓管进入鼓室,起到维持鼓室与外耳道压力平衡的作用,利于鼓膜正常振动。咽鼓管咽口平时处于闭合状态,在吞咽和尽力张口时才开放。幼儿的咽鼓管短而宽,接近水平位,故咽部感染易沿此管侵入鼓室,引起中耳炎。

（三）乳突窦及乳突小房

乳突窦为鼓室后方的较大腔隙,向前开口于鼓室,向后与乳突小房相通;**乳突小房**是颞骨乳突内的许多含气小腔,大小、形态不一,互相连通。

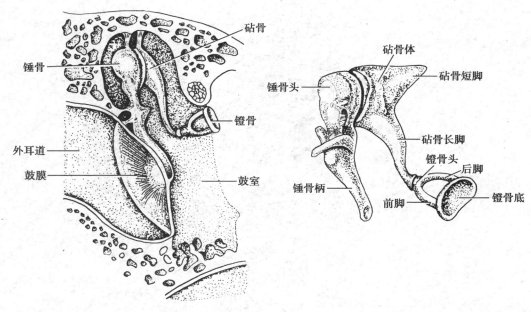

图 8-10　听小骨

中耳的各部均衬以黏膜且互相连续,并经咽鼓管与咽腔黏膜相连续。因此,上述各部的感染可互相蔓延。

三、内耳

内耳位于颞骨内,由构造复杂的管腔组成,故称迷路,是前庭蜗器的主要部分,内有位、听觉感受器,可分为骨迷路和膜迷路两部分。骨迷路是颞骨内的骨性隧道,膜迷路与骨迷路相似,膜迷路是位于骨迷路内的膜性小管和膜性小囊。膜迷路内含有内淋巴,膜迷路与骨迷路之间的间隙内充满外淋巴。内、外淋巴互不相通(图 8-11)。

(一) 骨迷路

骨迷路是由骨密质构成的管道,包括前庭、骨半规管、耳蜗三部分,它们互相通连(图 8-12)。

1. 前庭　位居骨迷路中部,略成椭圆形的空腔,其外侧壁即鼓室内侧壁,有前庭窗和蜗窗,前庭窗由镫骨底封闭,蜗窗被第二鼓膜封闭。前庭的后壁与骨半规管相通,前壁与耳蜗相通。

2. 骨半规管　呈“C”形,共有三个,相互垂直排列,按其位置分为前骨半规管、外骨半规管和后骨半规管。每个半规管均有两脚连于前庭,其中有一骨脚膨大称为骨壶腹。

3. 耳蜗　在前庭的前方,形似蜗牛壳,由一骨性蜗螺旋管环绕蜗轴旋转两圈半左右构

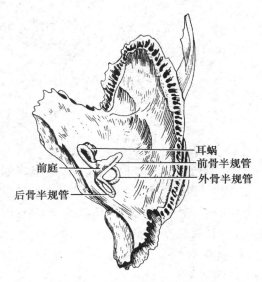

图 8-11　内耳在颞骨岩部的投影

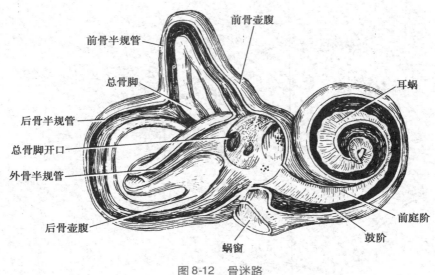

图 8-12　骨迷路

成（图 8-13、15）。

　　自蜗轴发出骨螺旋板突入蜗螺旋管内,此板约达蜗螺旋管腔的一半,其缺损处由膜迷路（蜗管）填补封闭,因此将蜗螺旋管分为上部的前庭阶,起自前庭;中间是蜗管;下部的鼓阶。前庭阶和鼓阶在蜗顶相通,前庭阶通前庭窗,鼓阶通向蜗窗。

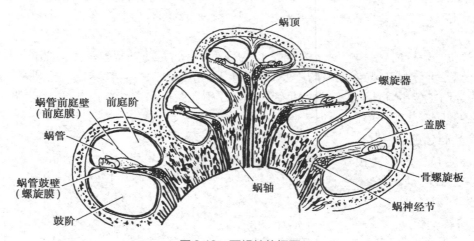

图 8-13　耳蜗轴的切面

（二）膜迷路

　　膜迷路包括椭圆囊和球囊、膜半规管和蜗管（图 8-14）。

　　1. **椭圆囊和球囊**　两者均位于前庭内,椭圆囊连通三个膜半规管,球囊与蜗管相通,两囊之间有椭圆球囊管相连。两囊腔壁上分别有**椭圆囊斑**和**球囊斑**,是位觉感受器,能感受头部静止时位置觉和直线变速运动的刺激。

　　2. **膜半规管**　在骨半规管内,形状和骨半规管相似,每一个膜半规管在骨壶腹内也相应膨大,称膜壶腹。膜壶腹内壁有一嵴状隆起为**壶腹嵴**,也是位觉感受器,能感受头部旋转变速运动的刺激。三个膜半规管内的壶腹嵴相互垂直,可分别将人体在三维空间的运动变

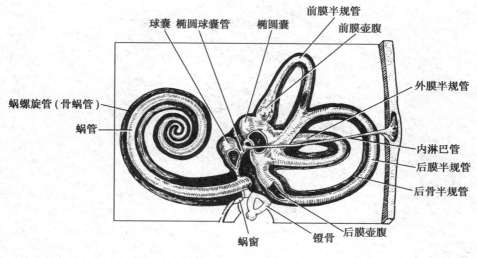

图 8-14　内耳模式图

化转变成神经冲动,经前庭神经传入脑。

3. **蜗管**　在耳蜗内,水平切面呈三角形,位于前庭阶和鼓阶之间,有上、下和外侧三个壁,其外侧壁与蜗螺旋管相贴,上壁称前庭膜,下壁称基底膜。基底膜上有**螺旋器**又称 **Corti 器**,是听觉感受器(图 8-15、16)。

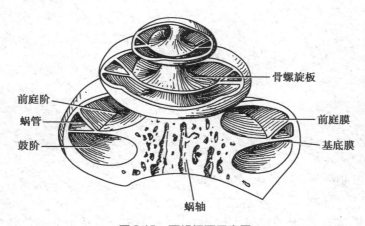

图 8-15　耳蜗切面示意图

四、声波的传导途径

声波的传导途径有两条途径,即空气传导和骨传导。

(一)空气传导

声波→外耳道→鼓膜→听骨链→前庭窗→前庭阶的外淋巴→蜗管的内淋巴→螺旋器→蜗神经→大脑皮质听觉中枢。

(二)骨传导

声波经颅骨(骨迷路)传入内耳的内淋巴振动而引起听觉,临床上用于判断听觉异常产生的部位和原因。

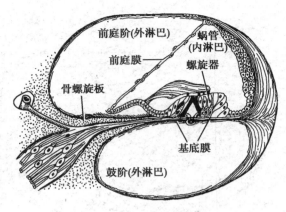

图 8-16 蜗管横切面

 知识链接

耳 聋

外耳和中耳疾病引起的耳聋为传导性耳聋,空气传导被阻断,但骨传导可以部分代偿,为不完全性耳聋。而从螺旋器到大脑听觉中枢的任意部位损伤引起的耳聋为神经性耳聋。此时虽然空气传导和骨传导的途径正常但不能产生听觉,故为完全性耳聋,人工耳蜗主要治疗传导性耳聋。

第三节 皮 肤

 病例

患者,男,40 岁。患者在工作中被喷出的火焰烧伤双手,诊断为"双手深Ⅱ烧伤"。
请问:1. 皮肤的层次?
　　　2. 深Ⅱ烧伤是达皮肤的哪一层?

皮肤覆盖于人体表面,是人体最大的器官之一,借皮下组织与深部的结构相连,有保护深部结构、感受刺激、调节体温、排泄和吸收等功能。当皮肤受到破坏,如大面积烧伤时,可以危及生命。

一、皮肤的微细结构

皮肤分为浅层的表皮和深层的真皮两层(图 8-17)。

(一)表皮

位于皮肤表层,属于复层扁平上皮。根据上皮细胞的分化程度和结构特点,可将表皮由内向外分五层:基底层、棘层、颗粒层、透明层和角化层。

1. 基底层 位于表皮的最深层,借基膜与深部的结缔组织相连。基底层是一层排列整齐的矮柱状或立方形细胞,此层细胞有较强的分裂增殖能力,新生的细胞向浅层推移,分化

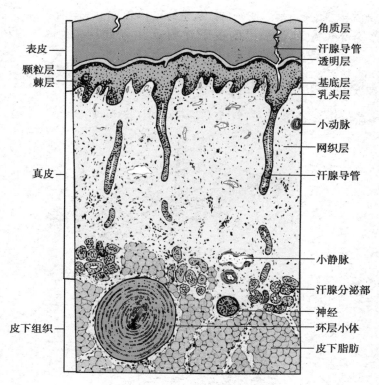

图8-17　手指的皮肤（低倍镜）

为表皮的其余几层细胞。

2. **棘层**　由4~10层多边形细胞构成,细胞表面有许多向四周伸出细小的棘状突起。

3. **颗粒层**　由2~3层梭形细胞构成,细胞器和细胞核渐趋退化,胞质中有较大的透明角质颗粒。

4. **透明层**　为数层扁平细胞,胞质呈均质透明状,细胞器和细胞核已消失。

5. **角质层**　由数层或数十层扁平的角质细胞构成,角质细胞是一些干硬的死细胞,已无细胞器和细胞核,细胞质内充满了角质蛋白。此层是皮肤的重要保护层,对酸、碱和摩擦有较强的抵抗力。角质层浅层细胞不断脱落,形成皮屑。

（二）真皮

位于表皮深面,由致密结缔组织构成,真皮分为乳头层和网状层。

1. **乳头层**　紧靠表皮的基底层,结缔组织向表皮的基底突出,形成乳头状的隆起。乳头内含有丰富的毛细血管和游离神经末梢、触觉小体等。

2. **网状层**　较厚,在乳头层的深面,二者无明显分界。网状层的结构较致密,结缔组织纤维束互相交织成网,使皮肤具有较强的韧性和弹性。此层含有较多的小血管、淋巴管和神经,以及毛囊、皮脂腺、汗腺和环层小体等。

真皮的深面为皮下组织。皮下组织不属于皮肤结构,主要由结缔组织和脂肪组织构成,具有保温和缓冲作用。

> **考点提示**
>
> 皮下注射是将药物注入到皮下组织。

皮下组织厚薄程度,随年龄、性别、个体和身体部位而异,一般以腹部、臀部最厚;眼睑、阴茎和阴囊等部位最薄。常用的皮下注射就注入此层,而皮内注射是注入在真皮内。

二、皮肤的附属器

皮肤的附属器包括毛发、皮脂腺、汗腺和指(趾)甲(图8-18)。

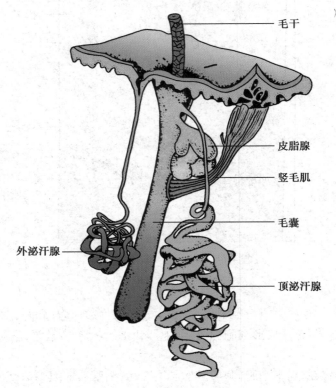

图8-18 皮肤的附属器模式图

(一)毛发

毛发分毛干、毛根和毛球三部分组成。毛干露于体表,毛根埋入皮肤内。毛根包在由上皮和结缔组织的毛囊内,毛根毛囊的下端结合在一起,形成膨大的毛球,毛球是毛和毛囊的生长点。毛发的一侧附有斜行的平滑肌束,称竖毛肌,收缩时,可使毛发竖立,出现"鸡皮疙瘩"。

(二)皮脂腺

皮脂腺位于毛囊和竖毛肌之间,其导管开口于毛囊。皮脂腺的分泌物叫皮脂,有润滑皮肤、保护毛发和抑菌作用。

(三)汗腺

汗腺分为外泌汗腺和顶泌汗腺。

1. 外泌汗腺 又称局部汗腺,是呈弯曲的小汗腺,其分泌部位于真皮网状层内,盘曲成团;导管经真皮到达表皮,开口于皮肤表面。汗腺遍布于全身大部分皮肤中,以手掌、足底和腋窝处最多。汗腺分泌汗液,可以调节体温和排泄废物。

2. 顶泌汗腺　又称大汗腺,分布于腋窝、乳晕、肛门及会阴等处。分泌物较浓稠,含有较多的脂类、蛋白质等,经细菌分解后产生特别的气味,分泌过盛而气味过浓时称狐臭。

（四）指（趾）甲

位于手指和足趾远端的背面,由排列紧密的表皮角质层形成。甲的前部露于体表,称甲体,后部埋入皮肤内,称甲根,甲根周围为复层扁平上皮为甲母基,是指甲的生长点,拔指甲时不可破坏。甲体深面的皮肤为甲床,甲体两侧和甲根浅面的皮肤皱襞,叫甲襞。甲襞和甲体之间的沟,称甲沟。

知识链接

内在性与日光性皮肤衰老

皮肤的衰老分为内在性衰老和日光性衰老,内在性衰老与年龄有关,表现为皮肤的皱缩、干燥、弹性丧失、出现皱纹等。中年以后,黑素细胞数量减少,毛发逐渐脱色素和脱落,腺体退化及功能减退。日光性衰老与日光慢性照射有关,日光的紫外线可使皮肤的生理性衰老加速,黑素细胞增多。

本章小结

本章主要介绍视器、前庭蜗器组成及形态结构。重点描述了眼球壁的结构、眼球内容物的组成、房水的产生和循环途径、中耳的组成。简单叙述了声波的传导途径以及皮肤的层次结构。

（颜绍雄）

目标测试

A1 型题

1. 有关眼球壁的描述,**错误**的是
    A. 角膜无色透明,富含血管和神经末梢　　B. 虹膜中央有一圆孔叫瞳孔
    C. 睫状体内含有的平滑肌叫睫状肌　　D. 脉络膜含有丰富的血管和色素细胞
    E. 黄斑的中央是感光和辨色最敏锐的部位

2. **不运动**眼球的肌肉是
    A. 提上睑肌　　　　　　B. 外直肌　　　　　　C. 内直肌
    D. 上斜肌　　　　　　E. 上直肌

3. 产生房水的部位是
    A. 虹膜　　　　　　　B. 脉络膜　　　　　　C. 睫状体
    D. 晶状体　　　　　　E. 玻璃体

4. 眼的屈光装置**除外**
    A. 虹膜　　　　　　　B. 玻璃体　　　　　　C. 房水
    D. 晶状体　　　　　　E. 角膜

5. 检查儿童耳道时,应将耳廓拉向
    A. 前上方   B. 前下方   C. 后上方
    D. 后下方   E. 外上方

6. 螺旋器位于
    A. 膜壶腹   B. 椭圆囊   C. 球囊
    D. 基底膜   E. 前庭膜

第九章　内分泌系统

学习目标

1. 掌握:内分泌系统的组成;甲状腺的位置和形态;肾上腺的位置和形态。
2. 熟悉:垂体的位置和形态。
3. 了解:甲状旁腺的位置和形态;垂体的功能;甲状腺的功能;肾上腺功能。

　　内分泌系统包括内分泌器官和内分泌细胞两部分。内分泌器官是指结构上独立存在、肉眼可见的内分泌腺,如甲状腺、甲状旁腺、肾上腺、垂体、松果体和胸腺等。内分泌细胞散在分布于全身各组织器官内,如胰腺中的胰岛、睾丸中的间质细胞、卵巢中的卵泡和黄体等(图9-1)。

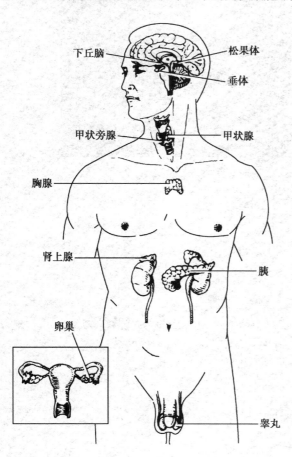

图9-1　内分泌系统概观

内分泌系统的任何组织、器官的功能亢进或低下,均可引起机体功能的紊乱,甚至导致疾病。

 知识链接

寻 觅 血 糖

克劳德·伯纳(1813—1878)现代实验生理学创始人,生理学家。他的成果涉及生理学的每个分支,凭着丰富的想象力,他能够从实验中总结出基础理论。他最早发现的成就之一是在观察的基础上发现了血液中的糖。无论给狗喂食肉或者糖,它的肝脏中都能发现糖,因此证明肝脏具有产生糖原的功能。从揭示体内糖原的合成、分解,开始了现代的代谢研究,克劳德·伯纳曾写道:"依我的观点,血液中含有内分泌的物质,也可以这么说,血液是内分泌的真正产物"。

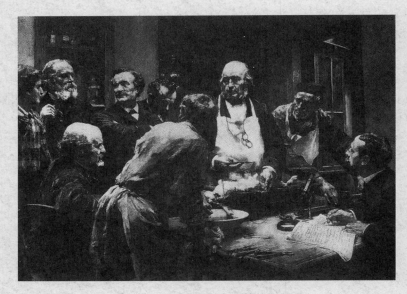

克劳德·伯纳在解剖兔子给教授们看

第一节 垂 体

 病例

患者,男,75岁,1个月前自觉右眼外上视野缺失,伴双眼视物模糊,偶有头部刺痛,每次持续数秒,无明显头晕头痛,无四肢抽搐,入院查头颅 CT 提示:鞍区占位病变。确诊为垂体瘤。

请问:1. 垂体位于何处? 垂体的分部?

2. 垂体分泌的激素有哪些?

一、垂体的形态和位置

垂体色灰红,呈椭圆形,重约 0.5g,位于颅底蝶鞍背面的垂体窝内(图 9-2)。其上端借漏斗连于下丘脑,前上方与视交叉相邻。因为视交叉位于垂体的前上方,故当垂体有肿瘤时,可压迫视交叉,导致双眼颞侧视野偏盲。

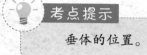

考点提示

垂体的位置。

垂体由**腺垂体**和**神经垂体**两部分组成。**腺垂体**位于前部,又分为远侧部、中间部和结节部 3 部分;**神经垂体**位于后部,可分为神经部、漏斗部和正中隆起 3 部分(图 9-3)。通常将远侧部和结节部,称为前叶;将中间部和神经部称为后叶。

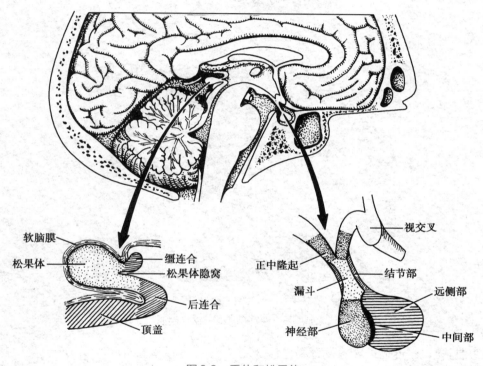

图 9-2 垂体和松果体

二、垂体的微细结构

垂体表面有一层结缔组织被膜,内有丰富的毛细血管。

(一)腺垂体的组织结构

远侧部是构成腺垂体的主要部分,腺垂体由腺上皮细胞构成。腺细胞排列成团索状,细胞间具有丰富的血窦和少量结缔组织。根据腺细胞的染色特性可将其分为嗜酸性细胞、嗜碱性细胞和嫌色细胞三种(图 9-4)。

1. **嗜酸性细胞** 数量较多,呈圆形或卵圆形,细胞质内含有许多粗大的嗜酸性颗粒。嗜酸性细胞能分泌两种激素:①生长激素:可促进体内多种代谢过程,尤其是促进骨的增长。幼年时,分泌过盛,可引起巨人症;分泌不足,可引起侏儒症;成年时分泌过多,则出现肢端肥

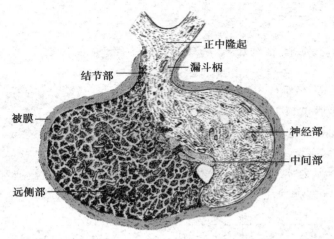

图9-3 垂体（矢状切面）

正中隆起
漏斗柄
结节部
被膜
神经部
中间部
远侧部

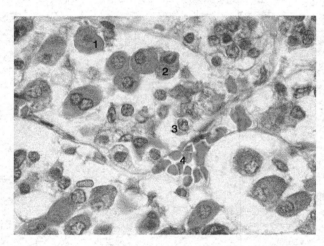

图9-4 腺垂体的微细结构
1. 嗜酸性细胞；2. 嗜碱性细胞；3. 嫌色细胞；4. 血窦

大症；②催乳激素：可促进乳腺发育和乳汁分泌。

2. **嗜碱性细胞** 数量较少，细胞质中含有嗜碱性颗粒。嗜碱性细胞能分泌三种激素：①促甲状腺激素，能促进甲状腺滤泡的增生和甲状腺激素的合成与释放；②促肾上腺皮质激素，可促进肾上腺皮质束状带分泌糖皮质激素；③促性腺激素，包括促卵泡激素（卵泡刺激素）和黄体生成素，促卵泡激素可促进女性卵泡的生长发育，在男性则促进精子的生长发育。黄体生成素在女性可促进排卵和黄体形成；在男性则刺激睾丸间质细胞分泌雄激素，所以又称为间质细胞刺激素。

3. **嫌色细胞** 数量最多，体积小，呈圆形或多边形，细胞质少，着色较浅，细胞边界不清。

（二）神经垂体的组织结构

神经垂体属于神经组织，主要有大量的无髓神经纤维和神经胶质细胞组成，其间含有丰富的窦状毛细血管。因不含腺细胞，故神经垂体无分泌功能，其贮存和释放的激素来自于下丘脑。下丘脑的视上核和室旁核含有神经内分泌细胞，能合成抗利尿激素和催产素。①抗利尿激素，由视上核分泌。一方面可促进肾远曲小管和集合小管对水的重吸收，使尿量减少,调节水的代谢。另一方面,大量抗利尿激素可使小动脉收缩,使血压升高,故又称血管升压素;②催产素,由室旁核分泌。该激素可促使妊娠子宫壁平滑肌收缩,加快分娩过程,还促使乳汁分泌(图9-5)。

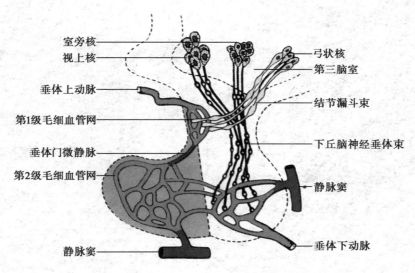

图9-5 垂体血管分布及其与下丘脑的关系模式图

第二节 甲状腺和甲状旁腺

病例

患者,女,45岁。由于生活压力过大,近4年来身体出现乏力、烦躁、易怒、消瘦善饥、怕热、多汗等症状。近来脖子逐渐变粗,眼球突出,两手颤抖。入住院体查:甲状腺双侧肿大,甲状腺激素(T_3、T_4)增高。确诊为甲状腺功能亢进症。

请问:1. 甲状腺位于何处? 具有什么形态?
2. 甲状腺功能异常会出现何种疾病?

一、甲状腺

(一)形态和位置

甲状腺是人体内最大的内分泌腺,质地柔软,血液供应丰富,呈棕红色。其形态略呈"H"形,分为左、右两个侧叶,及连接左、右侧叶的甲状腺峡。峡的上缘常有锥状叶向上伸出。

甲状腺位于颈前部,其中左、右侧叶分别贴于喉和气管颈段的两侧,甲状腺峡横位于第2～4气管软骨环的前方。甲状腺左、右侧叶的后方与颈部大血管相邻,内侧面因与喉、气管、咽、食管和喉返神经相邻。因此,当甲状腺肿大时,可压迫以上结构,产生呼吸困难、吞咽困难和声音嘶哑等症状;如压迫颈内静脉,则可引起头面部水肿。

考点提示

甲状腺的位置。

甲状腺借结缔组织固定于喉软骨,吞咽时可随喉上下移动(图9-6)。临床上借此判断颈部肿块是否与甲状腺有关。

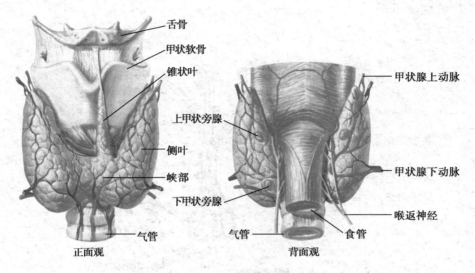

正面观   背面观

图9-6 甲状腺及甲状旁腺的形态和位置

(二)甲状腺的组织结构

甲状腺表面包有一层结缔组织被膜,并伸入腺实质内,将实质分为许多大小不等的小叶,每个小叶内含有20~40个甲状腺滤泡。滤泡之间有少量的结缔组织、丰富的毛细血管和成群的滤泡旁细胞(图9-7)。

1. 甲状腺滤泡 大小不等,呈圆形、卵圆形或不规则形。滤泡上皮细胞能合成和分泌甲状腺素。甲状腺素的主要功能是促进机体的新陈代谢,提高神经系统的兴奋性,促进机体的生长发育,尤其对婴幼儿的骨骼和中枢神经系统的发育有显著影响。

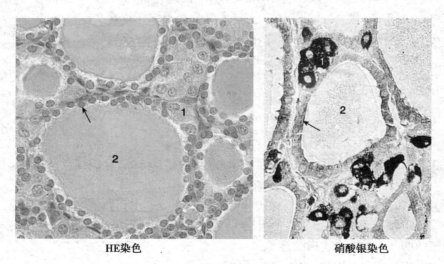

HE染色   硝酸银染色

图9-7 甲状腺滤泡及滤泡旁细胞
↑滤泡上皮细胞;1. 滤泡旁细胞;2. 胶质

呆小症（或克汀病）

婴幼儿甲状腺功能减退可引起呆小症（或克汀病），表现为生长发育迟缓，智力低下，身材矮小等。特殊面容：鼻根低而宽，两眼距远，舌宽厚。

2. 滤泡旁细胞　又称降钙素细胞，分泌降钙素，可促进成骨细胞的活动，使骨盐沉积，并抑制肾小管和胃肠道对钙的吸收，从而使血钙降低。

二、甲状旁腺

（一）甲状旁腺的形态和位置

甲状旁腺为两对扁椭圆形小体，大小似黄豆，呈棕黄色。分上、下两对，通常贴附于甲状腺侧叶的后面。有的甲状旁腺可埋入甲状腺侧叶的实质内，导致手术时寻找困难（图9-6）。

（二）甲状旁腺的组织结构

甲状旁腺包有结缔组织被膜，腺细胞排列成团状或索状，其间含有少量的结缔组织和丰富的毛细血管。腺细胞主要有主细胞和嗜酸性细胞。

1. 主细胞　可合成和分泌甲状旁腺素。甲状旁腺素可增强破骨细胞的活性，使骨盐溶解，并能促进肠及肾小管对钙的吸收，从而使血钙浓度升高。甲状旁腺素与降钙素共同调节和维持机体血钙的稳定。甲状腺手术时，若误切甲状旁腺，导致甲状腺素分泌不足，则出现血钙浓度降低，可引起肌肉抽搐，甚至死亡。

考点提示

甲状旁腺素的生理作用

2. 嗜酸性细胞　该细胞的功能目前尚不清楚。

第三节　肾　上　腺

病例

患者，男，36岁。因发热2天伴恶心、呕吐、心悸、大汗淋漓及12小时无尿被送到急诊，患者既往无高血压病史，腹部超声发现右肾上腺区有一直径3cm的占位。入院后确诊为肾上腺嗜铬细胞瘤。

请问：1. 肾上腺的位置在哪里？具有什么形态？

2. 肾上腺能分泌何种激素？

一、肾上腺的形态和位置

肾上腺位于腹膜后方，附于肾的内上方，呈黄色，左、右各一，右侧为三角形，左侧近似半月形。肾上腺与肾共同包于肾筋膜内，但肾有独立的纤维囊和脂肪囊，故肾下垂时，肾上腺并不随之下垂（图9-8）。

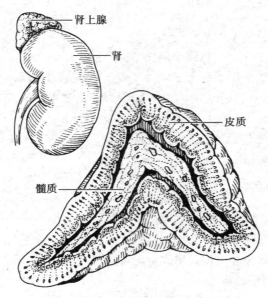

图 9-8　肾上腺的形态和位置

二、肾上腺的组织结构

肾上腺表面包有结缔组织被膜,其实质由周围部的皮质和中央部的髓质两部分构成。

(一)肾上腺皮质

肾上腺皮质占肾上腺体积的 80% ～ 90% ,根据其细胞的形态结构和排列方式,由表向里分为球状带、束状带和网状带三部分(图 9-9)。

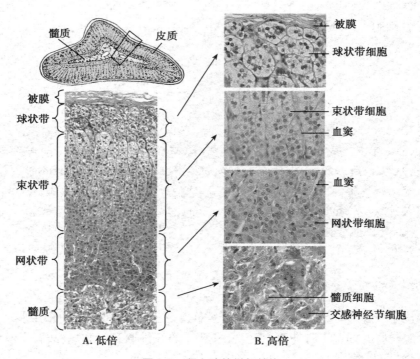

图 9-9　肾上腺的微细结构

1. **球状带** 较薄,紧贴被膜之下。球状带的细胞分泌盐皮质激素(如醛固酮等),其主要功能是调节钠、钾和水的代谢。

2. **束状带** 最厚,位于球状带的深部。束状带的细胞分泌糖皮质激素,可调节糖和蛋白质的代谢,还有抑制免疫应答及抗炎症反应等作用。

3. **网状带** 最薄,位于皮质的最内层。网状带的细胞分泌雄激素和少量雌激素。

(二)肾上腺髓质

肾上腺髓质位于肾上腺的中央部,占肾上腺体积的 10%~20%。主要由排列成索状或团状的髓质细胞组成,其间有血窦和少量结缔组织。髓质细胞体积较大,呈多边形,细胞质内有许多易被铬盐染成棕黄色的嗜铬颗粒,所以髓质细胞又称嗜铬细胞。

肾上腺髓质可分泌两种激素。①肾上腺素:可使心肌收缩力增强,心率加快,心和骨骼肌的血管扩张,皮肤的血管收缩;②去甲肾上腺素:可使血压升高,心、脑和骨骼肌内的血流加速。

知识链接

松 果 体

松果体位于背侧丘脑的后上部,儿童时期较发达,一般 7 岁后逐渐萎缩。松果体主要合成分泌褪黑素,可以影响机体的代谢活动,性腺发育和月经周期等。褪黑激素分泌不足可导致儿童性早熟,分泌过多则导致青春期延迟。松果体的内分泌活动与环境的光照有密切关系。

本章小结

本章节主要介绍垂体、甲状腺及肾上腺的位置、形态结构。重点描述垂体、甲状腺、肾上腺的组织结构及分泌的主要激素和功能。

(王 朴)

目标测试

A1 型题

1. **不属于**内分泌腺的是
   A. 垂体   B. 甲状腺   C. 胰腺
   D. 胸腺   E. 肾上腺

2. 下列哪种激素**不是**腺垂体嗜碱性细胞分泌的
   A. 促肾上腺皮质激素   B. 黄体生成素   C. 促甲状腺激素
   D. 催乳素   E. 卵泡刺激素

3. 下列何腺可随吞咽动作上下移动
   A. 舌下腺   B. 甲状腺   C. 腮腺
   D. 胸腺   E. 下颌下腺

4. 有关甲状旁腺的描述,正确的是
   A. 位于甲状旁腺峡后面   B. 如蚕豆大小

C. 手术中不慎摘除,可引起抽搐　　　　D. 分泌甲状旁腺素,降低血钙

E. 以上均不正确

5. 关于肾上腺的叙述,正确的是

A. 左肾上腺呈三角形　　　　B. 右肾上腺呈半月形　　　C. 位于肾的上方

D. 与肾共同位于肾纤维囊内　　　　E. 以上均不正确

第十章 神经系统

学习目标

1. 掌握:神经系统的组成、分布及功能;神经系统的常用术语;脊髓的位置、外形及与椎骨对应关系;脑的分部,大脑半球的外形、沟裂;脑干的组成和外形;内囊的位置、分部及各部通过的主要纤维束;脊神经的组成,颈丛、臂丛、腰丛及骶丛的组成及主要分支分布;脑神经名称。
2. 熟悉:脊髓、脑干的内部结构;小脑、间脑的位置与外形;第三、第四脑室、侧脑室的位置与连通;脑和脊髓的被膜和血管,脑脊液循环途径;内囊损伤的意义;内脏神经分布及交感和副交感神经区别。
3. 了解:脊髓、脑干的功能及损伤后的临床表现。

第一节 概 述

一、神经系统的组成

人类是情感最丰富、最善于思考和最会使用工具的动物,在长期进化过程中,我们的神经系统得到不断地完善和发展,具备高度发达的大脑皮质,使我们在分析语言、思维、意识等方面远远超过其他动物。

神经系统由脑和脊髓及与其相连的周围神经组成。神经系统在形态和功能上是一个整体,可分两部分:①中枢部,也称**中枢神经系统**,包括脑和脊髓;②周围部,也称**周围神经系统**,包括与脑相连的脑神经,与脊髓相连的脊神经(图10-1)。

根据周围神经系统在各器官、系统中分布对象不同,周围神经可分为**躯体神经**和**内脏神经**。分布于体表、骨、关节和骨骼肌的神经称躯体神经;分布于内脏、心血管和腺体的神经称内脏神经。躯体神经和内脏神经各自都含有感觉纤维和运动纤维成分,其中,将神经冲动自感受器传向中枢的称**传入神经**(感觉神经);将神经冲动自中枢传向周围效应器的称**传出神经**(运动神经)。内脏神经的传出部分(内脏运动神经)专门支配不受人的主观意识所控制的平滑肌、心肌和腺体的运动,故又称**自主神经**或**植物神经系统**,它们又分为交感神经和副交感神经。

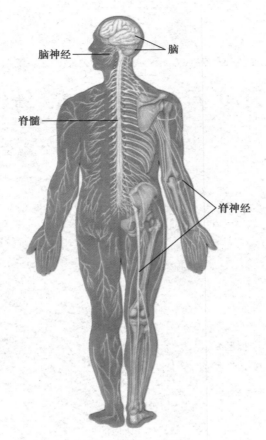

图 10-1 神经系统概况

二、神经系统的功能

神经系统是人体结构和功能最复杂的系统,机体其他任何系统功能的正常发挥都依靠神经系统的调节。其功能是:①控制和调节其他系统的活动,使人体成为一个有机的整体;②维持机体与外环境间的统一。正是靠这种调节,人体才能适应或驾驭不断变化着的内、外环境,保证生命活动的正常进行,以维持自身和种系的生存与发展。

 知识链接

现代神经学之父

圣地亚哥·拉蒙卡哈尔(1852—1934)是病理学家、组织学家、神经学家,生于西班牙阿拉贡自治区,他对于脑的微观研究是开创性的,他绘图技能出众,他的脑细胞的几百个插图至今用于教学,被公认为现代神经科学之父。1906 年与意大利神经学家卡米洛·高尔基共同获得诺贝尔生理学或医学奖。

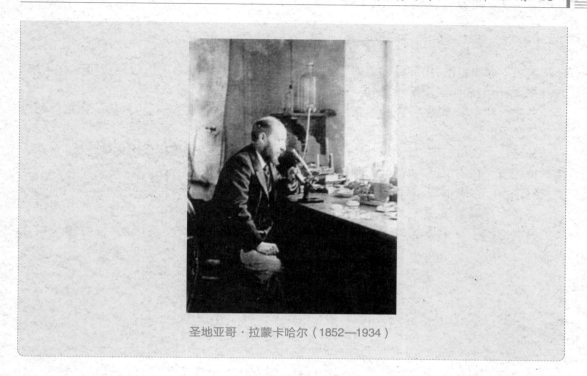

圣地亚哥·拉蒙卡哈尔（1852—1934）

三、神经系统的活动方式

神经系统以反射方式来调节机体的各种生理活动,反射活动的结构基础是**反射弧**,它包括感受器、传入神经、中枢、传出神经和效应器五个部分,通过反射弧的作用,神经系统对内、外界环境刺激作出反应,反射弧中任何一个环节发生障碍,反射即减弱甚至消失(图10-2)。

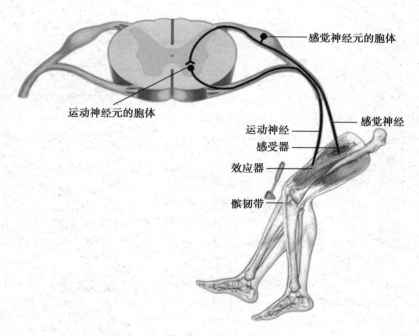

图 10-2 反射弧

223

四、神经系统的常用术语

灰质 在中枢部,由神经元胞体和树突聚集而成,在新鲜标本上因色泽灰暗故称灰质。灰质在大、小脑表面成层配布,称**皮质**。

白质 在中枢部,由神经纤维聚集而成,在新鲜标本上色泽白亮而称白质。在脑内的白质又称髓质。

神经核 在中枢部,皮质以外形态和功能相似的神经元胞体聚集成团称神经核。

神经节 在周围部,由神经元胞体聚集在一起形成的结构称神经节。

纤维束 在中枢部,起止和功能相同的神经纤维聚集成束,称纤维束。

神经 在周围部,神经纤维聚集形成的条索状结构,称神经。

网状结构 在中枢部,由灰质和白质混合而成。神经纤维交织成网,灰质团块散在其中。

第二节 中枢神经系统

病例

> 患儿,男,4 岁。因发热、头痛,呕吐,4 天后发现左下肢不能活动住院。体查:头、颈、两上肢右腿活动良好,左下肢瘫痪、肌肉萎缩、肌张力下降,左膝跳反射消失,病理反射(-),全身深浅感觉均正常。诊断为脊髓灰质炎。
>
> 　　请问:1. 何器官损伤?
>
> 　　　　　2. 损伤部位?
>
> 　　　　　3. 损伤结构?

一、脊髓

(一)脊髓的位置和外形

脊髓位于椎管内,上端在枕骨大孔处与脑干相连,下端在成人平第 1 腰椎体的下缘,全长约 40 ~ 45cm,新生儿脊髓下端可平第 3 腰椎。故临床腰椎穿刺常在第 3、4 或 4、5 腰椎棘突之间进行,以避免损伤脊髓。

考点提示

腰椎穿刺部位

脊髓呈前后略扁的圆柱形,有两处膨大分别叫**颈膨大**和**腰骶膨大**,末端逐渐变细,称**脊髓圆锥**,向下续为无神经组织的**终丝**,止于尾骨的背面。腰、骶、尾部的脊神经前后根在椎管内下行,围绕在终丝的周围称**马尾**。脊髓表面有 6 条纵形的沟:位于脊髓前面正中较深的沟称**前正中裂**;后面正中较浅的沟称**后正中沟**;两对外侧沟位于脊髓的前外侧和后外侧,分别叫**前外侧沟**和**后外侧沟**,沟内分别连有脊神经的前根和后根(图 10-3)。

考点提示

脊髓节段与椎骨序数的对应关系

脊髓的两侧连有 31 对脊神经,每对脊神经所连的一段脊髓,称一个**脊髓节段**。脊髓可分为 31 个节

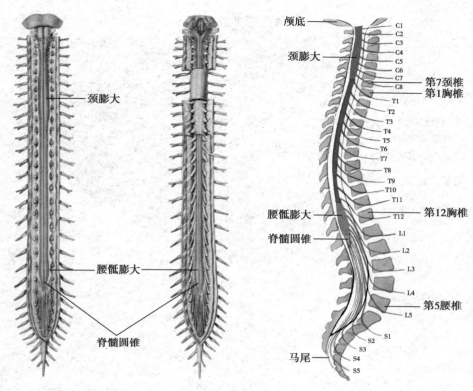

图 10-3　脊髓外形及脊髓节段与椎骨对应关系

段,即 8 个颈节、12 个胸节、5 个腰节、5 个骶节和 1 个尾节。

胚胎 4 个月左右,由于脊柱生长速度较脊髓快,使脊髓短于脊柱,导致脊髓节段与椎骨的序数不完全对应,脊髓节段的位置高于相应的椎骨(表 10-1)。

表 10-1　脊髓节段与椎骨的对应关系

脊髓节段	对应椎骨	推算举例
上颈髓 C_1-C_4	与同序数椎骨同高	如第 3 颈髓节对第 3 颈椎体
下颈髓 C_5-C_8	较同序数椎骨高 1 个椎体	如第 5 颈髓节对第 4 颈椎体
上胸髓 T_1-T_4	较同序数椎骨高 1 个椎体	如第 3 胸髓节对第 2 胸椎体
中胸髓 T_5-T_8	较同序数椎骨高 2 个椎体	如第 6 胸髓节对第 4 胸椎体
下胸髓 T_9-T_{12}	较同序数椎骨高 3 个椎体	如第 11 胸髓节对第 8 胸椎体
腰髓 L_1-L_5	平对 10 ~ 12 胸椎体	
骶、尾髓 S_1-S_5、C_0	平对第 1 腰椎体	

(二)脊髓的内部结构

脊髓由灰质和白质构成。灰质的中央有贯穿脊髓全长的纵行小管,称**中央管**(图 10-4,5)。

1. 灰质　位于脊髓中央,在脊髓横断面上,灰质围绕中央管呈蝶形或"H"形。向前突出

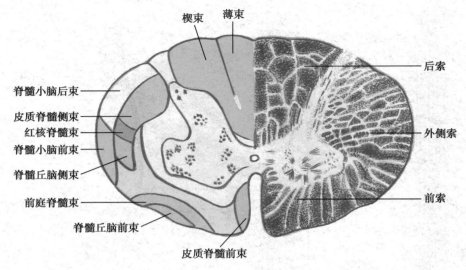

图 10-4 颈髓的横切面

楔束　薄束

脊髓小脑后束
皮质脊髓侧束
红核脊髓束
脊髓小脑前束
脊髓丘脑侧束
前庭脊髓束
脊髓丘脑前束
皮质脊髓前束

后索
外侧索
前索

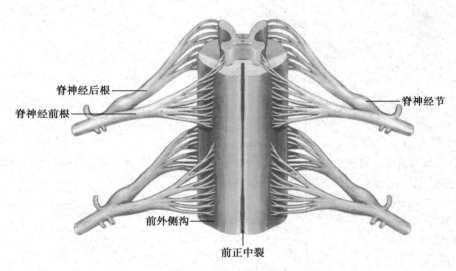

图 10-5 脊神经的组成

脊神经后根
脊神经前根

脊神经节

前外侧沟

前正中裂

的部分叫**前角**（柱），主要由运动神经元构成，其轴突自前外侧沟穿出形成脊神经前根；后部狭长，称**后角**（柱），内含联络神经元；脊髓胸1到腰3节段的前、后角之间有**侧角**（柱），内含交感神经元，是交感神经的低级中枢；骶髓的第2~4节段，无侧角，但在相当于侧角的部位，有副交感神经元称**骶副交感核**，是副交感神经的低级中枢之一。

2. **白质**　位于灰质周围，每侧白质借脊髓表面的沟裂分为前索、后索和左右外侧索。各索主要由密集的神经纤维束组成。

（1）上行（感觉）纤维束

1）**薄束和楔束**：位于后索，薄束位于楔束的内侧，传导同侧躯干和四肢意识性本体感觉（肌、腱、关节的位置觉、运动觉和振动觉）和精细触觉（如辨别两点间的距离和物体纹理粗细等）的冲

考点提示

脊髓损伤的位置（横断损伤、半侧损伤、前角损伤）

动。其中薄束传导来自下半身的冲动,楔束传导来自上半身(头面部除外)的冲动,故楔束只见于脊髓第4胸节以上。

2）**脊髓丘脑束**:位于脊髓的外侧索前半部和前索内,传导对侧躯干、四肢的痛觉、温度觉、粗触觉和压觉的冲动。

（2）下行(运动)纤维束

1）**皮质脊髓束**:包括**皮质脊髓前束**和**皮质脊髓侧束**,将大脑皮质的神经冲动传至脊髓前角运动神经元,管理躯干和四肢骨骼肌的随意运动。

2）红核脊髓束:与协调肌群间的运动有关。

知识链接

　　1789 年,英国内科医生 Michael Underwood 首次描述该病的临床特征;1840 年 Jakob Heine 发现其致病条件,随着工业化革命的发展该病逐渐流行,1916 年纽约发生脊髓灰质炎第一次暴发大流行,死亡 2343 人,全美国死亡 6000 人。此后,该病在 20 世纪频繁暴发,1952 年美国微生物学家 Jonas Salk 研发第一个有效脊髓灰质炎疫苗,WHO 先后于 1994、1997、2002 年确认泛美地区、西太平洋地区(包括中国)、欧洲已经根除脊髓灰质炎。2012 年,阿富汗、尼日利亚、巴基斯坦、印度仍有官方报道,该病在中国已消除 10 余年,目前却有死灰复燃迹象。

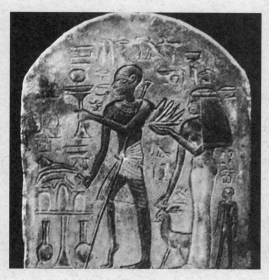

图说13

埃及石碑(1403—1365)上描述的是一个握
有手杖,因患脊髓灰质炎而致脚残的牧师

（三）脊髓的功能

　　1. 传导功能　脊髓是脑与躯干、四肢感受器和效应器联系的枢纽。脊髓内上、下行纤维束是实现传导功能的重要结构。

　　2. 反射功能　脊髓各节段均能单独与邻近节段共同构成反射中枢。脊髓的反射功能,是对来自内、外刺激所产生的不随意性反应,如膝反射等。

二、脑

脑位于颅腔内,包括脑干、小脑、间脑和端脑四部分(图10-6)。

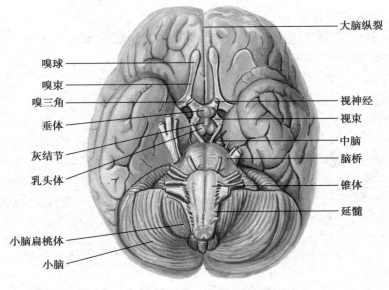

图 10-6　脑的底面

嗅球、嗅束、嗅三角、垂体、灰结节、乳头体、小脑扁桃体、小脑、大脑纵裂、视神经、视束、中脑、脑桥、锥体、延髓

(一)脑干

脑干上接间脑,下连脊髓,后有小脑,自下而上由延髓、脑桥和中脑三部分组成。延髓、脑桥和小脑之间有**第四脑室**,底为菱形窝,顶朝向小脑,向下通脊髓中央管,向上借中脑水管与第三脑室相通,借一个正中孔和两个外侧孔与蛛网膜下隙相通。

1. 脑干的外形

(1)腹侧面:延髓腹侧面有与脊髓相同的前正中裂,裂的上部两侧有一对纵行隆起,称为**锥体**,其下部形成**锥体交叉**。在延髓的腹侧面有舌下神经、舌咽神经、迷走神经和副神经的根附着(图10-7)。

脑桥下缘借延髓脑桥沟与延髓分界。沟中有三对脑神经根,由内侧向外侧依次是展神经、面神经和前庭蜗神经。脑桥上缘与中脑的大脑脚相接。脑桥腹侧面宽阔膨隆称脑桥基底部,正中的纵行浅沟称基底沟,有基底动脉通过。基底部的外侧逐渐变窄,与背侧的小脑相连称小脑中脚,上面连有三叉神经根。

中脑腹侧面有两个粗大的柱状结构称**大脑脚**,大脑脚之间的凹陷称脚间窝,动眼神经根由此出脑。

(2)背侧面:延髓下部后正中沟两侧由内向外有两个纵行隆起,即薄束结节和楔束结节,两者的深面分别有薄束核和楔束核。延髓背面上部与脑桥共同形成一菱形凹陷,称菱形窝,构成第四脑室底(图10-8)。

中脑的背面有上、下两对隆起,上方的一对称**上丘**,是视觉反射中枢;下方的一对称**下丘**,是听觉反射中枢。下丘的下方连有滑车神经根。

2. 脑干的内部结构　脑干内部有脑神经核、非脑神经核、上下行纤维束和网状结构。

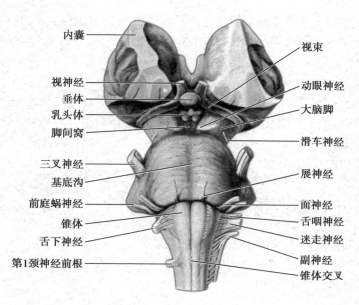

内囊

视神经

垂体

乳头体

脚间窝

三叉神经

基底沟

前庭蜗神经

锥体

舌下神经

第1颈神经前根

视束

动眼神经

大脑脚

滑车神经

展神经

面神经

舌咽神经

迷走神经

副神经

锥体交叉

图 10-7 脑干（腹侧面）

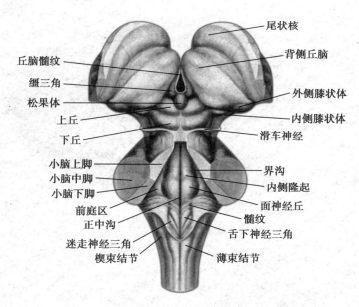

丘脑髓纹

缰三角

松果体

上丘

下丘

小脑上脚

小脑中脚

小脑下脚

前庭区

正中沟

迷走神经三角

楔束结节

尾状核

背侧丘脑

外侧膝状体

内侧膝状体

滑车神经

界沟

内侧隆起

面神经丘

髓纹

舌下神经三角

薄束结节

图 10-8 脑干（背侧面）

（1）脑神经核：与脑神经相连，又分为脑神经运动核和脑神经感觉核。脑神经核的名称和位置多与其相连的脑神经的名称和连脑部位大致对应。

（2）非脑神经核：不与脑神经相连，如延髓中的薄束核、楔束核，中脑内的黑质和红核等。

（3）上下行纤维束

1）上行纤维束：①内侧丘系，传导对侧躯干及四肢的意识性本体觉和精细触觉的冲动；②脊髓丘系，传导对侧躯干和四肢的痛、温、触、压觉的冲动；③三叉丘系传导头面部的痛、温、触、压觉的冲动；④外侧丘系，传导听觉冲动。

229

2）下行纤维束：①皮质脊髓束管理躯干及四肢骨骼肌的随意运动,起自大脑皮质,下行到脊髓；②皮质核束管理头面部骨骼肌及咽喉肌的随意运动,起自大脑皮质,止于脑干内的脑神经躯体运动核。

3. 脑干的功能

（1）传导功能：大脑皮质与小脑、脊髓相互联系的上、下行纤维束必须经过脑干。

（2）反射功能：脑干内有多个反射的低级中枢,如延髓内有呼吸中枢和心血管活动中枢,两者合称"**生命中枢**"。另外,脑桥内有角膜反射中枢,中脑内有瞳孔对光反射中枢等。

（3）网状结构的功能：网状结构参与躯体运动的调节,对睡眠-觉醒状态即入睡、唤醒和注意起决定性作用,使大脑皮质保持适度的意识和清醒。

考点提示

延髓生命中枢

（二）小脑

小脑的位置和外形　**小脑**位于颅后窝内,在脑桥和延髓的后上方,其中间较狭窄称小脑蚓,两侧膨大称小脑半球。小脑半球下面有一个椭圆形隆起称**小脑扁桃体**（图10-9,10）。

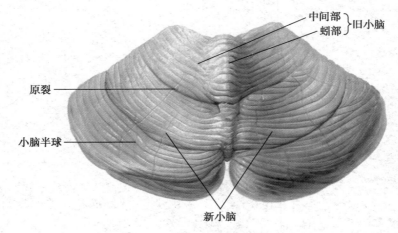

图 10-9　小脑（上面观）

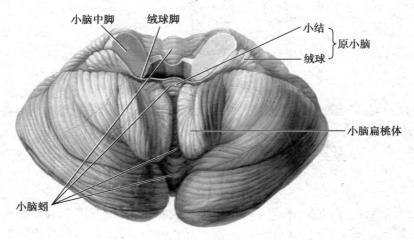

图 10-10　小脑（前下面观）

小脑的功能:小脑蚓的功能是维持躯体平衡,小脑半球可调节肌张力、协调肌群运动。

（三）间脑

间脑位于中脑和端脑之间,除腹侧面的一部分露于表面以外,其他部分都被大脑半球所掩盖。间脑主要由背侧丘脑和下丘脑组成,其内腔称**第三脑室**（图10-11）。

考点提示

小脑扁桃体

1. 背侧丘脑　又称**丘脑**,是间脑背侧的一对卵圆形灰质团块。背侧丘脑被"Y"形的白质（内髓板）分成前核群、内侧核群和外侧核群三部分。外侧核群的腹侧部后份称**腹后核**,可分为腹后内侧核和腹后外侧核是躯体感觉中继核。背侧丘脑后端外下方有一对隆起,内侧的称内侧膝状体,与听觉冲动传导有关;外侧的称外侧膝状体,与视觉冲动传导有关。在人类,丘脑为皮质下感觉中枢,能感受到粗糙的感觉和愉快不愉快的情绪（图10-12）。

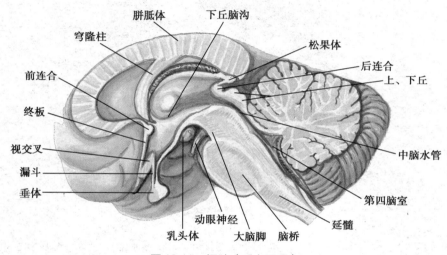

图 10-11　间脑（后上面观）

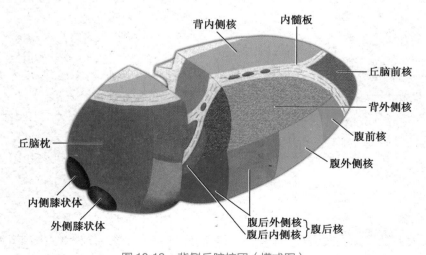

图 10-12　背侧丘脑核团（模式图）

2. **下丘脑** 位于背侧丘脑的下方。下丘脑底面由前向后可见视交叉、灰结节和乳头体。灰结节向下移行为漏斗,其末端连有垂体。下丘脑内的主要核团有视上核和室旁核,两者都具有内分泌功能。下丘脑是神经内分泌中心,是皮质下内脏活动的高级中枢,对机体体温、摄食、生殖、水盐平衡和内分泌活动等进行广泛调节(图10-13)。

考点提示

间脑

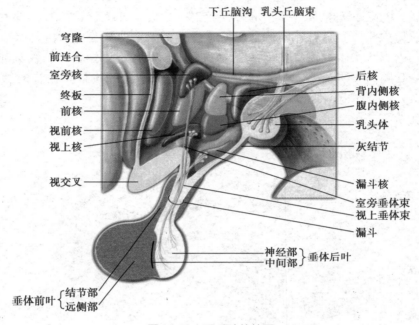

图 10-13　下丘脑的核团

3. **第三脑室** 为间脑的内腔,是位于正中矢状面的狭窄腔隙。向前上方借室间孔与端脑内的左、右侧脑室相连,向后下方借中脑水管与第四脑室相通。

 知识链接

失　眠

　　失眠实际上是脑功能的紊乱,也就是大脑的兴奋和抑制不能满足人们的要求,进入睡眠时大脑皮层兴奋性偏高,或者睡眠期间大脑皮层抑制程度不够深,白天该工作时又处于半抑制状态,出现头脑不够清醒,倦怠、乏力,晚上睡不着。这种失调是用脑不当,超负荷工作及精神压力过大造成的。因此,为了预防失眠,首先要合理用脑,消除精神压力,调整好工作和心理状态,养成良好生活习惯,加强锻炼。

(四) 端脑

　　端脑被大脑纵裂分为左、右大脑半球,纵裂的底部有连接左、右两侧大脑半球的横行纤维束称**胼胝体**。大脑半球和小脑之间为大脑横裂。

知识链接

现代神经学创始人

　　卡米洛·高尔基(1843—1926),解剖学家、病理学家、神经学家,出生于意大利布雷西亚,1898年发现高尔基体,1906年与西班牙的圣地亚哥·拉蒙卡哈尔共同获得诺贝尔生理学或医学奖。

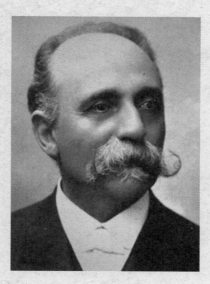

卡米洛·高尔基（1843—1926）

　　1. 大脑半球的外形和分叶　　大脑半球表面布满深浅不同的大脑沟,沟与沟之间的隆起称大脑回。每侧大脑半球有三个面,即内侧面、上外侧面和下面,并借三条叶间沟分为五个叶(图10-6)。

　　(1) 大脑半球的叶间沟和分叶:3条叶间沟:①外侧沟,在半球的上外侧面,自下斜行向后上方;②中央沟,起于半球上缘中点的稍后方,沿上外侧面斜向前下方;③顶枕沟,位于半球内侧面后部,并转至上外侧面。

　　大脑半球的5个叶:①额叶,为外侧沟之上,中央沟之前的部分;②顶叶,为中央沟以后,顶枕沟以前的部分;③颞叶,为外侧沟以下的部分;④枕叶,位于顶枕沟后方;⑤岛叶,位于外侧沟的深部(图10-16)。

　　(2) 大脑半球重要的沟、回

　　1) 上外侧面:①额叶:中央沟前方有与之平行的中央前沟,两沟之间的大脑回称**中央前回**。自中央前沟的中部向前发出上、下两条沟,分别称为额上沟和额下沟。额上、下沟将额叶中央前回以前的部分,分为额上回、额中回、额下回;②顶叶:在中央沟后方,也有一条与其平行的中央后沟,两沟之间的大脑回称**中央后回**。包绕外侧沟后端的大脑回称缘上回。围绕颞上沟末端的大脑回称角回;③颞叶:在外侧沟的下方,有一条大致与其平行的颞上沟和颞下沟。外侧沟与颞上沟之间为颞上回。颞上回后部的脑回伸入到外侧沟内称**颞横回**。颞上沟与颞下沟之间为颞中回,颞下沟下方为颞下回(图10-14)。

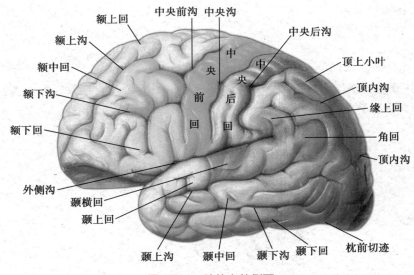

额上回　中央前沟　中央沟
中央后沟
额上沟
额中回
额下沟
额下回
中央前回
中央后回
顶上小叶
顶内沟
缘上回
角回
顶内沟
外侧沟
颞横回
颞上回
颞上沟　颞中回　颞下沟　颞下回　枕前切迹

图 10-14　脑的上外侧面

2）内侧面：在间脑上方有联络左右大脑半球的胼胝体。位于胼胝前端和上方大脑回称**扣带回**。扣带回中部的上方，称**中央旁小叶**，它是中央前、后回在半球内侧面的延续。在胼胝体后下方呈弓形的沟称**距状沟**（图 10-15）。

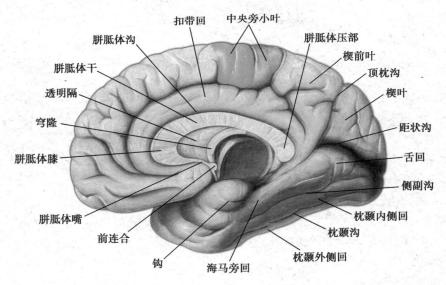

扣带回　中央旁小叶
胼胝体沟
胼胝体干
透明隔
穹隆
胼胝体膝
胼胝体嘴
前连合
钩
海马旁回
胼胝体压部
楔前叶
顶枕沟
楔叶
距状沟
舌回
侧副沟
枕颞内侧回
枕颞沟
枕颞外侧回

图 10-15　脑的正中矢状面

3）下面：额叶下面有纵行的嗅束，其前端膨大称**嗅球**。嗅球和嗅束参与嗅觉冲动的传导。距状沟的前下方，自枕叶向前伸向颞叶的沟，称**侧副沟**。侧副沟前部上方的大脑回称**海马旁回**，其前端向后弯曲的部分称为**钩**。

海马旁回、钩和扣带回等脑回，因位置在大脑半球和间脑交界处的边缘，故合称**边缘叶**。边缘叶与有关皮质和皮质下结构（下丘脑、杏仁体等），在结构和功能上密切联系，共同组成**边缘系统**，司内脏调节、学习、记忆、情绪反映和性活动等。

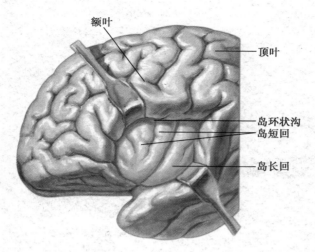

图 10-16 大脑的岛叶

2. 端脑的内部结构 大脑半球表层的灰质称**大脑皮质**,其深部的白质称**髓质**。在大脑半球的基底部,包埋于白质中的灰质团块,称**基底核**。半球内的室腔称**侧脑室**。

（1）**大脑皮质的功能定位**:大脑皮质是人体活动的最高中枢,其不同部位,有完成某些反射活动的相对集中区,称**大脑皮质的功能定位**。

知识链接

大脑定位系统的发现

大脑的定位系统(GPS)如何知道我们身处何方?我们怎么能够从一个地方到另一个地方?如何储存这些信息,从而能够在下一次立即找到这条路?英国伦敦大学学院教授约翰·奥基夫、挪威科技大学教授梅·布里特·莫泽及其丈夫爱德华·莫泽因发现大脑中的"GPS"——组成大脑定位系统的细胞,揭示了大脑中的"GPS"定位和导航系统是如何工作的,因而获得 2014 年诺贝尔生理学或医学奖。

1）**躯体运动区**:位于中央前回和中央旁小叶的前部,管理对侧半身的骨骼肌运动。身体各部在此区内的投影如一个倒置的人形(头面部不倒置)。中央前回上部和中央旁小叶前部与下肢的运动有关,中央前回中部与躯干和上肢的运动有关,中央前回下部管理头面部骨骼肌运动。运动区某一局部损伤,会引起对侧半身相应部位的骨骼肌运动障碍(图 10-17)。

2）**躯体感觉区**:位于中央后回和中央旁小叶后部,接受对侧半身传入的感觉纤维。身体各部在此区的投影如一个倒置的人形(头面部不倒置)。传导下肢感觉冲动的纤维投射到中央后回的上部和中央旁小叶后部,传导头颈部感觉冲动的纤维投射到中央后回的下部。感觉区某一部位受损,会引起对侧半身相应部位的感觉障碍(图 10-18)。

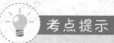考点提示

大脑皮质的功能定位

3）**视区**:位于枕叶内侧面距状沟两侧的皮质。

4）**听区**:位于颞横回。每侧听区接受双侧听觉冲动的传入。

5）**语言中枢**:是人类所特有的皮质区,其功能是理解他人的语言、文字,也可以用说与

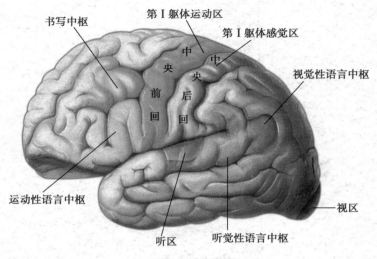

图 10-17 躯体运动区

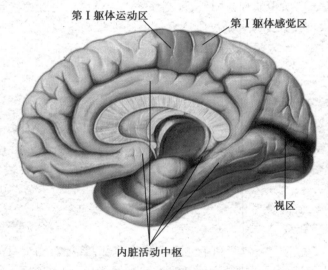

图 10-18 躯体感觉区

写的方式来表达自己的思维活动。这是人类与动物的本质区别所在。

运动性语言中枢（说话中枢）位于额下回后部,能把字、词组成有意义的句子表达自己的思维活动;书写中枢在额中回后部,紧靠手的运动区,能完成写字、绘图等精细动作;听觉性语言中枢在颞上回后部,能调整人的语言和听取、理解别人的语言;视觉性语言中枢（阅读中枢）位于角回,能看到并理解文字符号的意义。

（2）基底核:位置靠近脑底,是大脑半球髓质内灰质团块的总称,包括豆状核、尾状核、杏仁体等。豆状核和尾状核合称纹状体,在调节躯体运动中起重要作用,近年研究发现豆状核还参与学习和记忆活动。

（3）大脑髓质:位于皮质的深面,由大量的神经纤维组成。其中最重要的是:

1）内囊:位于背侧丘脑、尾状核与豆状核之间的白质纤维板称内囊。大部分投射纤维

经过此处。在大脑水平切面上,内囊呈向外开放的">
<"形,可分为三部:通常把豆状核与尾状核头部之间
的部分称内囊前肢;豆状核与背侧丘脑之间的部分称
内囊后肢,内有皮质脊髓束、丘脑皮质束和视辐射等
通过;前、后肢的结合部称内囊膝,有皮质核束通过
(图10-19,20)。

考点提示

内囊

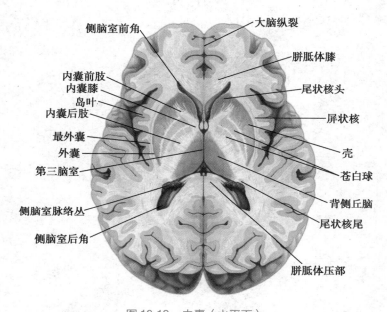

图 10-19 内囊(水平面)

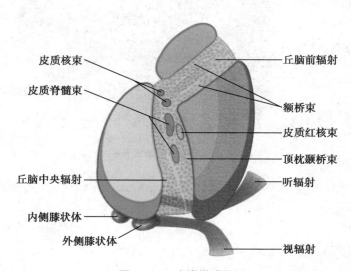

图 10-20 内囊模式图

2)胼胝体:属连合纤维,位于大脑纵裂底部,连接两大脑半球的广泛区域。

(4)侧脑室:位于大脑半球内,左、右各一,借室间孔与第三脑室相交通(图10-21、22)。

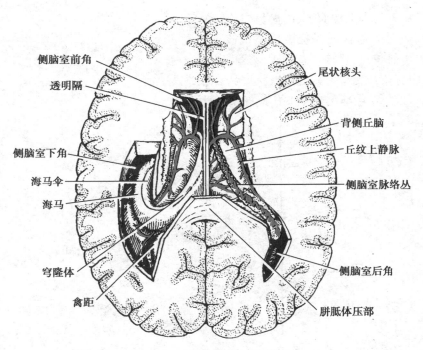

图 10-21 侧脑室（水平切面）

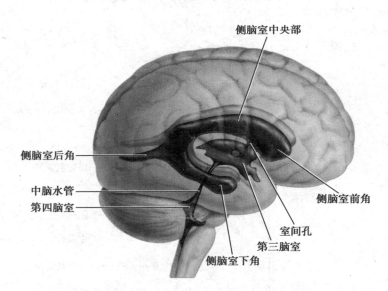

图 10-22 侧脑室的投影

三、脊髓、脑的被膜和血管

（一）脊髓和脑的被膜

脊髓和脑的表面包有三层被膜,由外向内依次为硬膜、蛛网膜、软膜。

1. 硬膜 是一层致密结缔组织膜。

（1）**硬脊膜**:为厚而坚韧的管状膜,包裹脊髓,上

考点提示

硬膜外隙

端附着于枕骨大孔边缘,与硬脑膜相延续;下部在第2骶椎水平逐渐变细,包裹马尾,末端附于尾骨。硬脊膜与椎管内骨膜之间的狭窄腔隙称**硬膜外隙**。内除有脊神经根通过外,还有疏松结缔组织、脂肪、静脉丛等,隙内略呈负压(图10-23)。

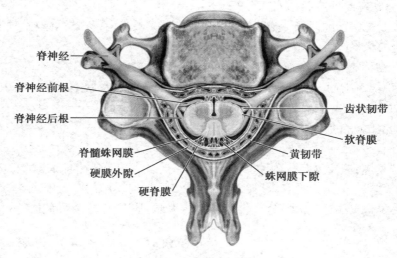

图 10-23　脊髓的被膜

（2）**硬脑膜**:坚韧而有光泽由两层合成,外层为衬于颅骨内面的骨膜,内层折叠,深入脑各部之间形成板状结构,起固定和承托作用(图10-24)。

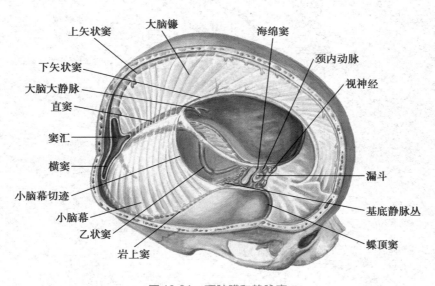

图 10-24　硬脑膜和静脉窦

硬脑膜与颅盖骨连接疏松,易于分离,而与颅底骨结合紧密。硬脑膜形成的结构主要有:

1）大脑镰:形如镰刀,呈矢状位伸入大脑纵裂内。

2）小脑幕:呈半月形伸入大脑和小脑之间,前缘游离称小脑幕切迹,其前方有中脑通过。

3）**硬脑膜窦**:硬脑膜在某些部位两层分开,形成含静脉血的腔隙,称硬脑膜窦。主要有上矢状窦、下矢状窦、直窦、窦汇、横窦、乙状窦和海绵窦等。海绵窦位于蝶骨体的两侧,动眼神经、滑车神经、眼神经和上颌神经紧贴窦的外侧壁通过,窦内有颈内动脉和展神经穿过。

2. **蛛网膜** 薄而透明,无血管和神经。蛛网膜与软膜之间有蛛网膜下隙,隙内充满脑脊液。蛛网膜下隙在某些部位扩大,称**蛛网膜下池**,如小脑延髓池和终池。终池内有马尾而无脊髓,临床上常在此处穿刺抽取脑脊液。

蛛网膜在上矢状窦的两侧形成许多绒毛状突起,突入窦内,称**蛛网膜粒**。脑脊液通过蛛网膜粒渗入上矢状窦内,回流入静脉。

3. **软膜** 薄而透明,富含血管,紧贴脑和脊髓表面并深入其沟、裂中,按位置分别称为软脊膜和软脑膜。在脑室的一定部位,软脑膜、毛细血管和室管膜上皮共同突入脑室内构成脉络丛,是产生脑脊液的主要结构。

(二)脊髓和脑的血管

1. 脑的血管

(1)脑的动脉:主要来自颈内动脉和椎动脉。前者供应大脑半球的前2/3和部分间脑,后者供应脑干、小脑、间脑后部和大脑半球的后1/3。脑的动脉的分支有两类:①皮质支,分布于大脑皮质和髓质浅层;②中央支,供应髓质的深部、基底核、内囊和间脑等(图10-25)。

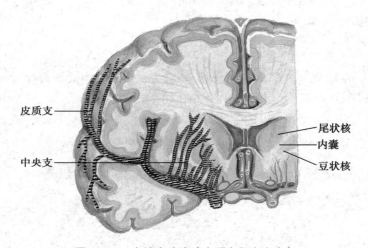

图10-25 大脑中动脉(皮质支和中央支)

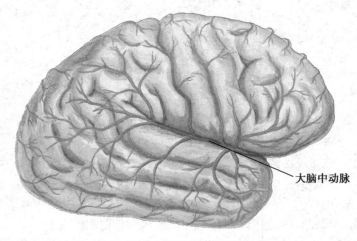

图10-26 大脑半球外侧面的动脉

1）颈内动脉：起自颈总动脉，经颈动脉管入颅，向前穿海绵窦至视交叉外侧，分出大脑前动脉、大脑中动脉和眼动脉。（图 10-26、27）。

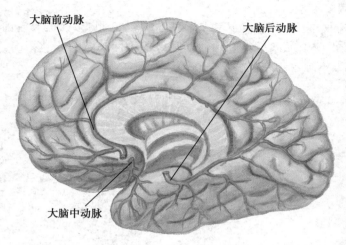

图 10-27　大脑半球内侧面的动脉

2）椎动脉：起自锁骨下动脉经枕骨大孔入颅后，在脑桥延髓交界左、右椎动脉合并成一条基底动脉。后者沿脑桥基底沟上行，至脑桥上缘分为左、右大脑后动脉，借后交通动脉与颈内动脉吻合。

3）**大脑动脉环**（willis 环）：由前交通动脉、两侧大脑前动脉、颈内动脉、后交通动脉和大脑后动脉吻合而成，围绕在视交叉、灰结节和乳头体周围，是一种代偿的潜在装置。当此环的某一处发育不良或阻断时，可在一定程度上通过大脑动脉环使血液重新分配和代偿，以维持脑的血液供应（图 10-28）。

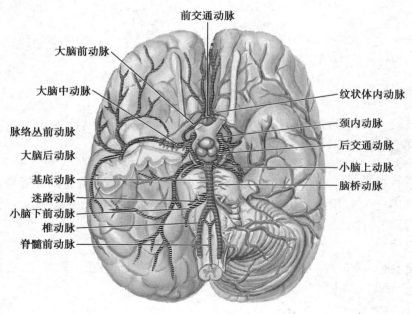

图 10-28　大脑动脉环

241

（2）脑的静脉：脑的静脉壁薄无瓣膜，不与动脉伴行，可分浅、深两组，浅静脉汇入邻近的硬脑膜窦，深静脉汇成大脑大静脉，注入直窦。

2. 脊髓的血管

（1）动脉：有两个来源，即椎动脉和节段性动脉。椎动脉发出的脊髓前、后动脉，沿脊髓的前、后表面下降，与来自肋间后动脉和腰动脉等节段性动脉的分支相连，并在脊髓表面吻合成网，由血管网发出分支营养脊髓（图 10-29）。

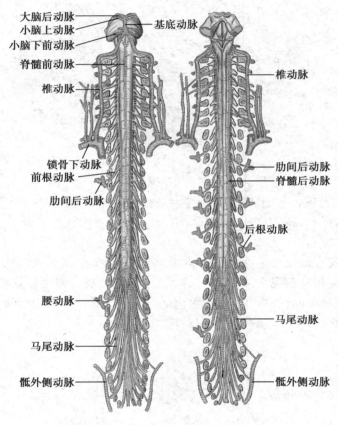

图 10-29 脊髓的动脉

（2）静脉：与动脉伴行，大多数静脉注入硬膜外隙的椎静脉丛。

（三）脑脊液及其循环

1. 脑脊液 主要由脑室脉络丛产生，充满于脑室和蛛网膜下隙，无色透明，成人总量约 150ml。它处于不断产生、循环和回流的平衡状态。脑脊液对脑和脊髓具有营养、缓冲震动、调节颅内压和保护等作用（图 10-30）。

2. 脑脊液循环途径

可简示如下：

左、右侧脑室→室间孔→第三脑室→中脑水管→第四脑室→正中孔和左、右外侧孔→蛛网膜下隙→蛛网膜粒→上矢状窦。

（四）血-脑屏障

在中枢神经系统内，毛细血管内的血液与脑组织之间具有一层选择性通透作用的结构，

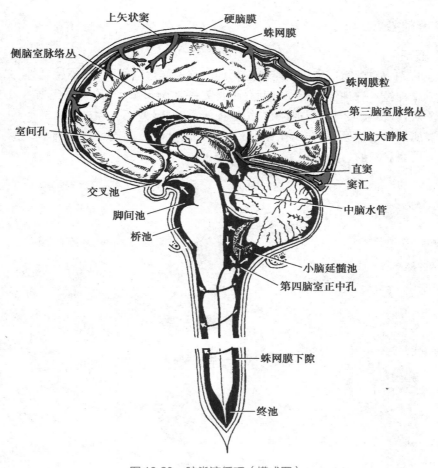

图 10-30 脑脊液循环（模式图）

称血-脑屏障。脑毛细血管内皮、内皮细胞之间的紧密连接、毛细血管基膜及基膜外的神经胶质膜等是构成血-脑屏障的结构基础。

血-脑屏障可以阻止多种物质进入脑，但营养物质和代谢产物可顺利通过，以维持脑部神经细胞内环境的相对稳定。

第三节　周围神经系统

 病例

患者，男，26 岁。从事装修工作，在安装玻璃时不小心坠下，急诊入院。经查，右肱骨中段骨折，需紧急手术治疗。诊断为骨折合并神经损伤。

请问：1. 该患者会损伤什么神经？

2. 若神经对接错误会引起什么感觉异常？

243

一、脊神经

（一）概况

脊神经共 31 对,借前根和后根与脊髓相连。前根属运动性,后根属感觉性,二者在椎间孔处汇合成脊神经。脊神经后根在椎间孔附近有一椭圆形膨大,称**脊神经节**。31 对脊神经分颈神经 8 对、胸神经 12 对、腰神经 5 对、骶神经 5 对、尾神经 1 对。

脊神经属混合性神经,从椎间孔穿出后,立即分为前、后两支。后支细小,主要分布于躯干背侧的深层肌和皮肤(图 10-31)。

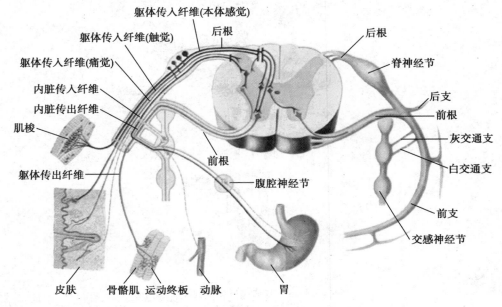

图 10-31　脊神经的组成、纤维分支和分布

脊神经的前支粗大,除第 2～11 胸神经的前支外,其余脊神经的前支分别交织成神经丛,包括颈丛、臂丛、腰丛和骶丛,分布于头颈、躯干前外侧、上肢和下肢。

（二）颈丛

1. 组成和位置　由第 1～4 颈神经的前支构成,位于胸锁乳突肌上部的深面。

知识链接

精神病与神经病

　　精神病,也叫精神失常,是大脑功能不正常结果。由于患者脑内的生物化学过程发生了紊乱,患者的精神活动明显表现不正常。神经病,是神经系统疾病的简称。神经系统是协调人体内部各器官的功能,起着"司令部"的作用,凡是能够损伤神经系统引起的疾病简称神经病。日常生活中常把精神病与神经病混淆,大凡说起神经病马上想起"疯子"、"傻子",其实两者是不同的疾病。

2. 分支与分布
（1）皮支:由胸锁乳突肌后缘中点附近穿出至浅筋膜,呈放射状分布于颈前外侧部、肩部、头后外侧及耳廓等处的皮肤,如颈横神经、锁骨上神经、耳大神经、枕小神经等。因此,临床作颈部表浅手术时,常在此作阻滞麻醉(图 10-32)。

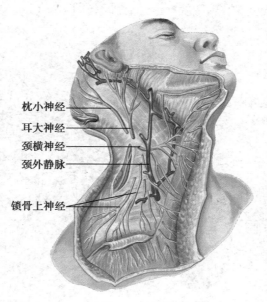

枕小神经
耳大神经
颈横神经
颈外静脉
锁骨上神经

图 10-32 颈丛的皮支

（2） **膈神经**：是颈丛的主要分支,属混合性神经,下行经胸廓上口入胸腔,越过肺根的前方,沿心包外侧面下行达膈。其运动纤维支配膈肌,感觉纤维分布于心包、纵隔胸膜、膈胸膜及膈下中央部腹膜;右膈神经感觉支还分布于肝和胆囊(图 10-33)。

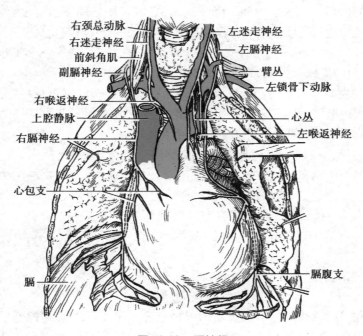

右颈总动脉
右迷走神经
前斜角肌
副膈神经
右喉返神经
上腔静脉
右膈神经
心包支
膈

左迷走神经
左膈神经
臂丛
左锁骨下动脉
心丛
左喉返神经
膈腹支

图 10-33 膈神经

（三）臂丛

1. **组成和位置** 臂丛由第 5～8 颈神经前支和第 1 胸神经前支的大部分纤维组成,经锁骨下动脉和锁骨的后方进入腋窝,围绕在腋动脉周围(图 10-34)。

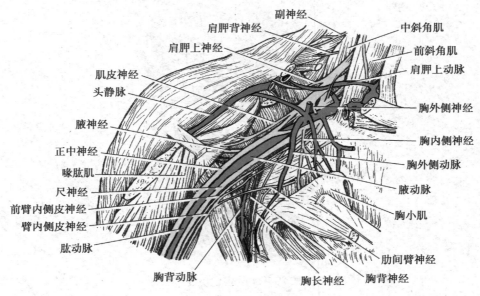

图 10-34 臂丛及其分支

2. **分支与分布**

（1）**肌皮神经**:肌支支配喙肱肌、肱二头肌、肱肌等,皮支分布于前臂外侧皮肤。

（2）**正中神经**:沿肱二头肌内侧下降至腋窝,经前臂肌之间下行,经腕入手掌。正中神经肌支支配除尺侧腕屈肌、肱桡肌和指深屈肌尺侧半以外的所有前臂的屈肌,手掌外侧肌群(拇指内收肌除外)及中间群的小部分;皮支分布于掌心、鱼际、桡侧三个半指的掌面及其中节和远节指骨背面的皮肤(图 10-35,36,37,38)。

（3）**尺神经**:在肱二头肌内侧随肱动脉下行,在臂中部转向后下,经肱骨内上髁后方的尺神经沟进入前臂,沿尺动脉的内侧下降达腕部。皮支分布于手掌尺侧一个半指及相应手掌皮肤,在手背分布于尺侧两个半指及相应的手背皮肤。

（4）**桡神经**:沿桡神经沟绕桡骨中段背侧旋向外下,经前臂背侧深、浅肌群之间下行。肌支支配臂、前臂的伸肌和肱桡肌;皮支分布于臂和前臂背面、手背桡侧两个半指及其相应的手背皮肤。

（5）**腋神经**:绕肱骨外科颈的后方至三角肌深面。肌支支配三角肌,皮支分布于肩关节周围的皮肤。

> **考点提示**
>
> 臂丛主要神经损伤

（四）胸神经前支

胸神经前支共 12 对,除第 1 对的大部分参加臂丛,第 12 对的少部分参加腰丛外,其余不形成神经丛。第 1～11 对胸神经前支位于各自相应的肋间隙称为肋间神经,第 12 对胸神经前支位于第 12 肋下方,故名肋下神经。肋间神经伴随肋间后血管,在肋间内、外肌之间,沿肋沟行走。下 5 对肋间神经远侧部和肋下神经斜

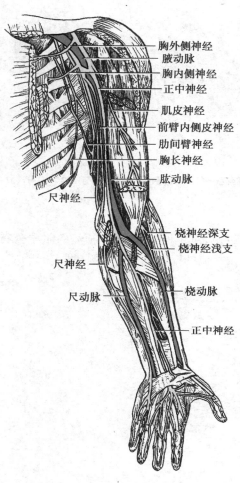

胸外侧神经
腋动脉
胸内侧神经
正中神经
肌皮神经
前臂内侧皮神经
肋间臂神经
胸长神经
肱动脉
尺神经
桡神经深支
桡神经浅支
尺神经
尺动脉
桡动脉
正中神经

图 10-35 上肢的神经（前面观）

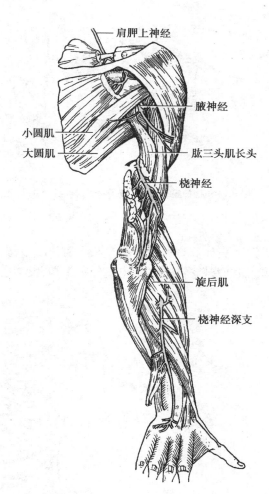

肩胛上神经
腋神经
小圆肌
大圆肌
肱三头肌长头
桡神经
旋后肌
桡神经深支

图 10-36 上肢的神经（后面观）

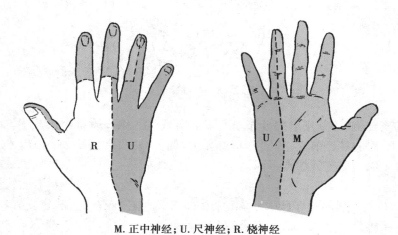

M. 正中神经；**U.** 尺神经；**R.** 桡神经

图 10-37 手的皮支分布区

247

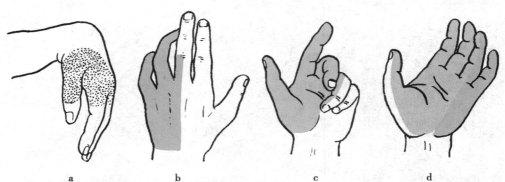

a. 垂腕(桡神经损伤)；b. 爪形手(尺神经损伤)；c. 正中神经损伤手形；d. 猿掌(正中神经与尺神经损伤)

图 10-38　上肢神经损伤时的手形

向下内,行于腹内斜肌与腹横肌之间,并进入腹直肌鞘。肋间神经和肋下神经的肌支分布于肋间肌和腹前外侧肌群,皮支分布于胸、腹壁皮肤及相应的壁胸膜和壁腹膜(图 10-39)。

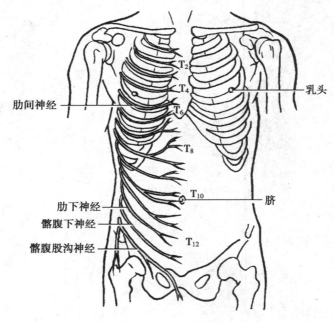

图 10-39　胸神经前支

胸神经前支在胸、腹壁皮肤的分布呈明显的节段性。第 2 胸神经前支分布于胸骨角平面,第 4、6、8、10 对胸神经前支,分别分布于乳头、剑突、肋弓和脐平面,第 12 胸神经前支分布于耻骨联合上缘与脐连线中点平面。

（五）腰丛

1. 组成和位置　腰丛位于腰大肌深面,由第 12 胸神经前支的一部分及第 1 至第 3 腰神经前支和第 4 腰神经前支的一部分组成(图 10-40)。

2. 分支与分布

（1）髂腹下神经和髂腹股沟神经:主要分布于腹股沟区的肌和皮肤,髂腹股沟神经还分布于男性阴囊(或女性大阴唇)的皮肤。

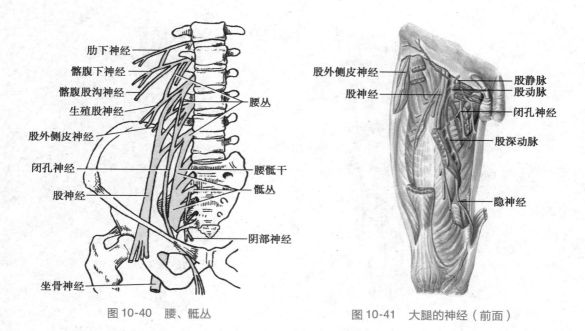

图 10-40　腰、骶丛　　　　　图 10-41　大腿的神经（前面）

（2）闭孔神经：穿闭孔出盆腔,分布于股内侧肌群、股内侧面皮肤及髋关节。

（3）**股神经**：经腹股沟韧带深面,于股动脉外侧进入股三角。肌支支配大腿肌前群,皮支除分布于股前部皮肤外有一长支称**隐神经**,向下与大隐静脉伴行至足的内侧缘,分布于小腿内侧面及足内侧缘的皮肤(10-41)。

（六）骶丛

1. 组成和位置　由第4腰神经前支的一部分和第5腰神经前支合成的**腰骶干**及全部骶神经和尾神经的前支组成。骶丛位于盆腔内、骶骨和梨状肌的前面。

2. 分支与分布

（1）臀上神经：经梨状肌上孔向后出骨盆,支配臀中肌、臀小肌。

（2）臀下神经：经梨状肌下孔向后出骨盆,支配臀大肌和髋关节。

（3）阴部神经：经梨状肌下孔出骨盆,分布于会阴部、外生殖器及肛门的肌肉和皮肤。

（4）**坐骨神经**：为全身最粗大、最长的神经,经梨状肌下孔出骨盆,在臀大肌深面下行,经坐骨结节与股骨大转子之间下行至大腿后面,在股二头肌深面下降至腘窝上方分为胫神经和腓总神经。坐骨神经本干分布于髋关节和股后群肌(图10-42)。

1）胫神经：为坐骨神经本干的直接延续,在小腿比目鱼肌深面伴胫后动脉下降,经内踝后方入足底,分为足底内侧神经和足底外侧神经。胫神经肌支支配小腿肌后群及足底肌,皮支分布于小腿后面和足底皮肤。

2）腓总神经：沿腘窝外侧缘下降,绕腓骨颈外侧向前下,分为腓浅神经和腓深神经。腓浅神经在腓骨长、短肌之间下行,分支支配小腿外侧肌群。皮支布于小腿外侧、足背及第2～5趾背的皮肤。腓深神经穿经小腿肌前群至足背,分支布于小腿肌前群、足背肌、小腿前面及第1、2趾相对缘的皮肤。当腓骨头骨折时很可能损伤腓总神经,造成所支配的肌瘫痪而出现"马蹄内翻足"(图10-43,44)。

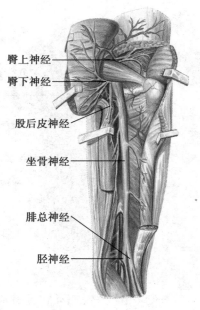

臀上神经
臀下神经
股后皮神经
坐骨神经
腓总神经
胫神经

图 10-42 大腿的神经（后面）

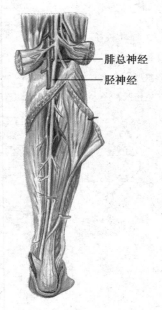

腓总神经
胫神经

图 10-43 小腿的神经（后面）

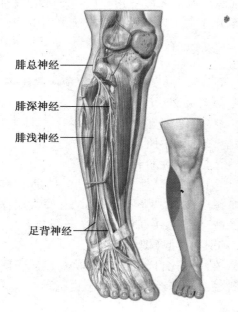

腓总神经
腓深神经
腓浅神经
足背神经
足底内侧神经
足底外侧神经

图 10-44 小腿及足的神经

二、脑神经

脑神经共 12 对，其排列顺序一般用罗马数字表示。按其所含纤维的成分，可分为运动性神经、感觉性神经和混合性神经（图 10-45，表 10-2）。

 考点提示

十二对脑神经的名称与混合性脑神经

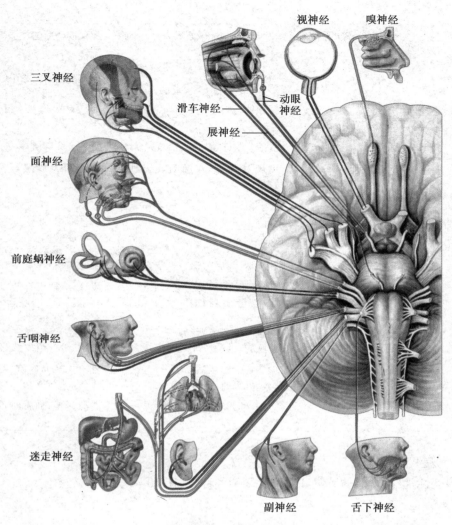

图 10-45　脑神经概况

表 10-2　脑神经简表

脑神经名称	脑神经核的名称	分布范围	损伤后的主要表现
Ⅰ 嗅神经		鼻腔嗅黏膜	嗅觉障碍
Ⅱ 视神经		眼球视网膜	视觉障碍
Ⅲ 动眼神经	动眼神经核	上、下、内直肌,下斜肌、上睑提肌	眼外下斜视、上睑下垂
	动眼神经副核	瞳孔括约肌、睫状肌	对光反射消失
Ⅳ 滑车神经	滑车神经核	上斜肌	眼不能向外下斜视
Ⅴ 三叉神经	三叉神经中脑核 三叉神经脑桥核 三叉神经脊束核	额、顶及颅面部皮肤,眼球及眶内结构,口、鼻腔黏膜,舌前 2/3 黏膜,牙及牙龈	头面部皮肤、口鼻腔黏膜感觉障碍
	三叉神经运动核	咀嚼肌	咀嚼肌瘫痪、张口时下颌偏向患侧

续表

脑神经名称	脑神经核的名称	分布范围	损伤后的主要表现
Ⅵ展神经	展神经核	外直肌	眼内斜视
Ⅶ面神经	面神经核	面肌、颈阔肌	面肌瘫痪、额纹消失
	上泌涎核	泪腺、下颌下腺、舌下腺、鼻腔及腭腺体	眼睑不能闭合、口角歪向健侧、腺体分泌障碍、角膜干燥
	孤束核	舌前2/3味蕾	舌前2/3味觉障碍
Ⅷ前庭蜗神经	前庭神经核	半规管壶腹嵴、椭圆囊斑和球囊斑	眩晕、眼球震颤
	蜗神经核	螺旋器	听力障碍
Ⅸ舌咽神经	疑核	咽肌	咽反射消失
	下泌涎核	腮腺	分泌障碍
	孤束核	咽壁、鼓室黏膜、颈动脉窦、颈动脉小球，舌后1/3黏膜及味蕾	咽壁等感觉障碍，舌后1/3味觉障碍
Ⅹ迷走神经	疑核	咽、喉肌	发音困难、声音嘶哑
	迷走神经背核	胸、腹腔脏器的平滑肌、腺体、心肌	吞咽困难，内脏运动、腺体分泌障碍
	孤束核	胸腹腔脏器及咽、喉	内脏感觉障碍
	三叉神经脊束核	硬脑膜、耳廓及外耳道皮肤	耳廓、外耳道皮肤感觉障碍
Ⅺ副神经	疑核	随迷走神经至咽喉肌	面不能转向健侧、不能上提患侧肩胛骨
	副神经脊髓核	胸锁乳突肌、斜方肌	
Ⅻ舌下神经	舌下神经核	舌内、外肌	舌肌瘫痪，伸舌时舌尖偏向患侧

（一）三叉神经

属混合性神经，含躯体感觉和躯体运动两种纤维（图10-46、47）。

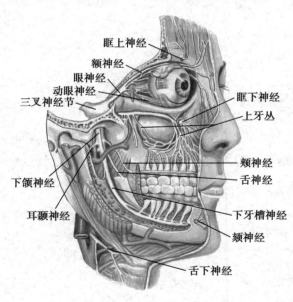

图 10-46　三叉神经

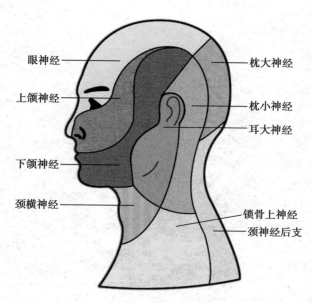

图 10-47　三叉神经皮肤分布区

1. **眼神经**　为感觉神经,向前沿海绵窦外侧壁,经眶上裂入眶,分支分布于泪腺、结膜、鼻黏膜以及鼻背的皮肤。其中一支经眶上孔(切迹)出眶,分布于额部的皮肤,称眶上神经。"压眶反射"即压迫此神经。

2. **上颌神经**　为感觉神经,经圆孔出颅,穿眶下裂续为眶下神经。上颌神经分布于硬脑膜、上颌窦、眼裂与口裂之间的皮肤、上颌牙、牙龈以及鼻腔和口腔顶的黏膜。

3. **下颌神经**　为混合神经,经卵圆孔出颅腔后分为数支。其运动纤维支配咀嚼肌;感觉纤维分布于下颌牙及牙龈,舌前 2/3 及口腔底的黏膜,耳颞区和口裂以下的皮肤。

（二）面神经

属混合性神经。内脏运动纤维支配泪腺、下颌下腺和舌下腺等腺体的分泌活动。内脏感觉纤维,分布于舌前 2/3 的味蕾,传导味觉冲动。躯体运动纤维出面神经管至颅外,穿经腮腺实质发出分支,支配面肌(图 10-48)。

（三）舌咽神经

为混合性神经。内脏运动纤维支配腮腺的分泌;内脏感觉纤维分布于舌后 1/3 的黏膜和味蕾以及咽、中耳等处的黏膜,此外,内脏感觉纤维还形成 1～2 条颈动脉窦支,分布于颈动脉窦和颈动脉小球;躯体运动纤维,支配咽部肌;躯体感觉纤维,分布于耳后皮肤(10-49)。

（四）迷走神经

属混合性神经。内脏运动纤维和内脏感觉纤维,主要分布到颈、胸和腹部的脏器,管理脏器的运动和感觉;躯体感觉纤维,分布于耳廓、外耳道的皮肤和硬脑膜;躯体运动纤维,支配软腭和咽喉肌。

迷走神经自颈静脉孔出颅腔至颈部,伴颈部大血管下行达颈根部,由此向下达食管周围,左、右迷走神经的分支分别形成食管前、后丛,向下分别形成迷走神经前、后干。前、后干穿膈的食管裂孔入腹腔,分支分布于肝、脾、胰、肾和胃,以及结肠左曲以前的

253

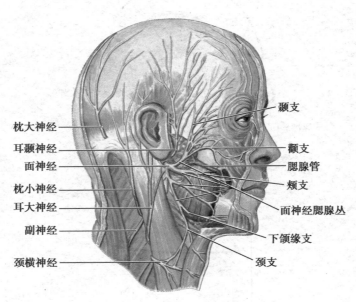

枕大神经

耳颞神经

面神经

枕小神经

耳大神经

副神经

颈横神经

颞支

颧支

腮腺管

颊支

面神经腮腺丛

下颌缘支

颈支

图 10-48　面神经

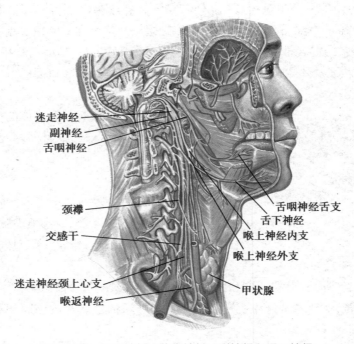

迷走神经

副神经

舌咽神经

颈襻

交感干

迷走神经颈上心支

喉返神经

舌咽神经舌支

舌下神经

喉上神经内支

喉上神经外支

甲状腺

图 10-49　舌咽神经、迷走神经、副神经和舌下神经

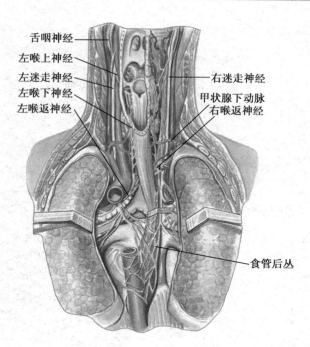

舌咽神经

左喉上神经

左迷走神经

左喉下神经

左喉返神经

右迷走神经

甲状腺下动脉

右喉返神经

食管后丛

图 10-50　迷走神经的分支

肠管（图 10-50、51）。

迷走神经在颈、胸部的主要分支有：

1. **喉上神经**　沿颈内动脉内侧下行，在舌骨大角水平分为内、外支。内支分布于声门裂以上的喉黏膜以及会厌、舌根等，外支支配环甲肌。

2. **颈心支**　参与心丛的构成，由此发出分支分布于心肌。

3. **喉返神经**　右喉返神经绕右锁骨下动脉、左喉返神经绕主动脉弓，返回至颈部。在颈部，两侧的喉返神经均上行于气管与食管之间的沟内，分数支分布于除环甲肌以外所有的喉肌及声门裂以下黏膜。喉返神经入喉前与甲状腺下动脉相交叉。

4. **胃的神经**在贲门附近起自迷走神经前、后干，沿途发出数支分布于胃的前后壁，末梢以"鸭爪"形分布于幽门部。

（五）舌下神经

舌下神经属运动神经，自延髓的前外侧沟出脑，经舌下神经管出颅腔，支配舌肌（图 10-52）。

三、内脏神经

内脏神经是神经系统中分布于内脏、心血管和腺体的部分，它和躯体神经一样，可分为内脏运动神经和内脏感觉神经。

（一）内脏运动神经

内脏运动神经和躯体运动神经一样，都受大脑皮质和皮质下各级中枢的控制和调节，但二者无论在功能上还是形态结构上都有许多不同之处。其差异主要表现在以下几个方面：①支配的对象不同　躯体运动神经支配骨骼肌并受意志控制，而内脏运动神经支配平滑肌、心肌和腺体，在一定程度上不受意志控制。②纤维成分不同　躯体运动神经只有一种纤维

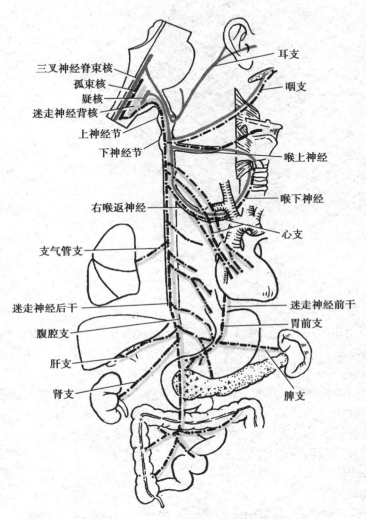

三叉神经脊束核
孤束核
疑核
迷走神经背核
上神经节
下神经节

耳支
咽支
喉上神经
喉下神经
右喉返神经
心支
支气管支
迷走神经后干
腹腔支
肝支
肾支
迷走神经前干
胃前支
脾支

图 10-51　迷走神经的纤维成分及分支

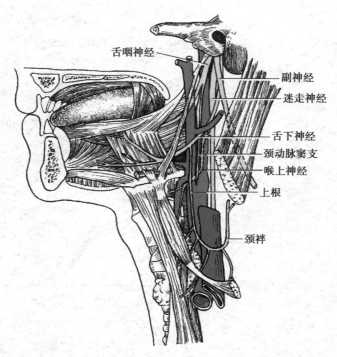

舌咽神经

副神经

迷走神经

舌下神经

颈动脉窦支

喉上神经

上根

颈袢

图 10-52　舌咽神经和舌下神经

成分,而内脏运动神经包括交感和副交感两种纤维成分,并且多数内脏器官同时接受两种纤维的共同支配。③低级中枢不同　躯体运动神经低级中枢是位于脑干的躯体运动核和脊髓灰质前角,而内脏运动神经低级中枢较分散地位于脑干的内脏运动核和脊髓胸 1 ~ 腰 3 节段的侧角、2 ~ 4 骶段的骶副交感核。④走行不同　躯体运动神经自低级中枢至骨骼肌只有一个神经元,而内脏运动神经自低级中枢发出(节前纤维)后,必须在内脏运动神经节内交换神经元,由此发出的纤维(节后纤维)才能到达支配器官。⑤分布形式不同　躯体运动神经以神经干的形式分布于效应器,而内脏运动神经的节后纤维则通常先在效应器周围形成神经丛,后由神经丛分支到器官。

1. 交感神经　交感神经的低级中枢位于脊髓胸 1 ~ 腰 3 节段的侧角,由此发出节前纤维;交感神经的周围部由交感干、交感神经节及其发出的节后纤维、交感神经丛组成(图 10-53)。

(1) 交感神经节:分**椎旁节**和**椎前节**两大类。椎旁节位于脊柱两旁,约 21 ~ 26 对,同侧椎旁节借节间支相连成串珠状的结构叫**交感干**。椎前节位于椎体前方的动脉根部,包括成对的腹腔神经节、主动脉肾神经节及单个的肠系膜上神经节、肠系膜下神经节等。在椎旁节与相应的脊神经之间借交通支相连,其中**白交通支**是脊髓侧角发出的具有髓鞘的节前纤维,经脊神经前根、脊神经进入交感干神经节;**灰交通支**是由椎旁节发出的无髓鞘的节后纤维返至脊神经。

交感神经节前纤维经白交通支进入交感干后,有 3 种去向:①终止于相应的椎旁节;②在交感干内上升或下降,终止于相邻的椎旁节;③穿过椎旁节,到椎前节内更换神经元。

交感神经节前纤维在椎旁节、椎前节换神经元后,节后纤维的分布也有 3 种去向:

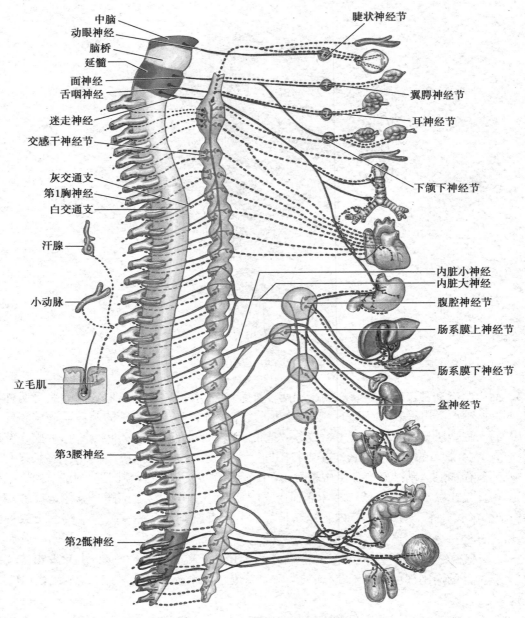

中脑
动眼神经
脑桥
延髓
面神经
舌咽神经
迷走神经
交感干神经节
灰交通支
第1胸神经
白交通支
汗腺
小动脉
立毛肌
第3腰神经
第2骶神经

睫状神经节
翼腭神经节
耳神经节
下颌下神经节
内脏小神经
内脏大神经
腹腔神经节
肠系膜上神经节
肠系膜下神经节
盆神经节

图 10-53 内脏运动神经分布概况

①经灰交通支返至脊神经,随脊神经分布至头颈、躯干和四肢的血管、汗腺和立毛肌;②附于动脉表面形成神经丛,随动脉到所支配的器官;③离开交感干直接到达所支配的器官。

（2）交感神经的分布概况:交感神经的节后纤维在人体的分布,按颈、胸、腰和盆部概述如下。

1）颈部交感神经节发出的节后纤维经灰交通支返回颈神经,分布至头颈、上肢的血管、汗腺和立毛肌;附于邻近的动脉分布至头颈的腺体（泪腺、唾液腺、甲状腺等）、血管、瞳孔开大肌;发出咽支进入咽壁,还发出心上、中、下神经进入胸腔,加入心丛。

2）胸部交感神经节发出的节后纤维经灰交通支返回胸神经,分布于胸腹壁的血管、汗腺和立毛肌;上5对胸交感干神经节发出许多分支分布于食管、肺及心等;6~12胸交感干神经节发出许多分支分布至肝、脾、肾等实质性器官和结肠左曲以上的消化管。

3）腰部交感神经节发出的节后纤维经灰交通支返回腰神经,节后纤维分布至结肠左曲以下的消化管及盆腔脏器,部分纤维随血管分布至下肢。

4）盆部交感神经节发出的节后纤维经灰交通支返回骶、尾神经,分布于下肢及会阴部的血管、汗腺和立毛肌;一些小支加入盆丛,分布于盆腔器官。

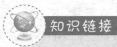

测 谎 仪

测谎仪是在受测者的手掌贴上电极,测定其流动的电流量,以判断被测试者是否在说谎,是一种多功能生理记录扫描仪,主要测试人体四个方面,血压、心律、呼吸、皮肤电阻。正常情况下我们身体通过出汗来调节新陈代谢,但是,在紧张、焦虑时也会冒汗叫精神发汗,此种发汗只限手掌和腋下等部位,焦虑、紧张等精神的变化会形成刺激,使交感神经兴奋,刺激这些部位汗腺分泌汗液,于是出汗部位电阻抗减低,电流量增多。专家根据测谎仪记录图表来测试被检者举止行为,心理状态。

2. 副交感神经 副交感神经的低级中枢包括脑干的副交感神经核和脊髓灰质的骶副交感核,由此发出的节前纤维到周围的副交感神经节更换神经元,后发出节后纤维到达所支配器官。副交感神经节多位于脏器附近或脏器壁内,叫**器官旁节**或**壁内节**。由脑干副交感神经核发出的副交感神经纤维随Ⅲ、Ⅶ、Ⅸ、Ⅹ对脑神经分布;由脊髓的骶副交感核发出的节前纤维随骶神经走行,组成盆内脏神经加入盆丛,分布到盆腔脏器附近或壁内的副交感神经节,节后纤维支配结肠左曲以下的消化管及盆腔脏器。

3. 交感神经与副交感神经的主要区别(表10-3)

表10-3　交感神经与副交感神经的主要区别

名　称	低级中枢	周围神经节	节前、后纤维	分布范围
交感神经	脊髓灰质胸1至腰3节段侧角	椎旁节、椎前节	节前纤维短、节后纤维长	全身血管及胸、腹、盆腔内脏的平滑肌、心肌、腺体、立毛肌和瞳孔开大肌
副交感神经	脑干内副交感神经核、脊髓灰质的骶副交感核	器官旁节、壁内节	节前纤维长、节后纤维短	胸、腹、盆腔内脏的平滑肌、心肌、腺体、瞳孔括约肌、睫状肌

（二）内脏感觉神经

内脏感觉神经分布于内脏及心血管。内脏神经传入的感觉冲动部分参与完成内脏反射,如排尿、排便反射等,另一部分经脑干传至大脑皮质,产生内脏感觉。

内脏感觉不同于躯体感觉:①内脏器官一般性活动不引起感觉,只有强烈活动时才能引起感觉(如内脏平滑肌强烈收缩可引起疼痛,胃的收缩可引起饥饿感)。②对冷热、膨胀和牵拉刺激敏感,对切割刺激则不敏感;③内脏感觉冲动的传入途径比较分散,因此定位模糊。掌握内脏感觉的特点,对观察病情变化有意义。

（三）痛觉

1. **皮肤痛、内脏痛的特点** 皮肤痛的特点是清晰、定位准确。内脏痛的特点是：①缓慢、持久；②定位模糊不清；③对刺激的分辨能力差；④对机械性牵拉、膨胀、缺血痉挛及炎症等刺激敏感，而对切割、烧灼等皮肤致痛的刺激则不敏感。

2. **牵涉痛的概念和部位** 当某些脏器发生病变时，在身体体表的一定部位产生感觉过敏或疼痛的感觉，这种现象称为**牵涉性痛**。例如，心绞痛时常在胸前区及左臂内侧感到疼痛；胆囊炎症时，右肩感疼痛；阑尾炎的患者，最初常感到上腹部或脐周疼痛等。牵涉痛产生的机制目前尚不清楚，一般认为，病变内脏的感觉纤维和皮肤被牵涉区的感觉纤维，都进入脊髓同一节段后角的内脏感觉和躯体感觉区。临床根据牵涉痛可观察病情，协助诊断疾病（图 10-54）。

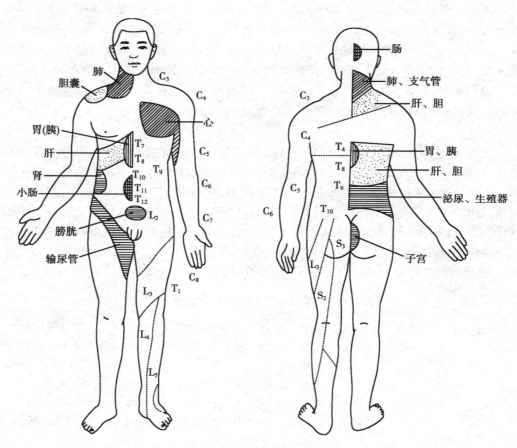

图 10-54　内脏疾病的牵涉痛区

第四节　脑和脊髓的传导通路

周围感受器接受内、外环境的各种刺激，将其转化成神经冲动，通过传入神经传到中枢部，最后到大脑皮质产生感觉，为感觉（上行）传导通路。大脑皮质将感觉信息整合后发出指令，通过下行纤维束，经传出神经到周围效应器，产生效应，为运动（下行）传导通路。

一、感觉传导通路

（一）躯干和四肢的本体觉传导通路

本体觉是指肌、腱和关节的位置觉、运动觉、振动觉，又称深感觉。该传导通路还传导皮肤的精细触觉。此通路由3级神经元组成，第1级神经元的胞体位于脊神经节内，其周围突分布于肌、腱、关节及皮肤的感受器，中枢突进入脊髓同侧后索。其中来自第5胸节以下的纤维组成薄束，来自第4胸节以上的纤维组成楔束。两束上升至延髓分别终于薄束核和楔束核（第2级神经元）。在此更换神经元后，发出纤维左右交叉，形成**丘系交叉**，交叉后的纤维在两侧上升称内侧丘系，经脑桥、中脑至背侧丘脑的腹后外侧核（第3级神经元）。在此更

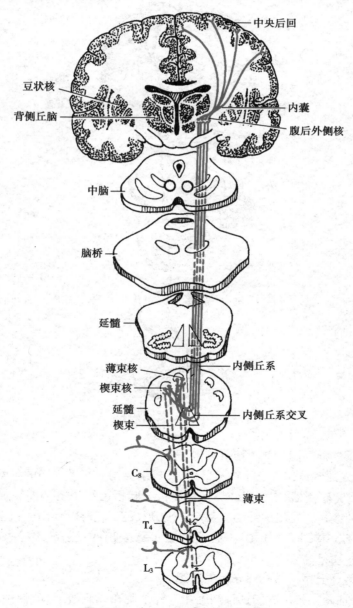

图 10-55　躯干、四肢本体觉传导路

换神经元后发出投射纤维,经内囊后肢投射到大脑皮质中央后回的上 2/3 和中央旁小叶的后部(图 10-55)。

（二）躯干和四肢的痛、温、触（粗）觉传导通路

痛、温觉和触觉又称浅感觉。此通路第 1 级神经元位于脊神经节,其周围突分布于躯干和四肢皮肤的痛、温和触觉感受器,中枢突随后根入脊髓止于灰质后角(第 2 级神经元)。更换神经元后发出纤维,先向对侧斜升 1 ~ 2 个脊髓节段,至对侧外侧索的前部和前索上升形成脊髓丘脑束,经脑干终于背侧丘脑腹后外侧核(第 3 级神经元)。更换神经元后发出的投射纤维经内囊后肢投射到中央后回的上 2/3 部和中央旁小叶的后部(图 10-56)。

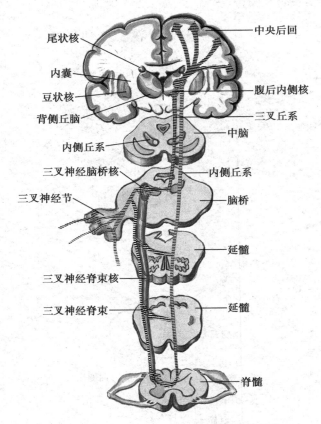

图 10-56　头颈部、躯干及四肢浅感觉传导路

（三）头面部的痛、温和触（粗）觉传导通路

第 1 级神经元的胞体位于三叉神经节内,其周围突构成三叉神经的感觉纤维,分布于头面部的痛、温和触觉感受器,中枢突经三叉神经根入脑桥后终于三叉神经感觉核群(第 2 级神经元)。更换神经元后发出的纤维交叉至对侧,形成**三叉丘系**,伴内侧丘系上升,终于背侧丘脑的腹后内侧核(第 3 级神经元)。更换神经元后,发出的投射纤维经内囊后肢投射到中央后回的下 1/3。

（四）视觉传导通路和瞳孔对光反射通路

1. 视觉传导通路　视网膜的视锥细胞和视杆细胞在光刺激下,产生神经冲动。冲动经双极细胞传给节细胞,节细胞轴突穿出眼球壁聚集成视神经,两侧视神经在蝶鞍前上方,形

成视交叉,向后延为视束。每侧视束由来自同侧视网膜颞侧半的纤维和对侧视网膜鼻侧半的纤维共同组成。视束的大部分纤维向后绕大脑脚,终于外侧膝状体。外侧膝状体发出的纤维,组成视辐射,经内囊后肢的后部,投射到枕叶距状沟的两侧,产生视觉(图 10-57)。

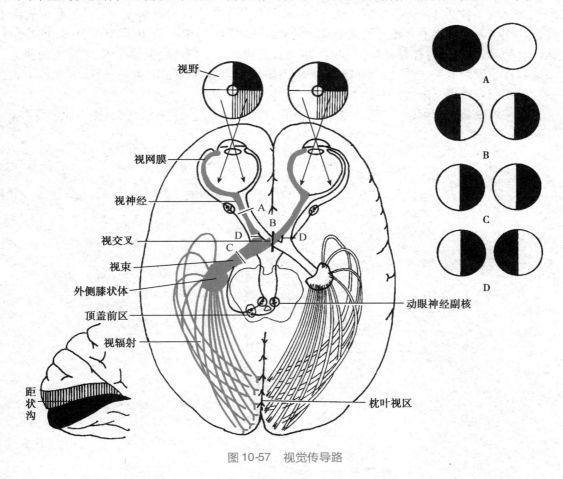

图 10-57　视觉传导路

2. 瞳孔对光反射通路　当一侧眼受光照时,引起两侧眼球瞳孔缩小的反应,称**瞳孔对光反射**。直接受光照一侧的眼所产生的缩瞳反应称直接对光反射,未接受光照一侧的眼所产生的缩瞳反应,称间接对光反射。视束的小部分纤维终于上丘的上方,交换神经元后,终于双侧动眼神经副核。后者发出的纤维,支配瞳孔括约肌和睫状肌。

> **考点提示**
>
> 　视觉传导路不同部位损伤出现的症状。

二、运动传导通路

包括锥体系和锥体外系。

(一) 锥体系

锥体系由上、下两级神经元组成。**上运动神经元**的胞体位于大脑皮质的运动区,由此发出的神经纤维组成下行纤维束,在下行的过程中通过延髓锥体,故名为**锥体束**,其中下行至脊髓的纤维称皮质脊髓束,下行至脑干的纤维称皮质核束。锥体系**下运动神经元**的胞体位于脑干的脑神经躯体运动核和脊髓灰质前角,所发出的轴突分别随脑神经和脊神经分布于全身骨骼肌。锥体系管理骨骼肌的随意运动。

1. **皮质脊髓束** 起自中央前回中、上部和中央旁小叶前部,下行经内囊后肢的前部、中脑的大脑脚、脑桥腹侧部,至延髓形成锥体。在锥体的下端大部分纤维左、右交叉,形成锥体交叉。交叉后的纤维沿脊髓外侧索下降,称皮质脊髓侧束,纤维沿途止于脊髓各节段的前角运动神经元,发出的脊神经,分布于躯干、四肢骨骼肌。在延髓未交叉的纤维,沿同侧的前索下降称皮质脊髓前束,纤维止于脊髓颈、胸节段的前角运动神经元,支配躯干肌,因此躯干肌受双侧皮质脊髓束支配(图 10-58)。

当一侧皮质脊髓束(上运动神经元)损伤时可引起对侧上、下肢瘫痪,但躯干肌(如呼吸

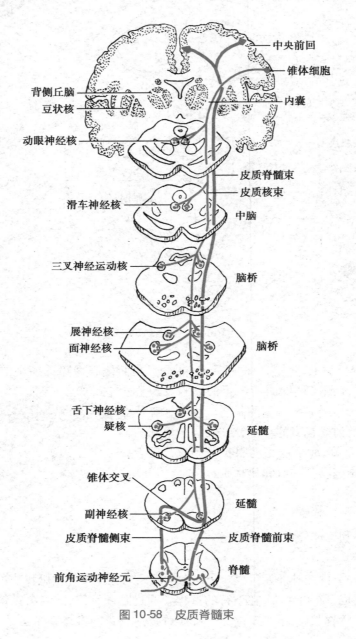

图 10-58 皮质脊髓束

肌)一般不瘫痪;脊髓前角运动神经元(下运动神经元)损伤时,则可引起同侧的上、下肢瘫痪。上、下运动神经元损害后的临床表现是不相同的(表10-4)。

表10-4 上、下运动神经元损害后的临床表现与体征

瘫痪特点	上运动神经元损害	下运动神经元损害
	痉挛性瘫（硬瘫、中枢性瘫）	弛缓性瘫（软瘫、周围性瘫）
肌张力	增高	降低
腱反射	亢进	消失
病理反射	有(+)	无(-)
早期肌萎缩	不明显	明显

2. 皮质核束 主要由中央前回下部大脑皮质内的锥体细胞(上运动神经元)的轴突集合而成,经内囊膝部下降至脑干,大部分纤维终止于双侧脑神经躯体运动核,但面神经核的下部(支配睑裂以下面肌的核群)和舌下神经核,只接受对侧皮质核束的纤维。脑神经躯体运动核(下运动神经元),发出的纤维组成脑神经的躯体运动纤维,支配眼外肌、咀嚼肌、面肌、舌肌和咽喉肌等(图10-59)。

脑神经或皮质核束损伤引起相应骨骼肌瘫痪,临床上分两种:①核上瘫:指由于上运动神经元损伤而引起的某些骨骼肌瘫痪。当一侧皮质核束损伤,受双侧皮质核束控制的下运动神经元所支配的骨骼肌,不出现瘫痪。而面神经核下部和舌下神经核因只受对侧皮质核

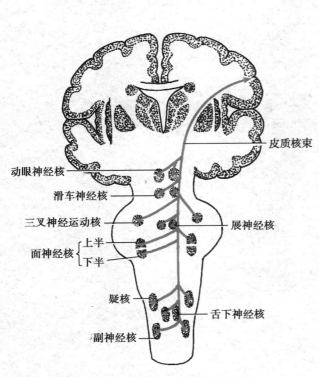

图10-59 皮质核束和脑神经运动核

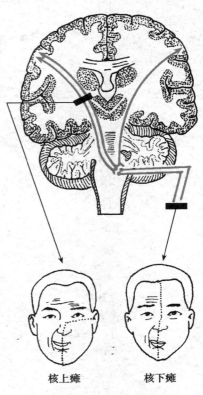

图10-60 核上瘫与核下瘫

束控制,故其所支配骨骼肌出现瘫痪,表现为对侧睑裂以下的面肌和对侧的舌肌瘫痪。②核下瘫:指由脑神经运动核及其所发出的纤维损伤,导致所支配的同侧骨骼肌瘫痪(图 10-60)。

知识链接

不同部位损伤后的症状

单瘫 一个肢体的瘫痪称单瘫。病变可位于大脑皮质运动区、周围神经或脊髓前角。

偏瘫 一侧上下肢瘫痪称偏瘫。病变多在对侧大脑半球内囊附近。常伴有同侧中枢性面瘫和舌瘫。

截瘫 又称双下肢瘫痪,常伴有传导束型感觉障碍及尿便障碍,病变多在脊髓胸腰段。

四肢瘫 上下肢均瘫痪称四肢瘫,可见于双侧大脑及脑干病变、颈髓病变及多发性周围神经病变。

交叉瘫 一侧脑神经麻痹和对侧肢体瘫痪称交叉瘫,多为脑干损伤引起。

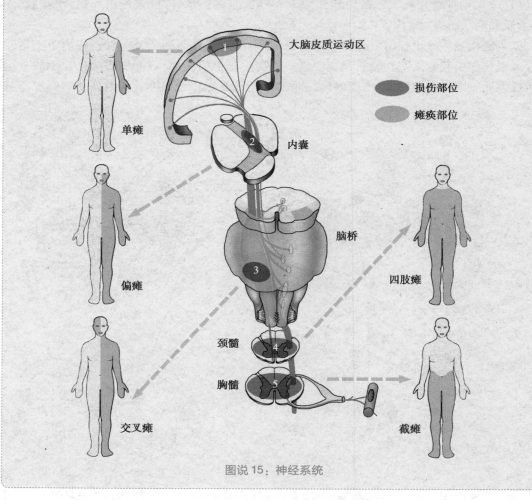

图说15:神经系统

（二）锥体外系

锥体外系是指锥体系以外的影响和控制骨骼肌运动的一切传导路径。锥体外系的纤维起自大脑皮质,在下行过程中与纹状体、小脑、红核、黑质及网状结构等发生广泛联系,并经多次更换神经元后,最后到达脊髓前角或脑神经运动核。锥体外系的主要功能是调节肌张力,协调肌群的运动,以协助锥体系完成精细的随意运动(图 10-61)。

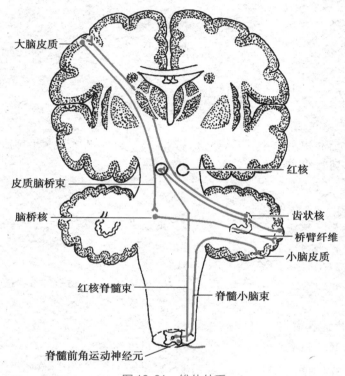

图 10-61 锥体外系

 本章小结

　　本章主要介绍神经系统组成和功能。神经系统分中枢神经系和周围神经系,重点叙述了脊髓的位置和外形,内部结构,探讨了脊髓损伤后的临床意义。概述了脑干的组成、外形和中枢作用,小脑、间脑的功能,端脑的主要功能区域、内囊,脊髓和脑的被膜及脑脊液循环。重点描述了桡神经、尺神经、正中神经、腋神经、坐骨神经、股神经的分布及损伤后的症状,三叉神经、面神经、舌下神经的分布及损伤后的症状。

（王怀生　黄耀平）

目标测试

A1 型题

1. 脊髓前角的神经元是

　　A. 感觉神经元　　　　　　　　B. 交感神经元　　　　　　　　C. 联络神经元

     D. 运动神经元　　　　　　　　　　E. 副交感神经元

2. 腰椎穿刺的常选部位是
    A. 第 1~2 或 2~3 腰椎之间　　　　B. 第 2~3 或 3~4 腰椎之间
    C. 第 3~4 或 4~5 腰椎之间　　　　D. 第 1~2 腰椎之间
    E. 第 4~5 腰椎之间

3. 连于脑干背侧的脑神经是
    A. 滑车神经　　　　　　B. 三叉神经　　　　　　C. 展神经
    D. 面神经　　　　　　　E. 动眼神经

4. 内脏活动的高级中枢是
    A. 延髓　　　　　　　　B. 间脑　　　　　　　　C. 小脑
    D. 下丘脑　　　　　　　E. 脑桥

5. 躯体运动中枢位于
    A. 中央前回和中央旁小叶后部　　　B. 中央后回和中央旁小叶前部
    C. 中央前回和中央旁小叶前部　　　D. 中央前回
    E. 扣带回

6. 内囊膝内有
    A. 丘脑中央辐射　　　　B. 皮质脊髓束　　　　　C. 皮质核束
    D. 视辐射　　　　　　　E. 额桥束

7. 大脑半球的内部结构**不包括**
    A. 内囊　　　　　　　　B. 基底核　　　　　　　C. 丘脑
    D. 大脑皮质　　　　　　E. 侧脑室

8. 肱骨中段骨折易损伤
    A. 正中神经　　　　　　B. 尺神经　　　　　　　C. 桡神经
    D. 肌皮神经　　　　　　E. 腋神经

9. 支配面部感觉的是
    A. 面神经　　　　　　　B. 眼神经　　　　　　　C. 三叉神经
    D. 舌咽神经　　　　　　E. 迷走神经

10. 含有副交感神经纤维的是
    A. 三叉神经　　　　　　B. 面神经　　　　　　　C. 副神经
    D. 舌下神经　　　　　　E. 展神经

第十一章　人体胚胎学概要

 病例

　　患者,女,24岁,已婚。因右下腹疼痛伴阴道流血6小时入院。患者自述平时月经规律,经量中等,无痛经史,目前停经45天,人绒毛膜促性腺激素检查阳性。入院后经B超等检查,初步诊断为右侧输卵管妊娠。
　　请问:1. 什么是植入,正常植入应在何部位?
　　　　　2. 人绒毛膜促性腺激素由何结构分泌?

　　胚胎学是研究受精卵发育为胎儿的过程的科学。人体胚胎在母体子宫内的发育经历约266天。可分为两个时期:①胚期,受精开始至第8周末。至第8周末人胚初具人形。②胎期,受精后第9周至胎儿发育成熟的阶段。

第一节　生殖细胞的成熟

一、精子的获能

　　精子由睾丸精曲小管产生,进入附睾内贮存,在附睾上皮细胞分泌物的作用下进一步成熟,并获得较强的运动能力。精子进入女性生殖管道后,在女性生殖管道分泌物的作用下获得受精能力,此过程称**获能**。精子在女性的生殖管道内能存活1~3天,但受精能力仅能维持24小时左右。

二、卵子的成熟

　　卵巢排出的次级卵母细胞还尚未成熟,进入输卵管壶腹部若受精,完成第二次成熟分裂,成为成熟卵子;若未受精,则在排卵后12~24小时内退化。卵细胞的受精能力大约能维持12小时左右。

第二节 受精与卵裂

一、受精

（一）受精的定义和部位

精子和卵子结合为受精卵的过程称为**受精**。受精部位通常在输卵管壶腹部。

（二）受精的条件

成功受精需要具备以下条件：①男、女生殖管道必须畅通；②必须有足够的精子数量，如果每毫升精液内的精子数目低于 500 万个，受精的可能性极小；③精子的形态必须发育正常并获能，畸形精子数量不能超过 40%；④卵细胞发育正常且必须在排卵后 12 小时间内与精子相遇。

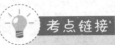

考点链接

受精的部位和条件

（三）受精的意义

1. 受精标志着新生命的开始。

2. 受精决定了新个体的性别。带有 Y 染色体的精子和卵细胞结合，则发育为男性胚胎；带有 X 染色体的精子与卵细胞结合，则发育为女性胚胎。

3. 受精使受精卵的染色体数目恢复到 46 条。其中 23 条来自父方，23 条来自母方，使新个体具有父母双方的遗传特性。

考点提示

受精的定义、部位及意义。

二、卵裂与胚泡

（一）卵裂

受精卵早期的细胞分裂称为**卵裂**（图 11-1）。卵裂产生的子细胞，称**卵裂球**。当卵裂球数目达 12 ～ 16 个时，形如桑椹，称为**桑椹胚**。在卵裂进行的同时，受精卵逐渐向子宫腔方向移动。

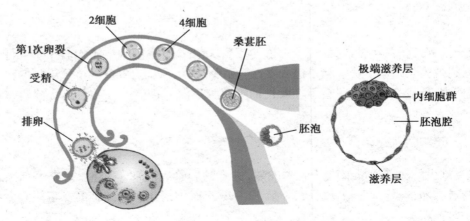

图 11-1　排卵、受精与卵裂过程及胚泡结构

（二）胚泡形成

桑椹胚进入子宫腔后继续分裂,当卵裂球增至 100 个左右时,形成囊泡状结构称**胚泡**。其内腔称**胚泡腔**,胚泡壁由一层扁平细胞构成,称**滋养层**,能吸收营养,供给胚胎的生长发育。在胚泡腔内的一侧有一团细胞,称**内细胞群**,将来发育成为胎儿。

第三节　植入与蜕膜

一、植入

（一）植入的定义

植入又称着床,是指胚泡逐渐埋入子宫内膜的过程。

（二）植入的时间

植入于受精后第 5 ~ 6 天开始,第 11 ~ 12 天完成。

（三）植入的部位

植入的部位通常在子宫体或子宫底。若植入在子宫颈附近并在此形成胎盘,称**前置胎盘**;若胚泡在子宫以外的部位植入,称为**宫外孕**,多发生于输卵管。

（四）植入的条件

正常植入须具备以下条件:①雌、孕激素分泌正常;②子宫内环境必须正常;③胚泡准时进入子宫腔;④子宫内膜发育阶段与胚泡发育同步。

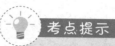

考点提示

植入的概念和部位

（五）植入的过程

植入时,胚泡周围的透明带完全消失,滋养层首先与子宫内膜接触,并分泌蛋白水解酶,将子宫内膜溶解出一个缺口,胚泡经此缺口逐渐埋入子宫内膜,当胚泡进入子宫内膜后,缺口修复,植入完成(图 11-2)。

二、蜕膜

植入后的子宫内膜称为**蜕膜**(图 11-2)。根据蜕膜与胚泡的位置关系,将其分为三个部分:①**基蜕膜**,又称底蜕膜,是位于胚泡深面的蜕膜,将来形成胎盘的母体部分。②**包蜕膜**,包被于胚泡表面的蜕膜。③**壁蜕膜**,是除基蜕膜和包蜕膜以外的子宫内膜。随着胚胎的发育,包蜕膜逐渐向子宫腔凸起,子宫腔逐渐变窄,最后包蜕膜与壁蜕膜相贴,子宫腔消失。

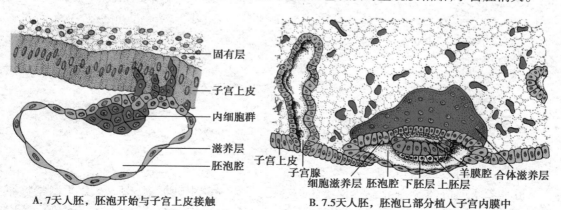

A. 7天人胚,胚泡开始与子宫上皮接触　　　B. 7.5天人胚,胚泡已部分植入子宫内膜中

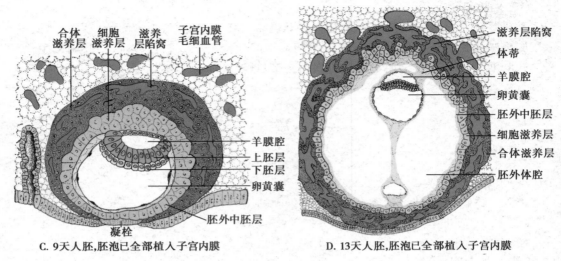

C. 9天人胚,胚泡已全部植入子宫内膜　　　　D. 13天人胚,胚泡已全部植入子宫内膜

图 11-2　植入过程示意图

第四节　三胚层的形成与分化

一、三胚层的形成

（一）二胚层胚盘的形成

受精后 1 周末,内细胞群细胞不断分裂增生,分化为两层细胞:邻近滋养层的一层高柱状细胞,称**上胚层**;靠近胚泡腔的一层立方形细胞,称**下胚层**。上、下胚层相贴形成圆盘状结构,称二胚层胚盘(图 11-3)。上胚层细胞增殖向背侧延伸成**羊膜上皮**,羊膜上皮与上胚层围成**羊膜腔**,内含羊水;下胚层的边缘细胞增殖,向腹侧生长、延伸形成**卵黄囊**。

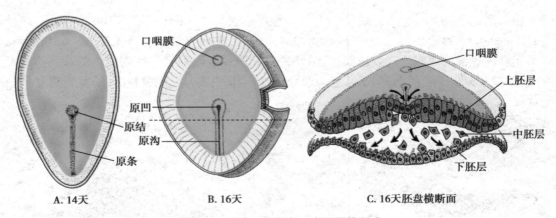

A. 14天　　　　　B. 16天　　　　　C. 16天胚盘横断面

图 11-3　胚盘,示原条、中胚层的形成

（二）三胚层胚盘的形成

胚胎第 3 周初,上胚层细胞迅速增生,并向胚盘一侧的中轴汇聚,形成一条细胞索称**原条**。原条一端细胞增殖迅速,形成**原结**。原结细胞迅速增殖形成条状的脊索。脊索继续增

生并向周围迁移,形成**中胚层**。此时的上胚层改称为**外胚层**,下胚层改称为**内胚层**,它们共同构成**三胚层胚盘**(图 11-3)。

二、三胚层的分化

在胚胎发育过程中,结构和功能相同的细胞,分裂增殖形成结构和功能不同的细胞,称**分化**。三胚层形成后,随即分化成为不同组织和器官的原基。其中外胚层分化为中枢神经系统、表皮等;中胚层分化为真皮、骨骼、肌组织,血管和血液、结缔组织及泌尿系统和生殖系统的主要器官;内胚层分化为消化系统等。

第 8 周末,胚体初具人形,各器官的原基已形成,可见四肢和眼、鼻、耳、口,但性别还不能分辨。以后的发育主要是器官组织的生长和进一步分化。

第五节 胎膜与胎盘

胎膜与胎盘是胚胎发育过程中的附属结构,对胚胎起保护、营养、呼吸和排泄作用;胎盘还有内分泌功能。

一、胎膜

胎膜包括绒毛膜、羊膜、卵黄囊、尿囊和脐带(图 11-4,5)。

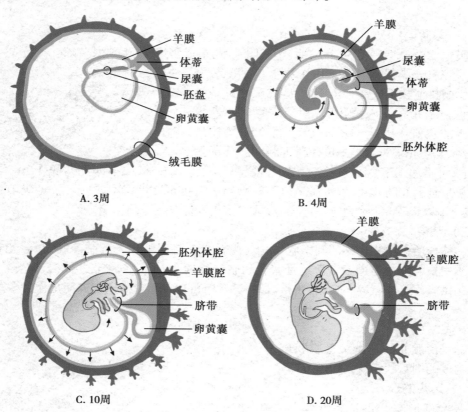

A. 3周

B. 4周

C. 10周

D. 20周

图 11-4 胎膜的演变

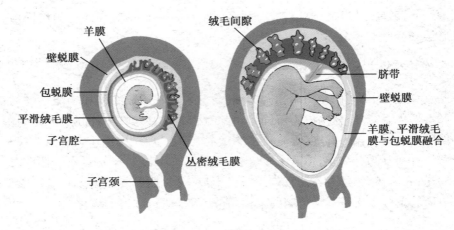

图 11-5　胎膜、蜕膜与胎盘的形成与变化示意图

（一）绒毛膜

绒毛膜由滋养层发育形成。胚泡植入后,滋养层迅速增殖,其中部分向外伸出形成绒毛,此时的滋养层改称绒毛膜。绒毛膜内富含血管,其内流动着胚胎血液;绒毛浸泡在胎盘的母体血液中,胚胎借绒毛从母体血吸收 O_2 和营养物质并排出代谢产物。

受精第 8 周后,靠近基蜕膜的绒毛膜,因营养丰富而生长茂密,称**丛密绒毛膜**,其将来形成胎盘的胎儿部分;包蜕膜处的绒毛膜,因营养不足而退化、消失,称**平滑绒毛膜**,其最终与羊膜融合。

（二）羊膜

羊膜主要由羊膜上皮构成,较薄,半透明,参与形成脐带、产生羊水。

羊膜腔内充满羊水。羊水由羊膜上皮细胞分泌物和胚胎的排泄物组成。羊水不断产生,又不断地被羊膜吸收和胎儿吞饮入消化管,使羊水得以不断更新。羊水的主要作用是:①保护胎儿,缓冲外力的压迫和震荡;②防止胎儿粘连;③有利于胎儿肢体的运动,促进其生长发育;④分娩时可扩展子宫颈和冲洗、润滑产道,有利于胎儿的娩出。

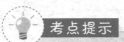

考点提示

羊水的作用及正常值

正常足月胎儿的羊水约为 1000ml。羊水超过 2000ml 称为羊水过多,常见于消化管闭锁、无脑儿;少于 500ml 称为羊水过少,常见于胎儿无肾或尿道闭锁等。

（三）脐带

系胚体与胎盘间相连接的圆索状结构。内含 2 条脐动脉和 1 条脐静脉,是胎儿和母体进行物质交换的唯一通道。正常足月胎儿的脐带长约 55cm。若**脐带过长**,容易缠绕胎儿,造成胎儿供氧不足或营养不良;若**脐带过短**,分娩时可造成胎盘早期剥离而出血过多。

二、胎盘

胎盘是由胎儿的丛密绒毛膜和母体子宫的基蜕膜共同构成的圆盘状结构(图 11-6)。

（一）胎盘的形态结构

1. 胎盘的形态　足月胎盘呈中央厚、边缘薄的圆盘状,直径约为 15～20cm,重约 500g。胎盘分母体

考点提示

胎盘的形态与功能;胎盘屏障的概念。

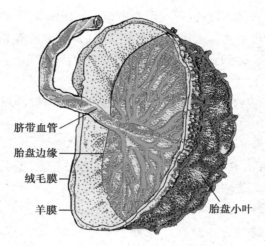

图 11-6 胎盘的外形模式图

面和胎儿面。**母体面**粗糙,其表面有子宫的基蜕膜覆盖;**胎儿面**因覆盖羊膜而较光滑,脐带附着于胎盘胎儿面的中央(图 11-6)。

2. 胎盘的结构 包括母体部分和胎儿部分(图 11-7)。

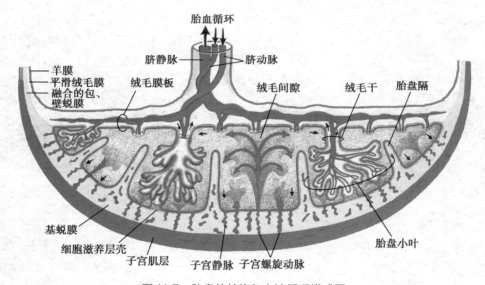

图 11-7 胎盘的结构与血液循环模式图

（1）母体部分:母体的基蜕膜相隔一定距离向绒毛间隙伸出的若干小隔,称**胎盘隔**,将胎盘母体面分隔成 15～30 个**胎盘小叶**,每个胎盘小叶含有 1～4 条绒毛干及其分支。母体的子宫螺旋动脉和小静脉穿过蜕膜开口于绒毛间隙,故间隙内充满母体血。

（2）胎儿部分:胎儿丛密绒毛膜发出 40～60 根绒毛干,每根绒毛干又发出许多细小绒毛浸泡于绒毛间隙的母血内。脐血管的分支沿绒毛干进入绒毛内,形成毛细血管,内含胎儿血。

（二）胎盘内的血液循环和胎盘屏障

1. 胎盘内的血液循环 胎盘内有母体和胎儿两套血液循环系统,两者的血液在各自的封闭管道内循环,互不混合,但可以进行物质交换。母体的血液经子宫螺旋动脉流入绒毛间隙,在此与绒毛毛细血管内的胎儿血进行物质交换后,再经子宫静脉流回母体;胎儿的静脉血经脐动脉及其分支流入绒毛毛细血管,与绒毛间隙内的母体血进行物质交换后,汇集入脐静脉回流到胎儿(图11-7)。

2. 胎盘屏障　胎儿血与母体血进行物质交换所通过的结构,称**胎盘屏障**或**胎盘膜**。

(三)胎盘的功能

1. 物质交换　胎儿通过胎盘从母血中获得 O_2 和营养物质,并排出 CO_2 和代谢产物。

2. 屏障作用　胎盘的屏障作用不完善,不能阻止部分细菌、病毒和药物通过,导致胎儿感染疾病。如孕妇患风疹、艾滋病、梅毒后,病原体可通过胎盘屏障引起胎儿感染、先天畸形甚至死亡。

3. 内分泌作用　胎盘的合体滋养层能分泌多种激素:①**人绒毛膜促性腺激素**,具有促进母体妊娠黄体发育,维持妊娠正常进行;还具有抑制母体对胎儿及胎盘的免疫排斥功能。受精后第2周末,母体血液中即出现人绒毛膜促性腺激素;第3周时,可在孕妇尿液中出现。检查孕妇血或尿中此类激素,可诊断早期妊娠。②**雌激素**和**孕激素**,于妊娠第4月开始分泌,逐渐替代黄体,继续维持妊娠。③**人胎盘催乳素**,促进母体乳腺及胎儿的生长发育。

知识链接

双胎与多胎

　　多胎指一次分娩出两个及以上胎儿的现象,称多胎。其中一次娩出两个胎儿的称双胎,又称孪生。双胎有同卵双胎、双卵双胎。出现同卵双胎的机制有:①一个受精卵发育成两个胚泡,各自发育成一个胎儿;②一个胚泡内出现两个内细胞群,各自发育成一个胎儿;③一个胚盘上出现两个原条和脊索,诱导形成两个神经管,各自发育成一个胎儿。

本章小结

　　本章主要介绍人体胚胎的早期发生及发育过程。包括生殖细胞的成熟、受精、胚泡发育、胚胎与母体的关系等。重点叙述了受精的概念、植入的部位和胎盘的结构与功能。

(赵　永)

目标测试

A1 型题

1. 人胚胎发育经历了约

　　A. 40 周　　　　B. 280 天　　　　C. 36 周　　　　D. 266 天　　　　E. 300 天

2. 受精卵植入后的子宫内膜称为

A. 真蜕膜　　B. 壁蜕膜　　C. 蜕膜　　D. 包蜕膜　　E. 底蜕膜

3. **不属于**胎儿附属结构的是

A. 胎盘　　B. 羊膜　　C. 脐带　　D. 子宫壁肌层　　E. 卵黄囊

4. 关于脐带的描述,**错误**的是

A. 为连接胎儿与胎盘的纽带　　　B. 脐带平均长度为 55cm

C. 脐带有 2 条动脉,1 条静脉　　　D. 脐带表面无羊膜覆盖

E. 脐带过长可缠绕胎儿颈部

实 验 指 导

实验 1　显微镜的构造和使用

【实验目的】

1. 认识显微镜的构造,了解其工作原理。

2. 掌握显微镜的操作使用,具有应用显微镜观察组织切片的能力。

3. 了解显微镜的保养。

4. 培养耐心细致及勤学好问的学习作风。

【实验的准备】

1. 器械　显微镜,维修工具等。

2. 物品　组织切片(如上皮组织、肝组织等)。

3. 环境　多媒体实验室,工作台等。

【实验学时】　2 学时。

【实验方法与结果】

(一) 实验方法及过程

1. 教师通过多媒体及实物演示显微镜的结构　普通光学显微镜由机械部分和光学部分构成(实验图 1-1)。

(1) 机械部分

1) 镜座:即底座。

2) 镜臂:为镜座后部向上伸出的部分,为显微镜的支柱。

3) 镜筒:位于镜臂前上方,其上端有目镜,下端有物镜转换盘。

4) 调焦螺旋:有大、小两种,位于镜臂上端或中部的两侧。大螺旋为粗调焦螺旋,转动时可使物镜与载物台之间的距离较快地接近或远离,从而粗略地调节焦距;小螺旋为细调焦螺旋,转动时可使物镜与载物台之间的距离产生细微变化,从而精细地调节焦距。

5) 物镜转换盘:位于镜筒下端,一般装有 4 个不同放大倍数的物镜。该盘可旋转以选择不同倍数的物镜头。

6) 载物台:位于镜臂中部前方。其中部有通光孔。载物台的上面有片夹,下方的左或右侧有可移动切片的推进螺旋。

(2) 光学部分

1) 反光镜:有平面和凹面两面,可转动以将光线反射到聚光器。一般用凹面镜。

2) 聚光器及光圈:位于载物台下方,可将反光镜反射的光聚集到切片和物镜上。其后部的左或右侧有可调节聚光器高度的升降螺旋,以调节视野的亮度。聚光器的下部有光圈,

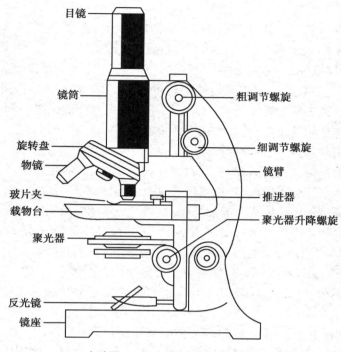

实验图 1-1 光学显微镜的构造图

其大小可调节光线的进入量。

3）物镜：装在物镜转换盘下面，一般有 4 种："4 倍"、"10 倍"为低倍镜，"40 倍"为高倍镜，"100 倍"为油镜。

4）目镜：装在镜筒上端，多为 10 倍。

显微镜放大倍数＝目镜的倍数×物镜的倍数

2. 教师现场演示显微镜的使用方法

（1）取镜与放置：一般用右手握镜臂，左手托住镜座，将镜从箱子里取出后平稳放置于身体前方稍偏左的桌面上，书本或图画本放于显微镜右侧。操作显微镜动作要轻揉。

（2）采光：①打开工作台上的工作灯。②上升聚光器至最高位，并打开光圈。③转动粗调焦螺旋，使载物台下降，稍远离物镜。转动物镜转换盘，将 4 倍的镜头换至镜筒下方。注意转到位时有卡住的感觉。④转动反光镜，使凹面镜对向光源，将光反射至物镜，以从目镜看到的视野均匀明亮为宜。

（3）低倍镜观察：①采光后，将切片的正面朝上，夹于载物台上，并使将要观察的组织移至圆孔中央。②转动粗调焦螺旋，使载物台上升，至物镜与切片距离 1cm 左右时，左眼从目镜观察，并缓慢转动粗调焦螺旋，使载物台下降，物镜逐渐远离切片，物像也渐显清晰，当焦距刚合适时，便可看清物像了。如不够清晰，可转动细调焦螺旋进行调节。③在 4 倍镜头看清的情况下，直接转动物镜转换盘，将 10 倍镜头转至镜筒下方，并轻转粗（细）调焦螺旋，便可看清物像了。

（4）高倍镜观察：在 10 倍镜头看清的情况下，将所要放大的结构移至视野中央，直接转动物镜转换盘，将 40 倍镜头转至镜筒下方，并轻转细调焦螺旋（禁用粗调焦螺旋），至看清物像。

特别提醒:①在 4 倍、10 倍、40 倍镜头下看清物像的焦距是不同的,4 倍镜头最远,约2.5cm,40 倍镜头最近,几乎紧贴切片。如不小心操作,极易压坏切片。②如需更换切片,应当先将物镜转至 4 倍镜头,再更换切片。每张切片都应从低倍镜开始观察。

(5)油镜的使用:①在低倍或高倍镜下将要进一步放大观察的结构移至视野中央。②下降载物台,将油镜头转至镜筒下方。③在切片将要观察的部位滴一滴香柏油。④上升载物台,使油镜头与香柏油接触,并尽量使镜头靠近切片,但又不触到切片。⑤转动细调焦螺旋,使镜头缓慢离开切片,直至看清物像。

特别提醒:①油镜的放大倍数较高,故对操作的要求更高,需高度集中注意力。②除油镜头外,其他镜头不能接触香柏油,以免弄脏普通镜头,影响观察。③油镜使用完毕后,小心将切片取出,先用擦镜纸将油镜头上的油擦掉,再用另一张擦镜纸沾一滴无水酒精或二甲苯将油迹擦净,最后再用干净的擦镜纸擦一次。取下的切片也应用无水酒精或二甲苯将油迹擦净。若其他镜头沾上了油,也可同法处理。

(6)显微镜的复原:将切片取出,然后将物镜两个最长的镜头转成"八"字形,上升载物台,使载物台抵住镜头,将反光镜竖起来,下降聚光器,使之轻轻压住反光镜,关闭光圈,即可将显微镜放回原处。

(7)显微镜的保养及使用注意事项:显微镜属精密仪器,需小心使用。①要轻拿轻放,非经老师许可,不要擅自拆卸。②擦拭镜头必须用专用的擦镜纸,不能用手触摸镜头或用嘴向镜头吹气。③使用油镜时,必须滴香柏油才能观看,普通镜头不能沾油。

3. 学生动手操作,老师现场指导。

4. 回顾小结,强调操作要领及注意事项。

(二)实验结果检测

1. 观察同学们的操作过程,了解各位同学的熟练程度。

2. 抽查部分同学的实验操作,以了解其熟练程度。

实验 2 基本组织观察

【实验目的】

1. 熟悉各类被覆上皮的形态特点,能辨认出各种上皮。

2. 熟悉疏松结缔组织的结构特点,能辨认出胶原纤维和弹性纤维。

3. 掌握各种血细胞的形态特点,能辨认出各种血细胞。

4. 熟悉各种肌组织的一般结构特点,能辨认出各种肌组织。

5. 熟悉神经元的一般结构特点。

6. 培养科学严谨的态度,独立完成实验过程及实验报告。

【实验的准备】

1. 器械 显微镜,维修工具等。

2. 物品 组织切片(单层柱状上皮、复层扁平上皮、疏松结缔组织、血涂片、骨骼肌纵横切片、多极神经元、单层扁平上皮、单层立方上皮、假复层纤毛柱状上皮、变移上皮、透明软骨、弹性软骨、心肌切片、平滑肌纵横切片、有髓神经纤维、运动终板等)。

3. 环境 多媒体实验室,工作台等。

【实验学时】 2 学时。

【实验方法与结果】

(一) 实验方法及过程

1. 教师通过多媒体或显微摄像系统,介绍学生自主观察部分的观察方法及要点。

(1) 单层柱状上皮(胆囊切片,HE 染色):肉眼观察,可见切片呈长条形,其染成紫蓝色的部分即是胆囊内表面的单层柱状上皮。低倍镜观察,可见胆囊壁的单层柱状上皮,排列整齐。选择典型的部位移至视野中央,换高倍镜观察。高倍镜观察,可见上皮呈柱状,边界较清楚,排列整齐,细胞质被染成粉红色,或较透亮,细胞核呈椭圆形,位于细胞的基底部,被染成深蓝色,排列亦较整齐,基膜为一条粉红色线。

(2) 复层扁平上皮(食管切片,HE 染色):肉眼观察,可见食管内表面一层紫蓝色结构即为食管的上皮。低倍镜观察,可见上皮由多层细胞紧密排列,与深部的结缔组织界线较清楚。高倍镜观察,可见上皮的表层为多层扁平细胞,排列似鱼鳞,细胞核为椭圆形;中间数层细胞呈多边形,细胞核呈圆形;紧靠基膜为一层立方形或矮柱状细胞,排列更紧密,细胞核呈圆形或椭圆形,染色较深。

(3) 疏松结缔组织(肠系膜撕片,HE 染色):肉眼观察,可见组织被染成紫红色,纤维杂乱排列,交织成网。选择较稀薄处用低倍镜观察。低倍镜观察,可见大量纤维交织成网,粗细不一。其中胶原纤维染成粉红色,粗细不等,有的呈波浪形;弹性纤维染成暗红色,较细,较直,似发丝。纤维间有细胞成分,但不易辨识各细胞类型。高倍镜观察,可识别部分细胞成分。成纤维细胞数量较多,多呈星形或梭形,附着于胶原纤维,细胞质被染成淡红色,可见有粗大的异染颗粒;巨噬细胞呈多边形或不规则形,有短突起,细胞核染色较深;浆细胞和肥大细胞等均较少见。

(4) 骨骼肌纵横切片(HE 染色):肉眼观察,可见组织内呈纤维状的为纵切面,呈点块状的为横切面。低倍镜观察,可见骨骼肌纵切面为纤维状,有横纹,细胞核染成紫蓝色,位于纤维的周边。高倍镜观察,可见肌纤维的横纹更清晰,明暗相间,细胞核紧贴肌膜深面;在横切面,可见肌纤维内有点状的肌原纤维,有的可见细胞核位于肌膜深面。

(5) 多极神经元(脊髓横切片,特殊染色):肉眼观察,可见组织为椭圆形,其中部颜色较深的部分为脊髓灰质,周围颜色较浅的部分为脊髓白质。选灰质用低倍镜观察。低倍镜观察,可见脊髓灰质呈"H"形或蝶形,其中央的椭圆形空白处为脊髓的中央管。在中央管的周围即可找到多极神经元,它是形态不一的有多突起的细胞,染成深黄色。选典型者换高倍镜观察。高倍镜观察,多极神经元形态多样,细胞核大而圆,位于细胞中央,染色较淡,可见核仁;细胞质内可见有小块状的物质,即为尼氏体;从细胞体发出有多个突起,但多为树突,偶见轴突。

(6) 血涂片(油镜):肉眼观察,血涂片为均匀的淡红色组织。4 倍镜头下观察,可见大量血细胞。在 10 倍镜头下观察,可分辨出红细胞和白细胞,红细胞无细胞核,白细胞有细胞核。但在 10 倍镜头下无法辨别各种白细胞的类型。高倍镜观察,红细胞呈圆形或卵圆形,其周边颜色较深,中部颜色较浅;中性粒细胞的细胞核呈杆状或分为 2~5 叶,细胞质呈淡红色;嗜酸性粒细胞比中性粒细胞稍大,细胞核呈杆状或分为 2 叶,细胞质呈鲜红色;嗜碱性粒细胞较少见,细胞核不太清楚,细胞质被染成紫蓝色;单核细胞体积较大,细胞核呈肾形、马蹄铁形或不规则形,染色较浅,细胞质较多,染色亦较淡;淋巴细胞较小,细胞核较大,几乎占据了细胞的全部,染色较深,细胞质少;血小板为三五成群的点块状结构,染成淡紫色。

油镜观察:按油镜的使用方法进行操作。在油镜下,可见各种血细胞的形态更为清晰,各种白细胞的细胞质能清晰辨认,如中性粒细胞的颗粒为细碎、均匀的淡紫红色,嗜酸性粒细胞的颗粒为粗大、均匀的鲜红色,嗜碱性粒细胞的颗粒为大小不一、分布不均的紫蓝色等。

为了避免香柏油污损非油镜头,影响以后的实验观察,建议在观察时,只能在高倍镜头或油镜头之间选一种进行观察。切不可在使用油镜头后,又换至高倍镜进行观察。

2. 学生自主观察,老师巡回指导并答疑。

3. 示教

(1) 单层扁平上皮(间皮,HE 染色)。

(2) 单层立方上皮(肾小管,HE 染色)。

(3) 假复层纤毛柱状上皮(气管切片,HE 染色)。

(4) 变移上皮(膀胱,HE 染色)。

(5) 透明软骨(气管软骨,HE 染色)。

(6) 弹性软骨(耳廓,醛复红染色)。

(7) 心肌切片(HE 染色)。

(8) 平滑肌纵横切片(小肠,HE 染色)。

(9) 有髓神经纤维(坐骨神经,HE 染色)。

(10) 运动终板(氯化金染色)。

4. 回顾小结,点拨各种组织的主要特点。

(二) 实验结果检测

1. 观察同学们的操作过程,了解各位同学的熟练程度。

2. 绘图

(1) 单层柱状上皮高倍镜图:要求标明细胞的游离面、基底面、细胞核和细胞质等。

(2) 多极神经元高倍镜图:要求标明神经元的细胞核、细胞质和突起等。

实验3 躯干骨及其连结

【实验目的】

1. 掌握脊柱的构成、连结和形态,胸廓的组成和形态。

2. 熟悉关节的基本结构和辅助结构。

3. 观察各部椎骨、骶骨、胸骨和肋的形态。

4. 了解骨的形态、分类及构造。

【实验学时】 2 学时。

【实验准备】

1. 物品 人体完整骨骼、全身散骨、脊柱、椎骨连结、胸廓和股骨剖面的标本及模型,脱钙骨及煅烧骨标本。

2. 器械 维修工具。

3. 环境 实验教室、工作台。

【实验方法与结果】

(一) 实验方法

1. 教师演示 观察骨骼标本的方法,骨的形态及构造、骨连结的方式;脊柱、胸廓形态和组成,椎骨的各种连接方式。在活体上扪辨第 7 颈椎棘突、胸骨角、肋弓等重要的体表标志。

2. 多媒体演示　播放躯干骨及其连结的实验教学录像。

3. 学生动手

（1）通过人体骨骼标本及模型,辨认各类骨的形态。借股骨纵切标本辨认骨的构造,长骨骨干及两端、骨髓腔和关节面。

（2）观察关节的基本结构,韧带、膝关节半月板等关节的辅助结构。

（3）观察脊柱的外形和组成,椎骨的组成及形态特点,椎间盘及各韧带的外形、位置和结构;胸廓的外形和组成,胸骨的组成和形态特点,肋的形态特点。扪辨第 7 颈椎棘突、胸骨角、肋弓等重要体表标志。

（二）实验结果

1. 学会观察（骨）标本的方法、辨清人体的方位和躯干骨标本的各方位。

2. 熟悉关节的基本结构和辅助结构,各部椎骨、骶骨、胸骨和肋的形态。

3. 掌握脊柱的构成、连结和形态,胸骨和胸廓的组成及形态。

4. 能在活体体表熟练扪辨第 7 颈椎棘突、胸骨角、肋弓等体表标志。

5. 了解骨的形态、分类及构造。

实验 4　颅骨及其连结

【实验目的】

1. 掌握颞下颌关节的组成及特点。

2. 熟悉颅的分部,颅各面观的形态结构特点及颅底主要的孔和裂。

3. 了解新生儿颅的特点及鼻旁窦。

【实验学时】　2 学时。

【实验准备】

1. 物品　整颅和分离颅骨的标本及模型,颅的水平切面和正中矢状切面标本及模型。新生儿颅标本和鼻旁窦标本。

2. 器械　探针或细铁丝。

3. 环境　实验教室。

【实验方法及结果】

（一）实验方法

1. 教师演示　颅的组成及部分颅骨的形态和位置。颅各面观的形态结构。用探针穿颅底主要的孔和裂。观察颞下颌关节的组成及特点。活体上扪辨翼点、下颌角、乳突、颧弓等重要体表标志。

2. 多媒体演示　播放颅骨及其连结的教学录像。

3. 学生动手

（1）观察颅骨的组成和颅各面观的形态特点,用探针或铁丝穿颅底主要的孔和裂。观察颞下颌关节的组成和特点。观察鼻旁窦的组成和位置,新生儿颅的特点。

（2）体会颞下颌关节的运动、扪辨翼点、下颌角、乳突、颧弓等颅骨的重要体表标志。

（二）实验结果

1. 掌握颅骨的组成、下颌骨的形态,颞下颌关节的构成与特点。

2. 分清面颅和脑颅。

3. 熟悉颅各面观的特点及颅底主要的孔和裂。

4. 了解鼻旁窦和新生儿颅的特点。

5. 能在活体扪辨翼点、下颌角、乳突和颧弓等体表标志。

实验 5　四肢骨及其连结

【实验目的】

1. 掌握以下关节的组成与特点:肩关节、肘关节、桡腕关节、髋关节、膝关节、距小腿关节;骨盆的组成和分部,男、女性骨盆的差异。

2. 熟悉上、下肢骨的组成和各骨的位置、形态。

【实验学时】　2 学时。

【实验准备】

物品　人体骨骼和全身散骨的标本及模型。肩关节、肘关节、髋关节、膝关节、桡腕关节、距小腿关节的标本及模型,男、女性骨盆标本及模型。

【实验方法及结果】

(一) 实验方法

1. 教师演示　上、下肢各骨的形态特点,骨盆的特点。在活体上扪辨肩胛骨下角、尺骨鹰嘴、髂嵴、髂前上棘等体表标志。肩关节、肘关节、桡腕关节、髋关节、膝关节、距小腿关节的组成和特点,示范四肢各关节的运动。

2. 多媒体演示　播放四肢骨及其连结教学录像。

3. 学生动手　观察上、下肢各骨的重要形态。四肢重要关节的组成和特点,自我体会四肢各主要关节的运动。观察骨盆的构成和特点,并比较男、女性骨盆的差异。

(二) 实验结果

1. 能辨清四肢各重要骨及其重要标志,并能借此熟练区分四肢的左、右侧。

2. 掌握四肢各重要关节的组成及特点,骨盆的构成及性别差异。

3. 熟练四肢各重要关节的各种运动形式。

实验 6　骨　骼　肌

【实验目的】

1. 掌握膈的位置、形态和功能。

2. 熟悉以下肌的位置和作用:胸锁乳突肌、斜方肌、背阔肌、竖脊肌、胸大肌、三角肌、肱二头肌、肱三头肌、臀大肌、梨状肌、股四头肌、缝匠肌、小腿三头肌。

3. 了解肌的分类、构造和辅助结构,腹前外侧壁各肌的位置、功能及形成的主要结构,腋窝、肘窝和腘窝,股三角。

【实验学时】　2 学时。

【实验准备】

1. 物品　全身肌和游离的四肢肌标本。

2. 器械　镊子。

3. 环境　实验教室。

【实验方法及结果】

（一）实验方法

1. 教师示教　肌的分类和构造,全身重要肌的位置,观察膈的位置及中心腱各个裂孔通过的结构。

2. 学生动手

（1）在全身肌标本上观察长肌、短肌、扁肌和轮匝肌的形态,辨认肌腹、肌腱和腱膜。辨认胸锁乳突肌、斜方肌、背阔肌、竖脊肌、胸大肌、前锯肌、肋间肌、三角肌、肱二头肌、肱三头肌、臀大肌、梨状肌、股四头肌、缝匠肌、小腿三头肌的位置和起止点,体会各肌的运动形式。

（2）观察各肌的位置,辨认腹直肌鞘,腹股沟管的位置、形态及其内外口。

（3）观察腋窝、肘窝和腘窝的境界。

（二）实验结果

1. 熟悉全身各部位重要的肌,能在活体指出以下重要肌的位置并体会其各种运动形式:胸锁乳突肌、三角肌、臀大肌、股四头肌、小腿三头肌。

2. 掌握膈的位置、三个裂孔及通过的结构。

3. 了解腹直肌鞘,腹股沟管的构成,腋窝、肘窝和腘窝境界。

实验 7　消化管和消化腺的组成、位置和形态

【实验目的】

1. 熟悉消化系统的组成,消化腺的位置、形态结构,肝的位置、形态和体表投影。胆囊的位置和形态,胆囊底的体表投影。

2. 辨认消化管各段的位置、形态结构和连通关系。

3. 了解胰的位置和形态;腹膜的配布,腹膜腔的构成,腹膜与脏器的关系、腹膜形成的主要结构。

【实验准备】

1. 物品　腹腔解剖标本,人体半身模型,消化腺和各段消化管的离体切开标本。消化系统概观、头颈部正中矢状面、各类牙、腹膜和男、女性盆正中矢状切面的标本或模型。肝离体标本。肝、胆、胰和十二指肠标本。

2. 器械　维修工具。

3. 环境　实验教室。

【实验方法和结果】

（一）实验方法

1. 教师演示

（1）在消化系统概观模型和人体半身模型上观察消化系统的组成及消化管各段的续连关系。

（2）在头颈部正中矢状切面标本或模型上,确认咽的位置、形态和分部,观察咽各部结构,寻认咽与鼻腔、中耳、口腔、喉腔和食管的连通关系。

（3）在标本上观察食管的位置、形态、分部及 3 个狭窄,测量食管的长度。确认胃的位置和毗邻,观察胃的形态、分部;辨认胃的黏膜、皱襞等结构。观察小肠的位置和分部。观察

十二指肠的分部及各部的位置,确认十二指肠与胰头的关系;辨认十二指肠大乳头和胆总管的开口。观察小肠袢的分布,空、回肠的位置。观察大肠的位置和分部。观察盲肠和阑尾的位置、形态和连通关系;结合活体确认阑尾根部体表投影的位置。观察结肠的位置、形态、表面的特征和连通关系。观察直肠的位置和弯曲,注意与直肠毗邻的器官性别差异;观察直肠横襞、肛柱、肛瓣、肛窦、齿状线的形态和肛门内、外括约肌的位置。

(4) 观察肝的位置、形态、结构和分部,辨认出入肝门的各种结构;观察胆囊的位置、形态和分部以及输胆管道的组成。活体上确认肝和胆囊底的体表投影。观察胰的位置、形态、分部,辨认胰头与十二指肠,胰管与胆总管的位置关系。

(5) 观察腹膜的配布和腹膜腔的形成;寻找肝镰状韧带和肝冠状韧带的位置;观察大、小网膜的位置、形态及网膜孔、网膜囊的位置;寻认肠系膜。确认直肠膀胱陷凹和直肠子宫陷凹、膀胱子宫陷凹。

2. 多媒体演示　播放消化管和消化腺的教学录像。

3. 学生动手

(1) 在消化系统概观模型和人体半身模型上观察消化系统的组成及上消化管各段的续连关系。

(2) 在活体对镜自查或互查,观察口腔的形态和口腔内的舌、牙等结构。

(3) 在头颈部正中矢状切面标本或模型上,确认咽的位置、形态和分部,观察咽各部结构,寻认咽与鼻腔、中耳、口腔、喉腔和食管的连通关系。

(4) 观察食管的位置、形态、分部及 3 个狭窄,测量食管的长度。

(5) 确认胃的位置和毗邻,观察胃的形态、分部;辨认胃的黏膜、皱襞等结构。

(6) 小肠:在腹腔解剖标本上,观察小肠的位置和分部。观察十二指肠的分部及各部的位置,确认十二指肠与胰头的关系;辨认十二指肠大乳头和胆总管的开口。观察小肠袢的分布,空、回肠的位置。

(7) 大肠:在腹腔解剖标本上,观察大肠的位置和分部。观察盲肠和阑尾的位置、形态和连通关系;结合活体确认阑尾根部体表投影的位置。观察结肠的位置、形态、表面的特征和连通关系。观察直肠的位置和弯曲,注意与直肠毗邻的器官性别差异;观察直肠横襞、肛柱、肛瓣、肛窦、齿状线的形态和肛门内、外括约肌的位置。

(8) 肝:观察肝的位置、形态、结构和分部,辨认出入肝门的各种结构;观察胆囊的位置、形态和分部以及输胆管道的组成。活体上确认肝和胆囊底的体表投影。

(9) 胰:观察胰的位置、形态、分部,辨认胰头与十二指肠,胰管与胆总管的位置关系。

(10) 腹膜:观察腹膜的配布和腹膜腔的形成;寻找肝镰状韧带和肝冠状韧带的位置;观察大、小网膜的位置、形态及网膜孔、网膜囊的位置;寻认肠系膜。确认直肠膀胱陷凹和直肠子宫陷凹、膀胱子宫陷凹。

(二) 实验结果

1. 熟悉消化管的组成,能熟练辨认各段消化管的位置和续连关系。

2. 掌握咽、食管、胃、大肠的形态结构特征以及肝和胆囊底的体表头投影位置。

3. 了解胰的位置和形态;腹膜的配布,腹膜腔的构成,腹膜与脏器的关系、腹膜形成的主要结构。

实验 8　消化系统的微细结构

【实验目的】

1. 了解消化管的基本微细结构。

2. 观察消化管各段黏膜的结构特点。

3. 辨认肝小叶和肝门管区的微细结构。

【实验准备】

1. 物品　食管切片、胃底切片、空肠或回肠切片、肝切片。

2. 器械　维修工具。

【实验方法和结果】

（一）实验方法

1. 教师演示　食管切片（HE 染色）、胃底切片（HE 染色）、空肠或回肠切片、肝切片。

2. 多媒体演示。

3. 学生动手

（1）食管切片：肉眼观察食管管腔形态，大体辨认食管壁的 4 层结构。低倍镜分辨食管管壁的黏膜、黏膜下层、肌层和外膜 4 层结构，观察各层的结构特点。

（2）胃底切片：肉眼分辨胃壁的四层结构。低倍镜下观察、辨认胃壁的 4 层结构，重点观察黏膜，辨认胃小凹、单层柱状上皮，固有层内大量的胃底腺。高倍镜观察胃底腺，辨认主、壁细胞并观察其形态结构。

（3）空肠或回肠切片：肉眼观察小肠壁的 4 层结构。低倍镜观察 4 层的结构特点，黏膜表面的绒毛、固有层内的肠腺和淋巴组织、黏膜下层、肌层和外膜。高倍镜观察绒毛：表面的单层柱状上皮细胞、杯状细胞、纹状缘，中央固有层内毛细血管、平滑肌和中央乳糜管。

（4）肝切片：肉眼分辨肝被膜和肝实质。低倍镜观察肝的被膜和肝小叶，辨认肝小叶中的中央静脉、肝索、肝血窦。高倍镜下选择典型的肝小叶和肝门管区观察肝小叶内的中央静脉、肝索、肝细胞、肝血窦。观察肝门管区内的结缔组织，区分其中的小叶间胆管、小叶间动脉管腔和小叶间静脉。

（二）实验结果

1. 具有熟练使用显微镜的能力。

2. 能按要求找到要观察的结构层次和细胞等。

3. 能在显微镜下熟练分辨各段消化管壁的 4 层结构。

4. 了解显微镜下胃壁黏膜层的特点，小肠壁黏膜的特殊结构，会辨认肝小叶内的各结构和门管区内的三种管道。

实验 9　呼 吸 系 统

【实验目的】

1. 熟悉呼吸系统的组成。

2. 熟悉胸膜的分布、胸膜腔的概念、肋膈隐窝的位置。

3. 掌握气管和左、右主支气管的位置、形态特征。

4. 掌握肺的位置和形态。

5. 掌握肺及胸膜下界的体表投影。

6. 了解纵隔的境界和内容。

【实验的准备】

1. 物品

（1）呼吸系统离体标本或模型。

（2）喉软骨模型,喉连气管与主支气管树标本或模型。

（3）头颈部正中矢状切面标本或模型。

（4）鼻窦标本或模型。

（5）左、右肺标本或模型。

（6）胸腹腔前壁剖开标本或模型。

（7）纵隔标本或模型。

2. 环境 解剖实验室。

【实验学时】 1 学时。

【实验方法与结果】

（一）实验方法

1. 在呼吸系统离体标本和在头颈部正中矢状切面标本或模型上,观察呼吸系统的组成,注意各器官之间的连通关系。

2. 鼻 在活体上相互观察鼻根、鼻背、鼻尖、鼻翼及鼻孔。在头颈部正中矢状切面标本或模型上,观察鼻腔的位置、分部及交通,辨认鼻窦的位置及开口部位。

3. 喉 在喉软骨标本或模型上,观察各喉软骨的位置、形态及其连结。在活体上观察喉的位置及吞咽时喉的运动。在喉标本或模型上,辨认前庭襞、声襞的位置,确认声门裂是喉腔的最狭窄处。

4. 气管及主支气管 在气管与主支气管标本上,观察比较左、右主气管的形态差异,并在活体上确认气管切开的常用部位。

5. 肺 在肺标本或模型上,观察肺的形态、斜裂、水平裂及其分叶。比较左、右肺的形态差异,辨认出入肺门的主要结构,注意肺尖与锁骨、肺底与膈的位置关系,确认左肺心切迹的位置及形态。

6. 胸膜与纵隔 在胸腔前壁剖开标本上,观察胸膜的分部和壁胸膜各部的转折移行关系,确认肋膈隐窝的位置,了解其临床意义。比较胸膜下界与肺下界的位置关系,对照胸腹腔前壁剖开标本并结合活体确认肺下缘和胸膜下界的体表投影。在纵隔模型上,观察纵隔的境界及分部。

7. 对照标本,在活体上触摸喉结、环状软骨弓和气管颈部。

（二）实验结果

1. 具有观察标本和模型,辨认器官形态结构的能力。

2. 结合对标本或模型器官形态结构的认识,能准确在活体上触摸体表标志。

实验 10　气管、肺微细结构

【实验目的】

1. 在显微镜下学会辨认气管的微细结构。
2. 在显微镜下学会辨认肺的微细结构。

【实验的准备】

1. 物品　显微镜　组织切片。
2. 器械　维修工具。
3. 环境　多媒体教室,工作台。

【实验学时】　1 学时。

【实验方法与结果】

(一) 实验方法

1. 教师演示　气管横切片(HE 染色)。

(1) 肉眼观察:标本呈环形,凹面为气管黏膜,管壁内浅蓝色呈"C"的部分为透明软骨。

(2) 低倍镜观察:靠近管腔呈淡紫红色的区域为黏膜层。黏膜层与软骨之间淡红色的区域为黏膜下层。软骨及外周的结缔组织和平滑肌等结构为外膜。

(3) 高倍镜观察:①黏膜层:上皮为假复层纤毛柱状上皮,染成淡紫红色,纤毛清晰,上皮内夹有杯状细胞。靠近上皮外周染成粉红色的部分为固有层。②黏膜下层:为疏松结缔组织,内有许多腺体和血管的切面。此层与固有层无明显分界。③外膜:由透明软骨和结缔组织构成。软骨缺口处可见平滑肌肌束和结缔组织。

2. 学生动手操作　肺切片(HE 染色)。

(1) 肉眼观察:结构疏松呈蜂窝状,其中大小不等的管腔为血管和支气管的断面。

(2) 低倍镜观察:可见视野中有许多染色较深、大小不等、形态不规则的泡状结构,为肺泡的断面。肺泡之间的结缔组织为肺泡隔。在肺泡间可见一些细小的支气管断面。细支气管管腔小,管壁内已无软骨;呼吸性支气管管壁不完整,与肺泡和肺泡管相连。

(3) 高倍镜观察:细支气管管壁无软骨,上皮为单层柱状上皮,上皮外周可见一薄层环形平滑肌。呼吸性支气管管壁不完整,管腔与肺泡管相通,上皮为单层立方上皮,上皮外周有少量结缔组织和平滑肌。肺泡管连通由许多肺泡构成的肺泡囊;肺泡壁极薄,上皮细胞不明显;肺泡隔中可见许多毛细血管断面及少量形态不规则的巨噬细胞或尘细胞。

(二) 实验结果

1. 具有使用显微镜的技能。
2. 具有应用显微镜观察组织切片能力。

实验 11　泌尿系统

【实验目的】

1. 掌握肾、输尿管、膀胱的形态与位置;输尿管的狭窄与女性尿道的特点。
2. 熟悉肾的被膜与微细结构;输尿管的分部;膀胱的分部与膀胱三角位置。
3. 了解肾、膀胱与女性尿道的毗邻;输尿管、膀胱的微细结构。

4. 培养爱护实验物品、尊重标本的良好品质。

【实验准备】

1. 物品　男(或女)性尸体,男、女性泌尿生殖系统概观离体标本与模型,腹后壁泌尿系器官标本与模型,肾冠状剖面标本与模型,腹腔水平切面与矢状切面(示肾被膜)模型,肾内血管铸型标本,离体膀胱(示膀胱三角)标本与模型,男、女性盆腔正中矢状切面标本与模型;肾、输尿管、膀胱组织切片(HE 染色),显微镜;泌尿系统实验教学录像。

2. 器械　维修工具。

3. 环境　实验教室,工作台。

【实验学时】　2 学时。

【实验方法与结果】

(一) 实验方法

1. 多媒体演示　播放泌尿系统的实验教学录像,帮助认识泌尿系统的器官解剖学与组织学结构。

2. 教师演示　取男、女性泌尿系统概观标本或模型,展示泌尿系统的器官组成与相互连接关系。取腹后壁上泌尿系器官的标本或模型展示其位置与形态,指导认识肾区、输尿管的狭窄等。用男、女性盆腔正中矢状切面标本或模型指示膀胱形态及男、女性尿道,认识女性尿道特点。在腹腔水平切面与矢状切面(示肾被膜)标本或模型上指出肾切面结构、三层被膜及层次关系。用膀胱标本或模型指出膀胱三角位置。简单展示肾内血管铸型标本。

利用多媒体演示系统,在肾组织切片中查找肾小管的近端小管、细段、远端小管三段,以及肾小体的血管球、肾小囊两部分。示教致密斑、球旁细胞、膀胱与输尿管壁的黏膜、肌层、外膜三层组织结构。

3. 学生动手操作　利用泌尿系统各个大体解剖标本或模型、组织切片进行观察。

(1) 肾:在腹后壁上泌尿系器官和离体肾的标本或模型上观察肾位置和形态,同时比较左、右肾的位置差异、与第 12 肋的位置关系。观察肾门的位置、出入肾门的结构成分、肾盂与输尿管的移行关系。确定肾区的位置,肾区与竖脊肌、第十二肋的位置关系。观察肾的被膜、与毗邻器官的位置关系。

在肾的剖面标本或模型上,识别肾皮质与肾髓质的位置与构造。观察肾窦及其内容物,注意肾小盏、肾大盏与肾盂的相互关系。

(2) 输尿管:在男、女性泌尿系统概观或腹后壁上泌尿系器官的标本或模型上,观察尿道的行程与狭窄部位。

(3) 膀胱:在男、女性泌尿系统概观和男、女性盆腔正中矢状切面标本或模型观察膀胱的形态、位置与后方毗邻。通过切开的膀胱离体标本上,观察输尿管间襞、输尿管口、尿道内口与膀胱三角。注意膀胱三角的黏膜特点。

(4) 女性尿道:利用女性盆腔正中矢状切面标本或模型,注意观察女性尿道的特点,认识其毗邻。

(5) 肾组织切片:①肉眼观察:染色较深(深红色)的部分是皮质,其中可见分散分布的点状结构即肾小体;染色较浅的部分是髓质。②低倍镜观察:肾表面是结缔组织构成的薄层被膜。皮质内分散的圆形结构是血管球,其周围的微小弧形间隙是肾小囊腔,有时可见入球微动脉和出球微动脉。分布于肾小体周围的密集管腔,染色深红的是近端小管;染色较浅的为远端小管。在髓质区域,以各种管腔切面为主,包括近端小管、远端小管与细段、集合管等,无肾小体。③高倍镜观察:肾血管球的毛细血管壁较难辨认,但可见清晰的椭圆形细胞核,被染成紫蓝色。肾小囊的脏层不易与毛细血管壁区分,壁层由单层扁平上皮构成。近端小管染色深红,管腔小而不规则;细胞呈锥体形、分界不清,核圆,靠近基底部,游离面有刷状缘。远端小管染色浅红,管腔较大而规则;细胞呈立方形、分界清楚,核圆,在细胞中央,无刷状缘。细段染成淡红色,管壁为单层扁平上皮,管腔小而圆。集合管上皮的细胞可有立方形或矮柱状,分界清楚,核圆居中,管腔大。

（6）示教:致密斑、球旁细胞、膀胱与输尿管壁组织结构。

（二）实验结果

1. 掌握泌尿系统各器官的位置,能够在尸体或标本上查找到各器官与肾区、输尿管的狭窄、膀胱三角等部位。在标本或模型上指出肾与膀胱的形态与分部、女性尿道的特点。

2. 了解肾血管分支概况。

3. 具有应用显微镜观察组织切片的能力。

4. 学会使用显微镜观察与查找肾单位的技能。认识输尿管、膀胱壁的组织结构层次。

实验 12　男女生殖器官

【实验目的】

1. 掌握男、女生殖系统的组成。

2. 熟悉男、女性生殖器官的位置、形态及其结构。

3. 了解会阴的结构及分部。

【实验准备】

1. 物品　男、女性骨盆正中矢状切面标本;男性生殖系统标本;女性内生殖器标本;女阴标本;女性乳房和会阴标本。

2. 器械　常用手术器械。

3. 环境　多媒体教室,工作台。

【实验学时】　1 学时。

【实验方法与结果】

（一）实验方法

1. 教师演示。

2. 多媒体演示。

3. 学生观察标本:观察睾丸和附睾的位置形态,睾丸鞘膜的结构和鞘膜腔的构成;输精管的起始、行程和分部,并触摸输精管的硬度;精囊腺的位置和形态;射精管的构成和开口部位;前列腺的位置、形态及其与周围器官的毗邻关系;阴茎的构造及 3 条海绵体的形态和位置关系;阴囊的构造和内容;男性尿道的起始、行程和分部;卵巢的位置、形态以及其与子宫阔韧带的关系;输卵管的分部以及各部的形态特点;子宫的位置、形态、分部、毗邻以及固定子宫的韧带;阴道的位置、毗邻,了解阴道穹的构成以及与子宫直肠陷凹的位置关系;女阴的各部结构,注意区分尿道口与阴道口的位置;乳房的结构,注意输乳管和乳腺小叶的排列方向;会阴的范围,区分尿生殖区和肛区,查看通过二者的结构。

（二）实验结果

1. 掌握生殖系统的组成及各器官的位置形态等。

2. 具有应用生殖系统的知识解释常见的生活和临床现象的能力。

实验 13　睾丸和卵巢的微细结构

【实验目的】

1. 掌握睾丸的微细结构特点。

2. 掌握卵巢的微细结构特点。

3. 了解子宫的微细结构特点。

【实验准备】

1. 物品　睾丸切片(HE 染色)；卵巢切片(HE 染色)；子宫切片(增生期 HE 染色)。

2. 器械　显微镜。

3. 环境　多媒体教室，工作台。

【实验学时】　1 学时。

【实验方法与结果】

（一）实验方法

1. 教师演示。

2. 多媒体演示。

3. 学生借助显微镜观察切片。

（1）睾丸切片(HE 染色)

肉眼观察：圆形或椭圆形的组织是睾丸，周边的红色带状区域是睾丸白膜；睾丸旁的小块状组织是附睾。

低倍镜观察：可见实质内弯曲的精曲小管被切成许多横断面，小管之间的结缔组织为睾丸间质。

高倍镜观察：精曲小管腔小壁厚，管壁有许多不同发育阶段的生精细胞。紧靠基膜的是一些体积较小，细胞核呈圆形，染色较深精原细胞。精原细胞的管腔面可见初级精母细胞和次级精母细胞；初级精母细胞体积较大，细胞核也大，核内染色体呈粗线状。次级精母细胞外形略小，存在时间较短，切片中不易找到。最内层是精子细胞，数量较多，体积较小，胞质染色稍淡，细胞核圆形，染色较深。精曲小管的管腔内可看到许多精子，头部呈点状，染色极深，尾部多被切断。

在生精细胞之间，有单个或成群存在，外形呈圆形或多边形的睾丸间质细胞。间质细胞体积较大，胞质染成淡粉色，细胞核大而圆，染色较浅。

（2）卵巢切片(HE 染色)

肉眼观察：呈卵圆形，皮质内可见大小不同的空泡，为发育不同阶段的卵泡。

低倍镜观察：卵巢皮质位于卵巢的周围部，其内有发育不同阶段的卵泡；卵巢的髓质位于中央部，由疏松结缔组织构成。皮质浅层是大量的原始卵泡，其中央有一个大而圆的卵母细胞，染色较浅；卵母细胞周围包绕一层扁平的卵泡细胞。深层可见许多生长卵泡，大小不一，结构有所差异。卵母细胞体积较大，周围出现嗜酸性的透明带；卵泡细胞体积较大，呈立方形，可排列成单层或多层；卵泡细胞之间出现大小不一的卵泡腔；靠近卵母细胞的一层卵泡细胞呈高柱状，形成放射冠；卵泡周围的结缔组织逐渐形成卵泡膜。成熟卵泡与晚期的生长卵泡相似，体积更大，由于取材的原因，切片中不易看到。

高倍镜观察:选择一个比较典型的生长卵泡,在高倍镜下进一步观察其各部结构。

（3）子宫(HE 染色)

肉眼观察:子宫壁厚,染成蓝紫色的是子宫内膜;染成红色的是子宫肌层。

低倍镜观察:由子宫内膜向外膜逐层观察。①子宫内膜:浅层为单层柱状上皮,染成淡紫色。深层为固有层,可见有许多由单层柱状上皮构成的子宫腺和许多螺旋小动脉。②子宫肌层:子宫的肌层很厚,为平滑肌,层次不明显,肌层之间含有许多血管。③子宫外膜:浅层为单层扁平上皮(间皮),深层为结缔组织。

（二）实验结果

1. 具有使用显微镜观察组织切片能力。

2. 熟悉睾丸和卵巢的微细结构。

实验 14　心的位置、外形、传导系和
血管;心及血管的微细结构

【实验目的】

1. 熟练掌握心的位置、外形、心腔的结构和心的体表投影。

2. 熟悉冠状动脉的起始、行径及分支分布,分布到结肠的动脉及其来源。

3. 了解心传导系的位置和心及血管的微细结构。

【实验的准备】

1. 胸腔标本(十字形切开心包)。

2. 完整的离体心标本及心放大模型。

3. 切开心房、心室的离体心标本及模型。

4. 心的血管标本及模型。

5. 示心传导系的牛心标本及模型。

6. 中动脉、中静脉横切片(HE 染色)。

7. 大动脉横切片(HE 染色)。

8. 心脏切片(HE 染色)。

【实验学时】　2 学时。

【实验方法与结果】

（一）心的位置、外形、传导系和血管

1. 心的位置、外形及毗邻　在胸腔的解剖标本上,观察心的位置,注意心的长轴与正中矢状切面的关系,辨认心的毗邻关系。在离体心标本上,观察心尖、心底、左右下三缘、胸肋面、膈面的形态及构成,辨认心表面的冠状沟、前后室间沟和房间沟,注意它们与心房和心室的关系。

2. 心腔的结构　取切开心房、心室的离体心标本及模型观察:

（1）右心房:观察右心耳的外形和其内面的梳状肌。辨认上、下腔静脉口和右房室口。在右房室口与下腔静脉口之间寻找冠状窦口。在房间隔的下部寻找卵圆窝,观察其形态并联想其形成的原因。

（2）右心室:在右房室口的周缘,观察右房室瓣的形态以及三尖瓣与腱索、乳头肌之间的连结关系。在右房室口的前方寻找肺动脉口,观察肺动脉瓣的形态和开口方向。

（3）左心房:观察左心耳的位置及其内面的梳状肌,辨认肺静脉口和左房室口。

（4）左心室：在左房室口处，观察左房室瓣的形态以及二尖瓣与腱索、乳头肌之间的连结关系。在左房室口的前内寻找主动脉口，观察主动脉瓣的形态及开口方向，确认二尖瓣。比较心房壁和心室壁以及左、右心室壁的厚度。

3. 心传导系　在人心标本上不易辨认，可借助牛心标本或模型指出心传导系的位置及其走行。

4. 心的血管　在心的血管标本上，观察左、右冠状动脉的起始，并追踪观察其行程、分支分布。在冠状沟的后部确认冠状窦，观察其形态、注入部位以及接受的属支。注意心大、中、小静脉与动脉的伴行关系。

5. 在活体胸前壁上画出心的体表投影，并确认心尖的搏动部位。

（二）心及血管的微细结构

1. 心　在心壁的组织切片上，由内向外依次确认心内膜、心肌膜和心外膜。①心内膜，较薄，内表面为内皮，内皮深面为染色较深的结缔组织构成的内皮下层，在其深面可见不同切面的浦肯野纤维。②心肌膜，最厚，主要由心肌纤维构成，可见其各种切面。肌纤维间有少量结缔组织和丰富的毛细血管。③心外膜，为浆膜，其表面为间皮，间皮深面有少量结缔组织构成。

2. 中动脉　①肉眼观察，其管腔小而圆，壁厚者为中动脉；管腔大形状不规则，且壁薄者为中静脉。②低倍观察，由管腔面内向外依次为内膜、中膜和外膜，3 层分层明显。内膜很薄，中膜最厚，主要由数十层环行平滑肌构成，肌纤维间夹有少量胶原纤维、弹性纤维。外膜稍薄，由疏松结缔组织构成。

3. 中静脉　也分为内膜、中膜和外膜 3 层，但 3 层结构不如中动脉界限明显，低倍观察，呈粉红色的外膜占大部分，中膜较薄，内膜难以分辨，外膜由疏松结缔组织构成，但比中膜厚。

4. 大动脉　可内膜、中膜和外膜 3 层分层明显。内膜较薄，色浅；中膜最厚，着色深，由数十层弹性膜和夹在其间的少量平滑肌纤维、胶原纤维、弹性纤维构成，弹性膜呈粉红色波浪形线条。外膜为结缔组织。

实验 15　体循环的动脉

【实验目的】

1. 熟练掌握体循环主要动脉的起始、行径、及分支分布。

2. 熟练颈总动脉、面动脉、颞浅动脉、肱动脉、桡动脉、股动脉和足背动脉的搏动部位及压迫止血点。

3. 熟悉上、下肢动脉的走行。

4. 了解腹腔脏器的动脉来源。

【实验的准备】

1. 胸腔解剖标本。

2. 躯干后壁的动脉标本。

3. 头颈和上肢的动脉标本。

4. 躯干的动脉标本。

5. 盆部及下肢的动脉标本。

【实验学时】　2 学时。

【实验方法与结果】

1. 肺循环的血管　在胸腔解剖标本上,观察肺动脉干的起始、行径及左、右肺动静脉的行程。确认动脉韧带及主动脉弓的三大分支。

2. 头颈部的动脉　在头颈和上肢的动脉标本以及躯干的动脉标本上,观察左、右颈总动脉的起始、行径和分支。确认颈动脉窦和颈动脉小球。观察颈内动脉和颈外动脉的行径,确认颈外动脉的各主要分支,并了解其行径和分布。结合标本,在活体上找出面动脉和颞浅动脉的压迫止血点。

3. 锁骨下动脉和上肢的动脉　在头颈和上肢动脉标本上,观察左、右锁骨下动脉的起始和行径以及重要分支的行径和分布,辨认上肢动脉干的分支分布,对照标本,在活体上触摸肱动脉和桡动脉的搏动部位,确定肱动脉的压迫止血点和测量血压时肱动脉的听诊部位。

4. 胸部的动脉　在躯干后壁的动脉标本上,观察肋间后动脉在肋间隙内的走行及分支分布。

5. 腹部的动脉　在躯干的动脉标本和腹后壁的动脉标本上,观察腹腔干、肠系膜上下动脉的起始、分支及分布,总结分布到胃和结肠的动脉及其来源的。辨认肾动脉、肾上腺中动脉和睾丸动脉的起始、行程及分布。

6. 盆部和下肢的动脉　在盆部和下肢的动脉标本上,观察髂总动脉的位置及其终支以及髂内动脉的行径和重要分支分布,注意子宫动脉与输尿管的位置关系。确认下肢动脉干的分支分布。在活体上触摸股动脉和足背动脉的搏动部位,确定股动脉和足背动脉的压迫止血点,说出股动脉穿刺术的部位。

实验 16　体循环的静脉血管和淋巴系

【实验目的】

1. 熟练掌握全身主要浅静脉的起始、行径及注入部位,肝门静脉的组成、主要属支和收集范围,脾的位置和形态。

2. 熟悉上、下腔静脉的组成和主要属支及收集范围,胸导管的起始、行径及注入部位,右淋巴管的注入部位。

3. 了解胸腺的位置和人体各部主要淋巴结的位置及收集范围。

【实验的准备】

1. 全身浅层解剖标本及活体。

2. 头颈部及胸腹腔后壁的腹膜外器官解剖标本。

3. 腹腔解剖标本。

4. 肝、脾的离体标本。

5. 肝门静脉与上、下腔静脉系的吻合模型。

【实验学时】　2 学时。

【实验方法与结果】

1. 全身浅静脉及浅淋巴结群　在全身浅层解剖标本上,从头部逐步向下肢观察浅静脉及浅淋巴结。先在面部观察面静脉、颞浅静脉的起始、行径及注入部位,指出危险三角的范围。再观察颈外静脉及周围分布的颈外侧浅淋巴结的形态及数目。辨认上肢浅静脉手背静脉网、头静脉、贵要静脉及肘正中静脉的位置、行径及注入部位。观察肘淋巴结及腋淋巴结。

再观察辨认下肢的足背静脉弓,大隐静脉及小隐静脉起始,行走部位,注意大隐静脉与内踝的位置关系。各自在身上触摸确定颈外侧浅淋巴结、锁骨上淋巴结、腋淋巴结的情况。

2. 上、下腔静脉干及主要属支的位置、注入部位和颈部淋巴结及淋巴导管的注入部位 在胸腹腔后壁胸腹膜外器官解剖标本及头颈解剖标本上,于胸腔升主动脉右侧观察上腔静脉及属支左、右头臂静脉,比较两者的长短。在上腔静脉注入右心房之前的上后方,寻找奇静脉注入部位,并沿奇静脉追寻右升腰静脉及肋间后静脉。沿头臂静脉向上追踪颈内静脉及锁骨下静脉汇合处,仔细查找观看胸导管和右淋巴导管的粗细及注入静脉角的部位。在颈内静脉周围辨认颈外侧深淋巴结(锁骨上淋巴结),再在头颈交界处观察下颌下淋巴结及颏下淋巴结。

在腹后壁观察腹主动脉左侧的下腔静脉的位置、形态,穿膈肌腔静脉孔的情况,沿下腔静脉向下察看髂总静脉和髂内、外静脉;向两侧寻找确认成对的肾静脉、肾上腺静脉、睾丸静脉(或卵巢静脉),比较左、右肾静脉的长短及左、右睾丸静脉(或卵巢静脉)注入的部位。

3. 乳糜池和胸导管 在胸腹腔后壁解剖标本上,在膈的主动脉裂孔稍下方,寻找确认乳糜池的大小及注入的左、右腰干和肠干。向上寻找胸导管行径及注入左静脉角的情况。还可在腹主动脉及下腔静脉周围观察腰淋巴结形态。在腹腔干、肠系膜上动脉和肠系膜下动脉根部,寻找同名淋巴结。

4. 肝和脾的位置以及肝门静脉的主要属支 在腹腔解剖标本上,先观察肝、脾的位置,在肝门处观察组成肝门静脉的两大属支脾静脉和肠系膜上静脉,再查找肠系膜下静脉注入的部位。

5. 肝静脉及脾的形态 在肝和脾的离体标本上,观察肝静脉开口于下腔静脉沟的位置和数目,在肝门处辨认肝门静脉左、右支和肝固有动脉。在脾标本上,观察脾的形态、脾门及脾切迹等。

6. 在肝门静脉系标本或模型上,观察肝门静脉的合成、主要属支和注入部位,辨认食管静脉丛、直肠静脉丛和脐周静脉网,并由此追踪观察肝门静脉高压时的侧支循环途径。

实验 17 感 觉 器

【实验目的】

1. 掌握眼球的内容物的组成、形态结构,眼房的位置、分部,房水的产生和回流途径,眼的屈光系统的组成。了解眼副器的组成和功能,眼球外肌的名称和作用。

2. 掌握外耳的组成,外耳道的形态,幼儿外耳道、咽鼓管的特点。了解前庭蜗器的组成和各部的作用。

3. 掌握听觉和位置觉感受器的位置和功能。

4. 熟悉眼球壁的构成、各部形态结构及其功能。

5. 了解皮肤的组成和附属结构。

【实验准备】

1. 物品 眼球和眼球外肌放大模型,人体头面部标本,猪、牛或羊眼的标本,耳、内耳的模型和听小骨的放大模型。颞骨标本和颞骨放大模型。挂图,多媒体音像资料。皮肤的模型和手指皮肤的切片。

2. 器械 解剖时能够使用的工具。

3. 环境　实验教室,工作台。

【实验学时】　2 个学时。

【实验方法和结果】

(一) 实验方法

教师示教后分组辨认模型,互相讲解、检查,抽查提问。

1. 多媒体演示播放感官实验教学录像,帮助认识感官的器官解剖学与组织学结构。

2. 在眼球的标本和模型上,观察眼球的组成,外形;眼球壁的组成、结构,眼球内容物的组成、位置及形态结构。

3. 在标本上,观察眼球壁的形态结构体会其功能。

4. 在眼球外肌的标本和模型上,观察眼球外肌根据眼球外肌的位置走行体会其作用。

5. 在教师指导下学生解剖牛或猪、羊眼分别作正中矢状切或冠状切,观察眼球的构成和形态结构。

6. 两个同学相对相互观察,在活体上观察眼球的外形,转动眼球,体会眼球的运动和眼球外肌的作用。

7. 在前庭蜗的模型上,观察前庭蜗器的组成,空气传导的途径。

8. 在耳廓的模型和活体上,观察耳廓的形态、结构。在模型上观察外耳道的分部、形态,同学之间相互检查体会观察鼓膜的方法。

10. 在中耳的模型和标本上,观察骨迷路和膜迷路的组成和形态结构。

11. 观察皮肤的模型和手指皮肤的切片。

(二) 实验结果

1. 眼球

(1) 眼球壁:包括角膜、巩膜、虹膜、睫状体、脉络膜、视网膜。

(2) 眼球内容物:包括房水、晶状体、玻璃体。

(3) 眼副器:包括眼睑、结膜、泪器、眼球外肌。

2. 耳

(1) 外耳:包括耳廓、外耳道、鼓膜。

(2) 中耳:包括鼓室、乳突小房、咽鼓管。

(3) 内耳:包括骨迷路(骨半规管、前庭、耳蜗)膜迷路(膜半规管、椭圆囊和球囊、蜗管)。

3. 皮肤由表皮和真皮组成。

【实验评价】

1. 在猪或牛,羊眼的标本上找出眼球壁的三层和眼的内容物。

2. 在猪或牛,羊眼的标本指出眼睑、结膜、泪器、眼球外肌。

3. 在标本和模型上找到外耳、中耳和内耳及其结构。

4. 在标本上了解皮肤的结构。

实验 18　中枢神经系统

【实验目的】

1. 掌握脊髓的位置、脑干的组成和外形、小脑的位置和组成、大脑皮质主要功能区。

2. 熟悉脊髓的外形、小脑功能、间脑的功能、内囊的组成及意义。

3. 了解脊髓内部结构、脑干结构、间脑分部、基底核团的组成。

【实验准备】

1. 模型　脊髓、脑干、整脑、基底核团。

2. 标本　脊髓、脑干、整脑、脑矢状切面、脑冠状切面、脑水平切面。

【实验学时】　2 学时。

【实验方法与结果】

（一）实验方法

1. 教师演示。

2. 学生动手操作。

（二）实验结果

1. 具有观察模型和标本的能力。

2. 能在模型和标本上辨别、确认所学理论。

实验 19　周围神经系统

【实验目的】

1. 掌握膈神经、尺神经、桡神经、正中神经、股神经、坐骨神经、三叉神经、面神经、舌下神经的分布概况。

2. 熟悉胸神经的分布规律。

3. 了解脊神经的分布概况,舌咽神经、迷走神经的分布概况,自主神经的分布概况。

【实验准备】

1. 模型　脊髓横切、脑干、整脑、三叉神经分布、面神经分布、迷走神经的分布、自主神经的分布、胸神经的分布。

2. 标本　上肢神经、下肢神经、胸腹壁神经、脑干外形、三叉神经、面神经、颈丛和臂丛、腰骶丛。

【实验学时】　2 学时。

【实验方法与结果】

（一）实验方法

1. 教师演示。

2. 学生动手操作。

（二）实验结果

1. 具有观察模型和标本的能力。

2. 能在模型和标本上辨别、确认所学理论。

实验 20　脑和脊髓的被膜、血管及传导路

【实验目的】

1. 掌握脊髓的被膜,脑脊液循环。

2. 熟悉脑的动脉分布,视觉传导路径。

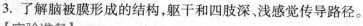

3. 了解脑被膜形成的结构,躯干和四肢深、浅感觉传导路径。

【实验准备】

1. 模型 脊髓节段、颅腔脑矢状切面、躯干和四肢深感觉传导路、躯干和四肢浅感觉传导路、视觉传导路、脑血管。

2. 标本 脊髓被膜、硬脑膜分布、脑的血管、脑脊液循环。

【实验学时】 2 学时。

【实验方法与结果】

(一) 实验方法

1. 教师演示。

2. 学生动手操作。

(二) 实验结果

1. 具有观察模型和标本的能力。

2. 能在模型和标本上辨别、确认所学理论。

实验 21　甲状腺、肾上腺的位置及微细结构

【实验目的】

1. 学会在模型或标本上指出甲状腺、肾上腺的位置并观察其形态。

2. 学会在显微镜下观察甲状腺的微细结构。

3. 学会在显微镜辨认肾上腺皮质的层次结构,髓质的微细结构。

【实验的准备】

1. 物品 显微镜、擦镜纸及显微投影仪,甲状腺切片、肾上腺的组织切片(HE 染色),颈部的解剖标本、模型和挂图,腹膜后间隙的器官标本、模型和挂图,头部正中矢状切面标本、模型及挂图,多媒体音像资料。

2. 器械 维修工具。

3. 环境 多媒体教室,工作台。

【实验学时】 2 学时。

【实验方法与结果】

(一) 实验方法

1. 在标本或模型上观察甲状腺和肾上腺的位置和形态。

(1) 教师示教。结合标本、模型及挂图,讲解内分泌系统的概念及每个器官的位置和形态。

(2) 学生分组观察,教师巡回辅导。甲状腺:取颈部解剖标本、模型及挂图,观察甲状腺的位置、形态及毗邻关系。可见甲状腺呈"H"形,分为两个侧叶及其连于其间的峡部,峡的上端有时可见向上延伸的锥体叶。两侧叶紧贴喉和气管颈部的两侧,峡部位于第 2 ~ 4 气管软骨环的前方,两侧叶的后外方与颈部血管相邻,内面与喉、气管、咽、食管以及喉返神经等相邻。在甲状腺侧叶的后面,注意寻觅甲状旁腺。甲状旁腺为棕色扁圆形小体,一般有上、下两对。注意甲状旁腺的位置、数量及其与甲状腺的关系。

肾上腺:在腹膜后间隙标本、模型上,观察左、右肾上腺的形态差异和位置。可见肾上腺位于腹膜后方,左、右两肾的上端,左、右各一。左肾位半月形,右肾上腺为三角形。

2. 在显微镜下观察甲状腺和肾上腺的微细结构。

（1）教师示教。教师在显微投影仪上讲解示教甲状腺、肾上腺的镜下微细结构特点。

（2）学生自行镜下观察，教师巡回辅导。

1）甲状腺切片（HE 染色）

肉眼观察：标本呈红染的团块状。

低倍镜观察：器官表面为由薄层结缔组织构成的被膜。被膜伸入实质内把甲状腺分为许多不明显的小叶，小叶内有大量大小不等的甲状腺滤泡。滤泡内有染成深红色的胶状物质，滤泡间有少量结缔组织，其中含有丰富的毛细血管。

高倍镜观察：主要观察滤泡和滤泡旁细胞。①滤泡大小不等。滤泡壁由单层立方上皮构成，大部分为立方形细胞，有时也可由单层柱状或单层扁平上皮构成。中央为滤泡腔，腔内有红色胶质。②在甲状腺间质内，注意辨认滤泡旁细胞。滤泡旁细胞位于上皮细胞之间或滤泡旁的结缔组织中，细胞呈卵圆形。胞体比滤泡上皮稍大，胞质染色浅，因而显得明亮，故又称亮细胞。

2）肾上腺切片（HE 染色）

肉眼观察：标本略呈三角形，外周局部染成深红色为皮质，中央部染成紫蓝色为髓质。

低倍镜观察：表面为薄层结缔组织构成的被膜，染成红色，其外面附有大量脂肪组织和疏松结缔组织。被膜深面的腺实质分外周的皮质和中央的髓质。皮质由于细胞的形态结构与排列不同，可观察到自周边向中央依次可分为球状带、束状带和网状带，三者之间无明显界限。由浅入深，依次寻认球状带、束状带和网状带。皮质的深面为髓质，较薄，由髓质细胞、中央静脉及交感神经节细胞组成。

高倍镜观察：

球状带：此带较窄，位于皮质浅层。细胞体积较小，呈低柱状或多边形，排列成团，胞质染成紫蓝色，核大呈圆形，位于细胞中央。

束状带：此带占皮质的大部分。细胞排列成束状，细胞体积较大，形状不规则，染色较浅。由于胞质内的脂滴在制片时已被溶解，故胞质呈海绵状。

网状带：位于皮质的最内层，细胞索相互吻合成网，细胞体积较小，核小染色深，胞质嗜酸性，内含脂褐素及少量脂滴，各带之间无明显分界，细胞间可见结缔组织及丰富的窦状毛细血管。

髓质：主要由髓质细胞构成，细胞呈多边形，胞浆染成紫蓝色。核圆形，位于细胞的中央。髓质细胞排列成索状、团状或连成网状，细胞团之间有血窦。

中央静脉：位于髓质中央，管腔较大，管壁不规则。

3. 学生动手操作。

（二）实验结果

1. 掌握内分泌系统中甲状腺和肾上腺的位置，能够在解剖标本和模型上查找到甲状腺与肾上腺，在标本或模型上辨认甲状腺与肾上腺的形态。

2. 了解甲状旁腺的位置与形态。

3. 具有应用显微镜观察组织切片的能力。

4. 学会使用显微镜观察与查找甲状腺滤泡、滤泡旁细胞及肾上腺皮质与髓质的技能。认识甲状腺、肾上腺的组织结构层次。

实验 22　人体胚胎模型观察

【实验目的】

1. 掌握植入的过程,蜕膜的分部及各部的位置。

2. 熟悉卵裂的过程,胚泡的结构特点。

3. 观察胚盘的结构,了解三胚层的形成及早期分化所形成的主要结构。

4. 了解各类胎膜的位置、作用。

【实验准备】

1. 物品　卵裂、桑椹胚、胚泡及胚盘的模型;第 2~4 周、5~7 周的胚胎模型;神经管、体节的形成模型;妊娠子宫的剖面模型;胎膜模型;胎儿心血管系统的模型。

2. 环境　实验室,实验台。

【实验学时】　2 学时。

【实验方法与结果】

（一）实验方法

1. 教师演示。

2. 学生动手操作、观察。

（二）实验结果

1. 具有合理选用胚胎模型进行实验观察的技能。

2. 具有应用胚胎模型观察胚胎期胎儿发生、发育及演变过程的能力。

实验 23　人体胚胎标本观察

【实验目的】

1. 掌握胎盘的形态结构及功能;熟悉胎盘屏障的概念。

2. 熟悉脐带的位置及形态结构;了解脐带过长或过短的临床意义。

【实验准备】

1. 物品　胎膜、胎盘及脐带的标本;胎儿标本。

2. 环境　实验室,实验台。

【实验学时】　2 学时。

【实验方法与结果】

（一）实验方法

1. 教师演示。

2. 学生动手操作、观察。

（二）实验结果

1. 具有合理使用标本进行实验观察的技能。

2. 具有应用标本观察胎盘和脐带的形态结构及位置的能力。

3. 进一步理解胎盘屏障的概念及胎盘的功能;对脐带过长或过短的临床意义有更直观的认识。

参 考 文 献

1. 柏树令,应大君. 系统解剖学. 第 8 版. 北京:人民卫生出版社,2013.
2. 窦肇华. 人体解剖学与组织胚胎学. 第 7 版. 北京:人民卫生出版社,2014.
3. 高英茂. 组织学与胚胎学. 北京:人民卫生出版社,2005.
4. 郭兴,刘伏祥等. 人体解剖学. 第 2 版. 西安:世界图书出版公司,2011.
5. 李一忠. 人体解剖学与组织胚胎学. 西安:第四军医大学出版社,2012.
6. 刘虹. 医学概述. 北京:北京大学医学出版社,2006.
7. 王怀生,李召. 解剖学基础. 第 2 版. 北京:人民卫生出版社,2008.
8. 王之一,王俊帜. 解剖学基础. 第 2 版. 北京:科学出版社,2013.
9. 吴江. 神经病学. 北京:人民卫生出版社,2005.
10. 吴在德. 外科学. 第 7 版. 北京:人民卫生出版社,2009.
11. 斯坦丁[英]. 格氏解剖学. 徐群渊主译. 北京:北京大学医学出版社,2008.
12. 杨佩满. 组织学与胚胎学. 第 4 版. 北京:人民卫生出版社,2008.
13. 杨壮来,牟兆新. 人体结构学. 第 2 版. 北京:人民卫生出版社,2014.
14. 祝继明. 组织学与胚胎学. 第 2 版. 北京:北京大学医学出版社,2007.
15. 邹锦慧. 人体形态结构. 北京:人民卫生出版社,2013.
16. 邹仲之,李继承. 组织学与胚胎学. 第 8 版. 北京:人民卫生出版社,2013.

目标测试参考答案

绪论

1. A   2. C   3. A   4. C

第一章

1. B   2. C   3. B   4. A   5. D   6. A   7. C   8. D

第二章

1. A   2. C   3. E   4. E   5. E   6. B   7. B   8. A   9. D

第三章

1. E   2. C   3. E   4. A   5. D

第四章

1. C   2. C   3. C   4. E   5. A   6. A   7. C   8. B   9. D

第五章

1. C   2. D   3. A   4. B   5. E

第六章

1. B   2. A   3. D   4. C   5. B

第七章

1. A   2. B   3. D   4. E   5. D   6. B   7. E   8. C   9. B

第八章

1. A   2. A   3. C   4. A   5. D   6. D

第九章

1. C   2. D   3. B   4. C   5. C

第十章

1. D   2. C   3. A   4. D   5. C   6. C   7. C   8. C   9. C   10. B

第十一章

1. D   2. C   3. D   4. D

教 学 大 纲

一、课程性质

《解剖学基础》是中等卫生职业教育农村医学专业一门重要专业核心课程。本课程主要内容包括正常人体解剖学、组织学、胚胎学。本课程主要任务是揭示正常人体各系统、器官的位置，毗邻关系，形态结构和组织结构的特征及其发生发展规律和基本功能。

二、课程目标

通过本课程的学习，学生能够达到下列要求
（一）职业素养目标
1. 具有良好的职业道德，重视医学伦理，自觉尊重患者的人格，保护患者隐私。
2. 具有良好的职业素养，能将预防和治疗疾病促进健康，维护农村居民健康利益作为自己的职业责任。
3. 具有良好的身心素质和不怕苦累、爱岗敬业，能适应基层医疗卫生工作的实际需要。
（二）专业知识和技能目标
1. 具备正确描述人体分布和人体各系统的组成，主要器官的位置、形态、结构特点以及毗邻关系。
2. 具备全身主要的骨性和肌性标志及重要器官的体表投影，主要血管神经的行径、分支、分布。
3. 具备人体器官的组织结构和胚胎发育概况的基本理论。
4. 具有在活体能够识别重要体表标志，辨认主要脏器的体表投影的能力。
5. 具有熟练的解剖操作技能，能够系统观察和描述各器官肉眼结构正常形态能力。
6. 具有按系统归纳、总结、分析判断的能力，以及能够利用所学知识，解释相关疾病的生理病理现象的能力。

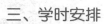

三、学时安排

教学内容	学时		
	理论	实践	合计
一、绪论	2	0	2
二、细胞与基本组织	6	4	10
三、运动系统	8	8	16
四、消化系统	8	4	12
五、呼吸系统	4	2	6
六、泌尿系统	4	2	6
七、生殖系统	6	2	8
八、脉管系统	14	6	20
九、感觉器	4	2	6
十、神经系统	14	10	24
十一、内分泌系统	2	2	4
十二、人体胚胎概要	6	4	10
机动	2	0	2
合计			126

四、课程内容和要求

单元	教学内容	教学目标		教学活动参考	参考学时	
		知识目标	技能目标		理论	实践
一、绪论	（一）解剖学与组织胚胎学的定义、地位	熟悉		理论讲授	2	0
	（二）解剖学发展简史	了解		角色扮演		
	（三）人体组成与分布	熟悉				
	（四）常用解剖学术语	掌握				
	（五）学习的观点及方法	了解				
二、细胞与基本组织	（一）细胞			理论讲授	6	
	1. 细胞的形态	了解		教学录像		
	2. 细胞的结构	熟悉		讨论教学		
	（二）上皮组织			PBL 教学		
	1. 被覆上皮	熟悉				
	2. 腺上皮和腺	了解				
	3. 上皮组织的特殊结构	了解				
	（三）结缔组织					
	1. 固有结缔组织	熟悉				
	2. 软骨组织和软骨	了解				
	3. 骨组织与骨	了解				
	4. 血液	掌握				

续表

单元	教学内容	教学目标		教学活动参考	参考学时	
		知识目标	技能目标		理论	实践
二、细胞与基本组织	（四）肌组织					
	1. 骨骼肌	熟悉				
	2. 心肌	了解				
	3. 平滑肌	掌握				
	（五）神经组织					
	1. 神经元	掌握				
	2. 神经胶质细胞	了解				
	3. 神经纤维	掌握				
	4. 神经末梢	了解				
	（六）皮肤及附属结构					
	1. 皮肤的结构	熟悉				
	2. 皮肤的附属结构	熟悉				
	实验1　显微镜的构造及使用　实验2　被覆上皮、疏松结缔组织、肌组织、神经元等的结构		能会	技能实践教学录像演示教学		4
三、运动系统	（一）骨和骨连结			理论讲授案例教学教学录像讨论教学	8	
	1. 概述	熟悉				
	2. 躯干骨及其连结	掌握				
	3. 颅骨及其连结	熟悉				
	4. 四肢骨及其连结骨盆	掌握				
	（二）骨骼肌					
	1. 概述	了解				
	2. 头	熟悉				
	3. 颈肌	熟悉				
	4. 躯干肌（盆底肌）	掌握				
	5. 四肢肌	掌握				
	实验3　躯干骨及其连结（第7颈椎棘突、胸骨角、肋弓）		能	技能实践项目教学角色扮演教学录像讨论教学演示教学		8
	实验4　颅骨及其连结（翼点、下颌角、乳突、颞下颌关节）		会			
	实验5　四肢骨及其连结（肩胛骨下角、髂嵴、髂前上嵴、坐骨结节等，肩、肘、腕、髋、膝、踝关节）		能			
	实验6　骨骼肌（三角肌、臀大肌、胸锁乳突肌、股四头肌等）肌性标志		会			
四、消化系统	（一）概述			理论讲授项目教学案例教学	8	
	1. 消化系统的组成	熟悉				
	2. 消化管壁的结构	了解				

续表

单元	教学内容	教学目标		教学活动参考	参考学时	
		知识目标	技能目标		理论	实践
四、消化系统	3. 胸、腹部标志线和腹部分区	掌握		角色扮演 情境教学 教学录像 启发教学 PBL 教学		
	（二）消化管					
	1. 口腔	熟悉				
	2. 咽	掌握				
	3. 食管	掌握				
	4. 胃	掌握				
	5. 小肠	熟悉				
	6. 大肠	掌握				
	（三）消化腺					
	1. 肝	掌握				
	2. 胰	熟悉				
	（四）腹膜					
	1. 腹膜与腹膜腔的概念	掌握				
	2. 腹膜与脏器的关系	熟悉				
	3. 腹膜形成的结构	了解				
	实验7 消化管和消化腺的组成、位置、形态		能	技能实践 教学录像 讨论教学 演示教学		4
	实验8 食管、胃、小肠、肝的组织结构		会			
五、呼吸系统	（一）概述			PBL 理论 讲授 案例教学 情境教学 教学录像 启发教学	4	
	1. 呼吸系统的组成	熟悉				
	2. 上下呼吸道概念	掌握				
	（二）呼吸道					
	1. 鼻（鼻旁窦）	掌握				
	2. 喉	掌握				
	3. 气管与主支气管	掌握				
	（三）肺					
	1. 位置与形态	掌握				
	2. 微细结构	熟悉				
	3. 肺的血管	了解				
	（四）胸膜与纵隔					
	1. 胸膜与胸膜腔	熟悉				
	2. 胸膜与肺的体表投影	掌握				
	3. 纵隔	熟悉				
	实验9 呼吸系统主要器官（气管、左右主支气管，肺）的位置辨认		能	技能实践 教学录像 讨论教学 演示教学		2
	实验10 气管、肺微细结构辨认		会			

单元	教学内容	教学目标		教学活动参考	参考学时	
		知识目标	技能目标		理论	实践
六、泌尿系统	（一）肾			理论讲授 案例教学 教学录像 启发教学 PBL教学	4	
	1. 肾的形态与位置	掌握				
	2. 肾的被膜与剖面结构	熟悉				
	3. 肾的微细结构	了解				
	（二）输尿管道					
	1. 输尿管	掌握				
	2. 膀胱	熟悉				
	3. 女性尿道	掌握				
	实验11　泌尿系统主要器官的位置 肾、膀胱等器官的微细结构		能 会	技能实践 案例教学 情境教学 教学录像 讨论教学 演示教学 技能实践		2
七、生殖系统	（一）男性生殖系统			理论讲授 项目教学 案例教学 教学录像 启发教学 PBL教学	6	
	1. 生殖腺（睾丸）	掌握				
	2. 生殖管道（附睾、输精管和射精管）	了解				
	3. 附属腺	熟悉				
	4. 外生殖器（阴囊和阴茎）	了解				
	5. 男性尿道	掌握				
	（二）女性生殖系统					
	1. 生殖腺（卵巢）	掌握				
	2. 输卵管道（输卵管、子宫、）	熟悉				
	3. 女性外阴	了解				
	（三）乳房和会阴	掌握				
	实验12　生殖系统主要器官的位置、形态 实验13　睾丸和卵巢的微细结构		能 会	技能实践 项目教学 教学录像 讨论教学 演示教学		2
八、脉管系统	（一）概述			理论讲授 案例教学 情境教学 教学录像 启发教学 PBL教学	14	
	1. 心血管系统组成	掌握				
	2. 体循环、肺循环概念	掌握				
	（二）心	了解				
	1. 心的位置和外形	掌握				
	2. 心腔结构	熟悉				
	3. 心壁结构	了解				
	4. 传导系	掌握				

续表

单元	教学内容	教学目标		教学活动参考	参考学时	
		知识目标	技能目标		理论	实践
	5. 心的血管	熟悉				
	6. 心包	了解				
	7. 心的体表投影	掌握				
	（三）血管					
	1. 血管的结构特点	了解				
	2. 肺循环的血管	熟悉				
	3. 体循环的动脉	掌握				
	4. 体循环的静脉	熟悉				
	（四）淋巴系统					
	1. 淋巴管道	熟悉				
	2. 淋巴器官	熟悉				
	实验14　心的位置、外形、传导系和血管;心及血管的微细结构		能	技能实践项目教学案例教学角色扮演情境教学教学录像讨论教学演示教学		6
	实验15　体循环的动脉		能			
	实验16　体循环的静脉血管和淋巴系		会			
九、感觉器	（一）视器			理论讲授案例教学角色扮演教学录像启发教学PBL教学	4	
	1. 眼球壁	熟悉				
	2. 眼球内容物	掌握				
	3. 眼副器	了解				
	（二）前庭蜗器					
	1. 外耳	掌握				
	2. 中耳	熟悉				
	3. 内耳	了解				
	实验17　视器的结构和前庭蜗器的组成		会	技能实践角色扮演教学录像讨论教学演示教学		2
十、神经系统	（一）概述			理论讲授项目教学案例教学角色扮演情境教学教学录像启发教学	14	
	1. 神经系统组成	熟悉				
	2. 神经系统常用术语	掌握				
	（二）中枢神经系统					
	1. 脊髓:位置和外形、内部结构与功能	掌握				
	2. 脑:脑干、小脑、间脑、端脑的位置	掌握				
	3. 脑和脊髓的被膜、血管	掌握				

单元	教学内容	教学目标		教学活动参考	参考学时	
		知识目标	技能目标		理论	实践
	4. 脑脊液循环	熟悉		PBL 教学		
	（三）周围神经系统					
	1. 脊神经：颈丛、臂丛、腰丛、骶丛的主要分支，胸神经前支的节段性分布	掌握				
	2. 脑神经：三叉神经、面神经、舌咽神经、迷走神经、舌下神经主要分支、分布	熟悉				
	3. 内脏神经：	熟悉				
	内脏运动神经	了解				
	内脏感觉神经					
	（四）脑和脊髓的传导路	熟悉				
	1. 感觉传导路（上行传导路）	熟悉				
	2. 运动传导路（下行传导路）					
	实验18 中枢神经系统（脊髓和脑）		会	技能实践		10
	实验19 周围神经系统；（颈丛、臂丛、腰骶丛主要分支，分布）		能	教学录像 讨论教学		
	实验20 脑和脊髓的传导路及被膜、血管		会	演示教学 PBL 教学		
十一、内分泌系统	（一）垂体			理论讲授	2	
	1. 垂体的位置	熟悉		案例教学		
	2. 垂体的分部和功能	了解		角色扮演		
	（二）甲状腺及甲状旁腺			情境教学		
	1. 甲状腺	掌握		教学录像		
	2. 甲状旁腺	了解		启发教学		
	（三）肾上腺			PBL 教学		
	1. 肾上腺皮质	熟悉				
	2. 肾上腺髓质	了解				
	3. 肾上旁腺	了解				
	实验21 甲状腺、肾上腺位置及微细结构		会	教学录像 讨论教学 演示教学		2
十二、人体胚胎学概要	（一）生殖细胞的生成			理论讲授	6	
	1. 男性生殖细胞的生成	了解		案例教学		
	2. 女性生殖细胞的生成	了解		情境教学		
	（二）受精与卵裂			教学录像		
	1. 受精	熟悉		启发教学		
	2. 卵裂	了解		PBL 教学		
	（三）植入与蜕膜					
	1. 植入	掌握				

续表

单元	教学内容	教学目标		教学活动参考	参考学时	
		知识目标	技能目标		理论	实践
十二、人体胚胎学概要	2. 蜕膜	熟悉				
	（四）三胚层的形成与分化	了解				
	（五）胎膜与胎盘					
	1. 胎膜	掌握				
	2. 胎盘	掌握				
	（六）胎儿血液循环特点					
	（七）双胎与多胎	了解				
	实验22　人体胚胎模型观察	了解	会	技能实践案例教学情境教学教学录像讨论教学演示教学		4
	实验23　人体胚胎标本观察（胎盘与脐带）		能			
机动						2

五、说明

（一）教学安排

本课程标准主要供中等卫生职业教育农村医学专业教学使用,第一、二学期开设,总学时为 126 学时,其中理论教学 88 学时,实践教学 48 学时,机动 2 学时。学分为 7 学分。

（二）教学要求

1. 本课程对知识部分教学目标分为掌握、熟悉、了解三个层次。掌握:指对基本知识、基本理论有较深刻的认识,并能综合、灵活地运用所学的知识解决实际问题。熟悉:指能够领会概念、原理的基本含义,解释现象。了解:指对基本知识、基本理论能有一定的认识,能够记忆所学的知识要点。

2. 本课程重点突出以岗位胜任力为导向的教学理念,在技能目标分为能和会两个层次。能:指能独立、规范地解决实践技能问题,完成实践技能操作。会:指在教师的指导下能初步实施实践技能操作。

（三）教学建议

1. 本课程依据农村医学岗位的工作任务、职业能力要求,强化理论实践一体化,突出"做中学、学中做"的职业教育特色,根据培养目标、教学内容和学生的学习特点以及执业资格考试要求,提倡项目教学、案例教学、任务教学、角色扮演、情境教学等方法,利用校内外实训基地,将学生的自主学习、合作学习和教师引导教学等教学组织形式有机结合。

2. 教学过程中,可通过测验、观察记录、技能考核和理论考试等多种形式对学生的职业素养、专业知识和技能进行综合考评。应体现评价主体的多元化,评价过程的多元化,评价方式的多元化。评价内容不仅关注学生对知识的理解和技能的掌握,更要关注知识在临床实践中运用与解决实际问题的能力水平,重视职业素质的形成。